100인의 전문가가 선정한 10대 건강식품

〈천기누설〉 9

정리

박수경
KBS 〈아침마당〉, 〈TV유치원하나둘셋〉, 〈후토스〉, EBS 〈딩동댕 유치원〉, JTBC 〈행복카페〉 집필
현재—MBN〈천기누설〉, 〈엄지의 제왕〉, 〈나는 자연인이다〉, EBS 〈모여라 딩동댕〉, 〈보니하니〉,
애니메이션 〈발루뽀〉 작가

100인의 전문가가 선정한 10대 건강식품
천기누설 9

초판 1쇄 발행 2014년 10월 30일

지은이 MBN 〈천기누설〉 제작팀
감수 서재걸 김달래 이광연
정리 박수경 전연주
편집 김영혜 권지숙

발행인 곽철식
발행처 (주)다온북스컴퍼니
출판등록 2014년 9월 18일 · 제2014-000247호

주소 서울 마포구 동교로 144, 5층
전화 02-332-4972 팩스 02-332-4872

인쇄와 제본 (주)M프린트

ISBN 979-11-953651-9-7 13510

암, 성인병
노화 방지
건강식품

천기누설 9

100인의
전문가가 선정한
10대 건강식품

MBN 〈천기누설〉 제작팀 지음 | 서재걸 · 김달래 · 이광연 감수

100인의 전문가가 선정한 10대 건강식품

자연에
답이 있었다

어떤 집안에 경사스러운 일이 일어났습니다. 옆집에 떡을 만들어 전해주면서 같이 기뻐하고 축하 받는 게 인지상정입니다. 만약 이 기쁜 소식을 옆집에 안 알리고 혼자 기뻐한다면 그 기쁨이 정말 오래 갈 수 있을까요? 또 옆집에서 무슨 수로 알아서 축하해 줄 수 있겠습니까? 우리 몸속도 살아있는 생명체(세포)가 60조개나 존재합니다. 이 세포들끼리도 기쁜 소식이나 위험한 정보를 교환해야 세포들의 주인인 우리 몸도 건강할 수 있습니다.

그래서 필요한 게 자연에 존재하는 다양한 생리활성물질과 면역물질들입니다. 사람들이 자연을 멀리 하면서 경험하지 못한 일들을 식물들이 대신 자연과 접해 겪으면서 얻은 수많은 정보를 식물 자신의 몸속에 담아 동물이나 사람들을 통해 전달하고 더불어 살 수 있는 기회를 제공하는 것입니다. 또 사람들에게 부족한 면역성을 채워 줄 수 있습니다. 하지만 사람들은 자연의 파괴로 얻은 여러 원인모를 병들을 치료하지 못하고 화학약품에 의존하고 있는 게 현실입니다.

좀 더 잘 찾아보면 자연에 답이 있습니다.

다만 사람에게 독이 되지 않게 약용이 되는 식물들을 얻을 수 있다면 많은 도움이 될 것입니다. 암을 포함한 많은 질병들은 결국 면역과 관련된 질환입니다. 따라서 면역기능을 항상 유지하고 있는 것이 질병 예방과 치료의 핵심이라 할 수 있습니다. 현대인들은 오래 살고 건강하게 살고 싶어 합니다. 아프지 않고 하고 싶은 일을 하고 살 수 있다면 가장 행복한 삶이 될 것입니다. 그러길 바란다면, 이제 이 책 〈천기누설〉에 집중을 해보는 게 좋겠습니다. 내 건강을 지켜주고 내 생각을 전달해줄 자연의 이야기가 시작되기 때문입니다.

바깥세상이 무섭다고 집에만 있으라고 강조하는 전문가들보다 바깥세상에서 살아가는 법을 알려주는 전문가가 더 필요한 세상이 되었으면 좋겠습니다. 이제 건강은 의학 전문가의 것이 아니라 나 자신의 선택과 결정에 달려 있기 때문입니다. 〈천기누설〉은 건강의 비밀이 저 멀리 하늘에 있는 것이 아니라 알고 보면 우리 가까이에 있다는 사실을 알려주는 의미 있는 책입니다.

2013년 10월 포모나자연의원 대표원장 서재걸 박사

건강은 건강할 때 챙겨야 한다

우리나라 사람들의 평균수명은 2013년을 기준으로 이미 81세를 넘어섰고, 생명보험회사에서는 머지않아 90세에 근접할 것으로 예측하고 있습니다. 오래 사는 것은 모든 사람의 염원이긴 하지만 건강하지 않으면서 오래 사는 것은 축복이 아니라 재앙일 수 있다는 점에서 건강에 대한 관심은 어느 때보다 더 높아지고 있습니다.

우리의 신체는 성장기를 지나 청년기가 되었을 때 가장 건강하고, 장년기가 되면 자꾸 어느 한부분에서 탈이 나기 시작하며, 노년기가 되면 갑자기 동시다발적으로 몸과 마음에 이상이 나타나게 됩니다. 부모로부터 물려받은 건강은 청년기가 지날 때까지는 영향을 미치지만 장년기 이후의 건강은 스스로의 관리와 관심 여부에 따라 확연하게 달라집니다. '골골하던 사람이 80까지 살더라'라는 옛말이 있습니다. 몸이 약한 사람은 항상 자신의 건강을 생각하고 생활하고 결국 건강을 찾게 됩니다. 하지만 평소 건강을 자신하던 사람들은 몸을 함부로 굴리게 됩니다. 그래서 젊었을 때는 잠을 줄여가면서까지 공부하고, 사회생활을 하면서는 몸에 무리를 주면서까지 사업에 몰두하게 됩니다. 또 몸에 이상이 나타나도 대수롭지 않게 여기고 무시하다가 생각지도 않던 일을 겪게 됩니다.

건강은 건강할 때 챙겨야 합니다. 또한 건강에 이상이 있다고 판단되면 그때부터 최선을 다해 진료를 받고 스스로도 공부해야 합니다. 아무리 뛰어난 의사도 그 환자의 몸상태에 대해서 시시콜콜 파악하지는 못합니다. 전문의들은 그들이 전공한 질병에 대해서는 매일 연구하고 고민하지만 환자의 몸상태에 대해서는 그렇게까지 관심을 기울이지 않습니다.

손자병법에서 손무는 말합니다. "지피기기하면 백전불퇴한다"라고. 이것을 건강과 연관지어보면 결국 자기 자신을 안다는 것은 자신의 몸상태에 대해서 파악하는 것이고, 상대방을 안다는 것은 뛰어난 전문의를 만나 질병에 대해 대처하면 결국 이길 수 있다는 의미로 해석할 수 있습니다. 현재 우리가 살고 있는 사회는 지식정보화 시대입니다. 산업사회 때는 누가 최고의 전문의인지, 또 뭐가 몸에 좋은 것인지를 알 수가 없었습니다. 그래서 인맥을 동원하고 여러 의사를 직접 찾아다녀야 하는 수고를 마다하지 않았습니다. 하지만 정보화 시대가 되면서 건강에 대한 정보는 방송과 인터넷을 통해 매일 쏟아져 나오고 있습니다. 이들 정보 가운데 상당수는 괜찮은 것들이지만 또 상당수는 엉터리 정보이기도 합니다. 이를 제대로 검증하고 자신의 체질과 몸 상태에 맞게 활용하기 위해서는 전문가의 진찰이나 조언이 필수적입니다.

이번에 다온북스에서 펴낸 〈천기누설〉이라는 책은 MBN에서 방송되었던 건강과 관련된 내용 중에서 전문가의 조언과 환자들의 체험을 통해 어느 정도 검증된 것들만 모아서 책으로 엮었습니다. 더구나 이 책에서는 요즘 사람들의 폭발적인 관심을 받고 있는 암에 대한 사례가 많이 실려 있습니다. 따라서 이 책에서 사례로 든 내용 가운데 자신에게 해당되는 약재나 음식재료가 있다고 판단되면 다시 한 번 전문가와 상의한 다음에 자신이나 가족에게 적용해보시면 좋을 듯 합니다. 아무쪼록 이 책을 통해 많은 사람들이 좀 더 쉽게 건강을 회복하게 되기를 진심으로 기원합니다.

2013년 10월 경희대학교 한의대교수 김달래 박사

추천의 글

이 책만 있으면 어렵지 않게 건강을 위한 음식과 약차를 만들 수 있다

MBN의 〈천기누설〉은 미스터리한 현상에 대해 다양한 방향에서의 해석과 새로운 접근방식으로 널리 알려져 있는 프로그램입니다. 몇몇 인연으로 〈천기누설〉 팀에서 간혹 저에게 의학적 검증을 위해서 인터뷰를 요청하는 경우가 있었습니다. 환자를 진료하던 중 〈천기누설〉 팀에서 인터뷰 요청 전화가 오면 깜짝깜짝 놀라고 걱정이 앞서는 경우가 많습니다. '이번엔 어떤 주제로, 어떤 질문으로 나를 괴롭히려고 그러나?' 하는 생각이 들기 때문입니다. 〈천기누설〉 팀의 질문은 다른 방송 프로그램과 달리 다양하고 자료준비도 많이 해야 하고 생각을 많이 해야만 하는 심도 깊은 질문이 많기 때문입니다. 〈천기누설〉의 인터뷰에 임하기 위해서는 저도 잊고 있었던 자료들을 찾고, 치열하게 검증하는 수밖에 없었습니다. 그러던 중에 오늘 받은 연락은 기쁘기 그지없었습니다. 드디어 〈천기누설〉의 방송 내용을 모아서 책으로 엮었으며, 미천하지만 저의 추천사를 부탁하는 연락이었습니다. 그동안 〈천기누설〉 방송을 보면서 좋은 내용들을 일목요연하게 정리하여 책으로 내었으면 더욱 좋겠다는 생각이 실현된 것입니다. 기대하는 마음으로 원고를 읽다보니 어느새 처음부터 끝까지 탐독하게 되었습니다.

암과 같은 여러 불치병으로 고통받고 있는 환자분들은 명확한 치료방법이 없기 때문에 다양한 민간요법과 식이요법을 찾게 되는 경우가 많습니다. 간혹 좋은 결과가 나오는 경우도 있지만, 때에 따라서는 자신의 체질과 질병 상황에 맞지 않아 오히려 독이 되는 경우도 있습니다.

이 책에서는 우리 주변의 다양한 식재료들이 건강의 어떤 면에 도움이 되는지, 그 이유를 과학적으로 분석하며, 동시에 많은 전문가들의 인터뷰 내용을 첨부하여 도움이 되는 부분과 주의해야 할 부분을 명확히 언급하고 있습니다. 또한, 식재료를 요리하거나 차로 만드는 방법을 사진과 함께 자세히 설명하여, 어떤 사람이라도 이 책만 있으면 어렵지 않게 건강을 위한 음식과 약차를 실생활에서 바로 만들 수 있도록 세세히 신경쓴 점이 눈에 띄었습니다. 이처럼 다양한 내용을 심도있게 정리하고 명료하면서도 이해하기 쉽도록 간결히 설명하는 옥고(玉稿)를 발간하심에 다시 한번 축하드립니다.

〈동의보감(東醫寶鑑)〉 내경편(內景篇)의 신형(身形)에 보면 學道無早晩이란 말이 있습니다. 이 말은 "도(道 / 도리, 올바른 길, 양생법)를 배우는 데는 빠르고 늦은 것이 없다"는 뜻입니다. 건강을 지키고 질병을 치료하는 데는 빠르고 늦은 것이 없습니다. 바로 지금부터 시작하면 되는 것입니다. 이 책을 읽으시는 모든 분들께서 이 책과 함께 항상 건강하시고 행복하시길 바랍니다.

2013년 10월 이광연한의원 원장 이광연 박사

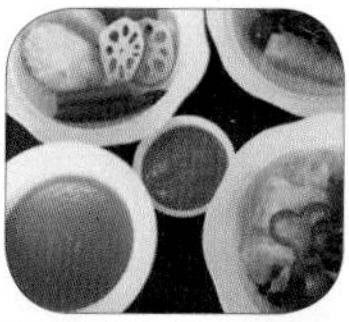

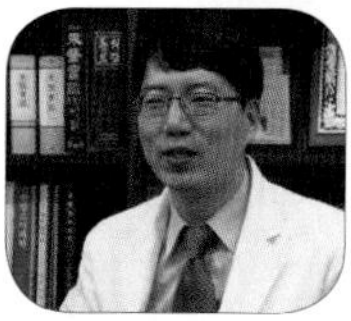
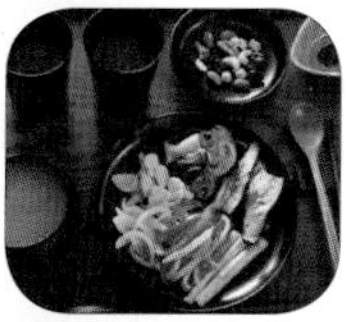
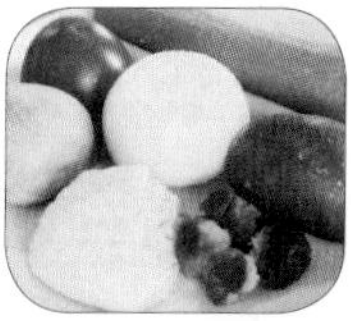
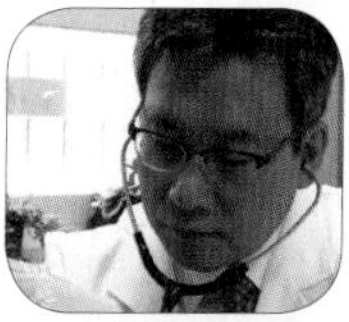

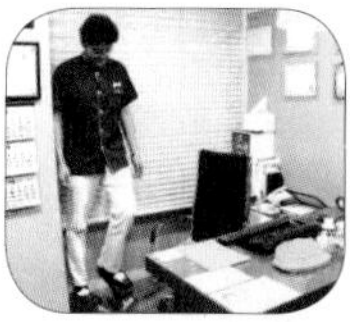
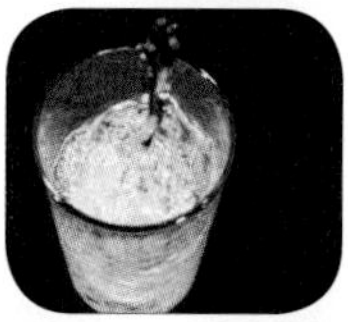
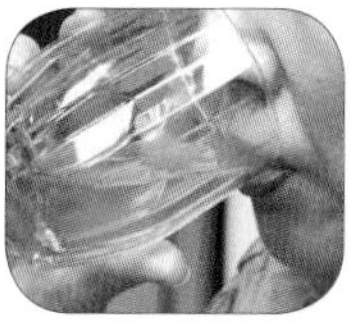
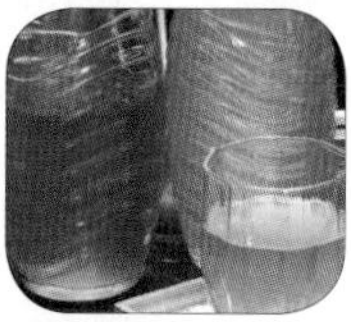
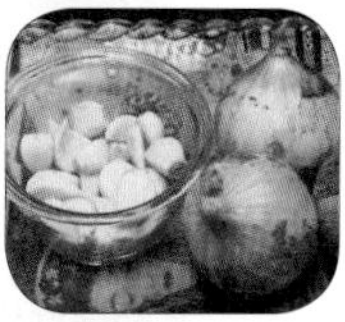

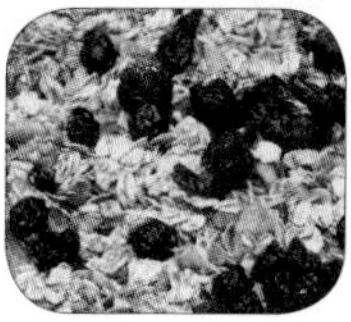
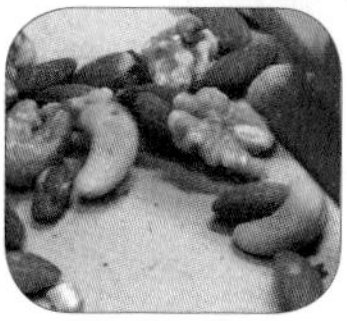

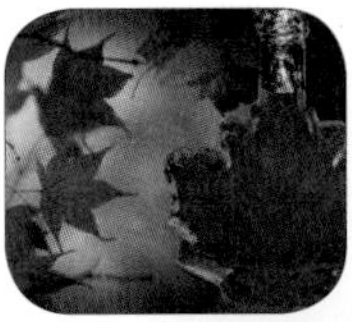
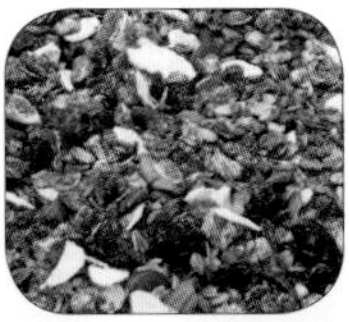
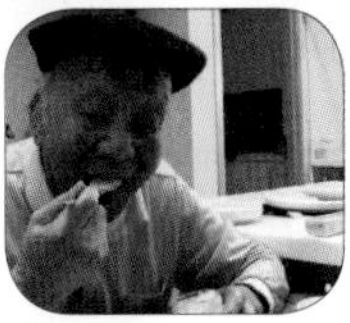
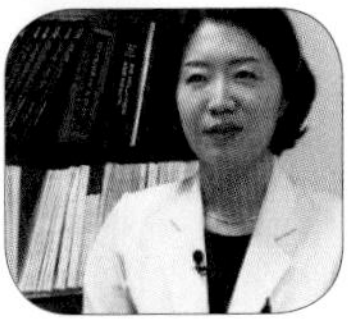

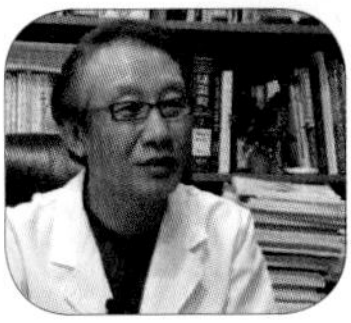
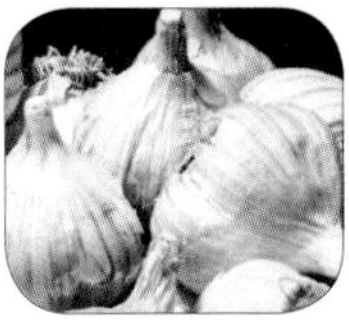
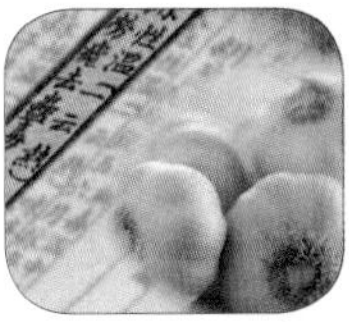
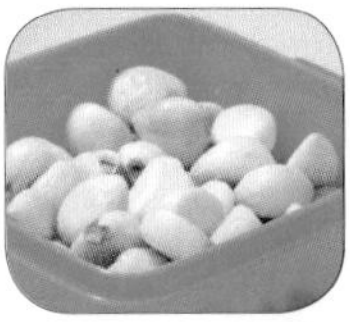
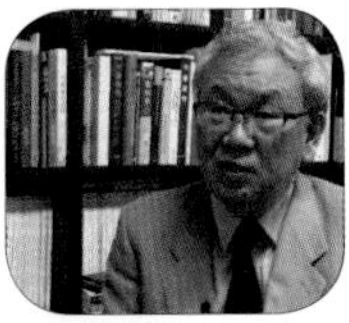

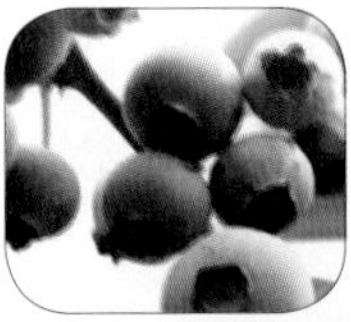
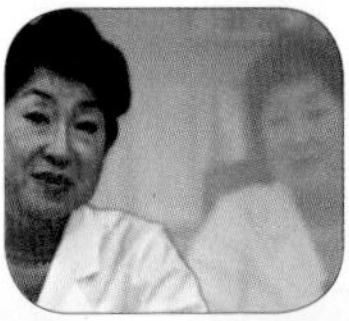
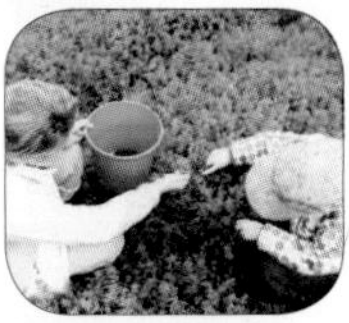
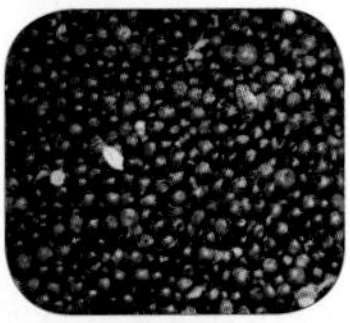

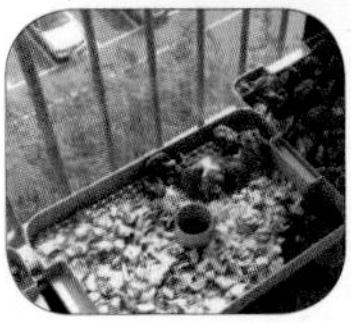
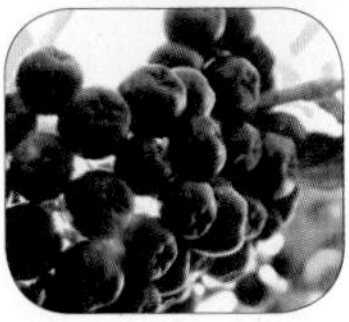

100인의 전문가가 선정한 10대 건강식품

지난 2012년 5월 19일 첫 방송을 시작으로, 2014년 5월 100회를 맞이한 〈천기누설〉. 그동안 전국 방방곡곡에 숨겨진 진귀한 식재료들로 건강을 되찾은 사람들을 소개해왔다.

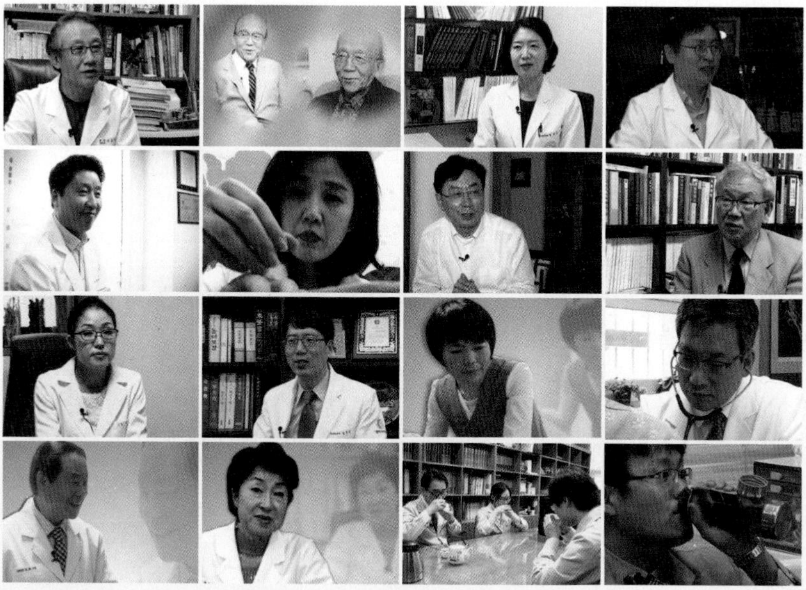

그들이 공개한 기상천외한 건강식품들. 그런데! 이 중에는 각 분야의 전문가들이 인정한 최고의 건강식품이 존재한다. 과연 〈천기누설〉 전문가들이 최고로 선정한 식품은 무엇일까?

궁금하지 않을 수 없다. 이에 〈천기누설〉 제작팀은 방송에 소개되었던 총 300여 개의 건강식품들을 의사, 한의사, 식품학 박사 등 총 100인의 전문가에게 제시해, 그들이 생각하는 최고의 건강식품 5개를 선택하도록 했다. 그리고 전문가들이 선정한 건강식품 중 많이 득표한 순으로 10위부터 1위까지 〈천기누설〉 10대 건강식품을 선정했다. 여기에 더 나아가 10대 건강식품을 선정한 전문가들의 숨겨진 건강비법도 알아보았다. 100인의 전문가들이 선택한 〈천기누설〉 10대 건강식품, 가장 효과적으로 섭취하는 비법과 함께 지금 바로, 공개된다.

Chapter 01
10위 소식

소식(小食)

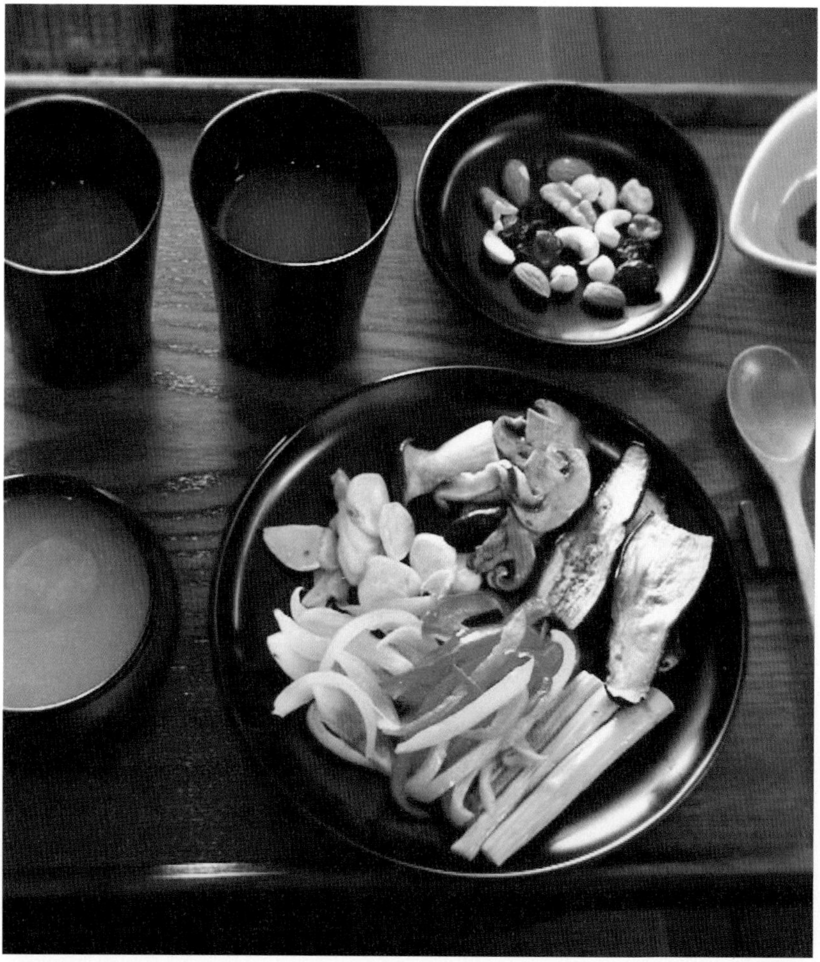

암과 대사증후군 이기는 자연치유법

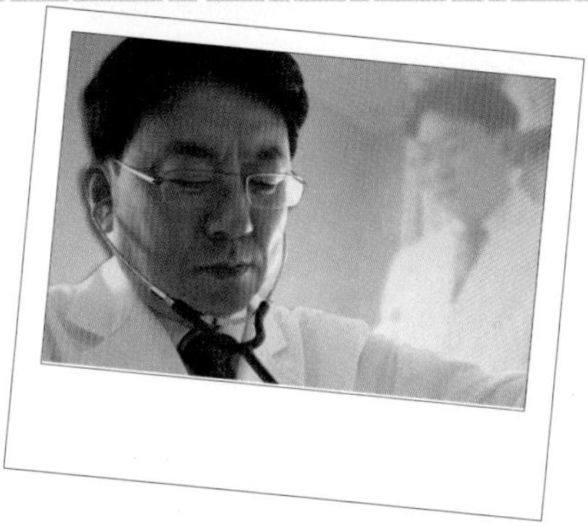

100인의 전문가들이 선정한 〈천기누설〉 10대 건강식품, 혹은 건강비법 10위는 무엇일까? 그 실체를 확인하기 위해 찾은 곳은 서울에 위치한 한 병원. 매일 이곳에서 암 환자들의 건강을 돌보며 특별한 삶을 살고 있는 외과 의사 이영석.

그는 올해로 경력 20년 차 의사다. 메스를 들고 수술만 하던 그가 몇 년 전부터 통합의학과 자연치유에 관심을 갖게 됐는데, 여기에는 남모를 아픈 사연이 있다.

"15년 전에 저희 아버님이 식도암에 걸리셨어요. 우리나라의 큰 대학병원에 가서 수술도 하고 방사선 치료도 하는데, 담당 교수님이 아버님의 3년 생존율이 20%가 안 된다고 했어요."

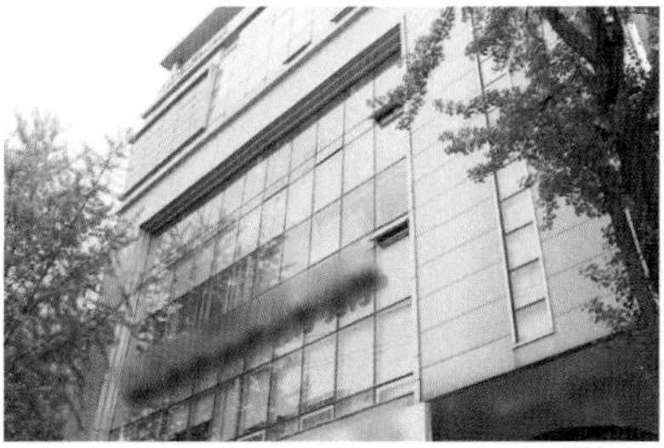

| 병원 외경

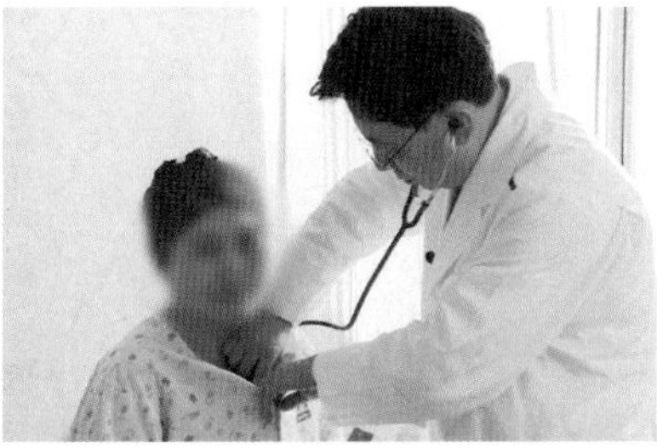

| 환자 돌보는 이영석 원장

아버지가 식도암 말기 판정을 받은 충격적인 상황!

어려운 집안 형편에도 평생 자신을 뒷바라지하던 아버지의 말기 암 소식은 그에게 깊은 절망감을 주었다. 치료를 위해 서둘러 항암치료를 시작했지만 상태는 점점 악화됐다고 한다.

"방사선 치료의 부작용과 후유증으로 식도가 쪼그라들고 물도 못 마시는 거예요. 이러다 돌아가시겠다, 그래서 대책을 논의했는데도 특별한 방법이 없더라고요."

항암치료의 부작용으로 힘들어하는 아버지를 위해 정작 의사인 그가 그 어떤 치료도 해줄 수 없는 안타까운 상황이었다. 그렇게 외과 의사라는 직업에 무력감을 느끼게 됐다는 이영석 원장. 그런데 그에게 또 다른 시련이 닥쳤다.

"제가 지금으로부터 10년 전까지만 해도 수술을 많이 하는 의사였어요. 응급환자가 많이 왔습니다. 그러다 보니까 생활리듬이 엉망이었죠. 또 직원들하고 동료들하고 회식도 많고. 회식 가면 뭘 먹겠습니까? 주로 고기

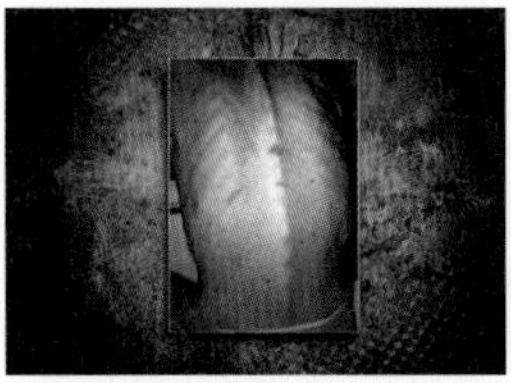

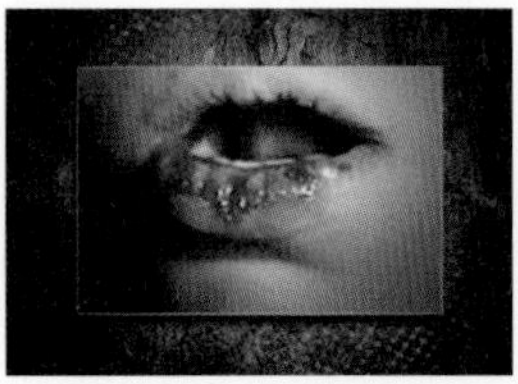

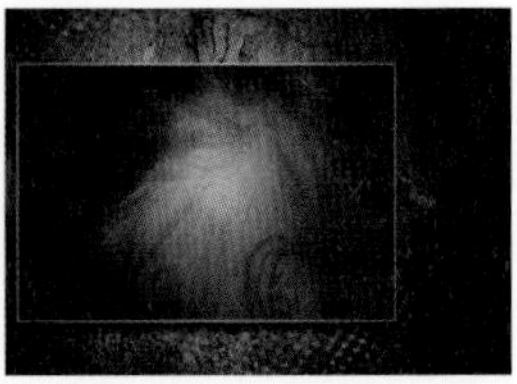

| 항암치료 부작용

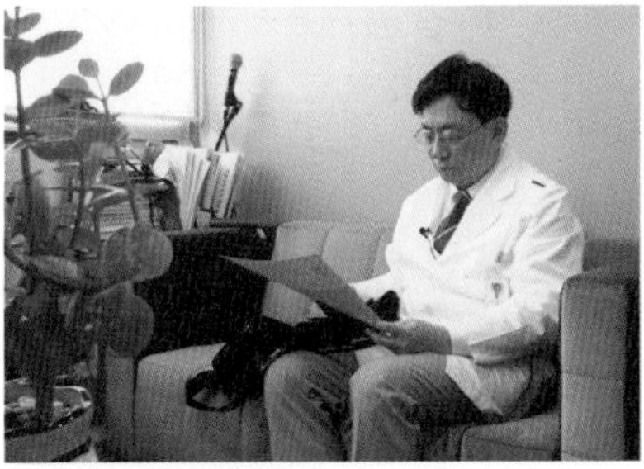

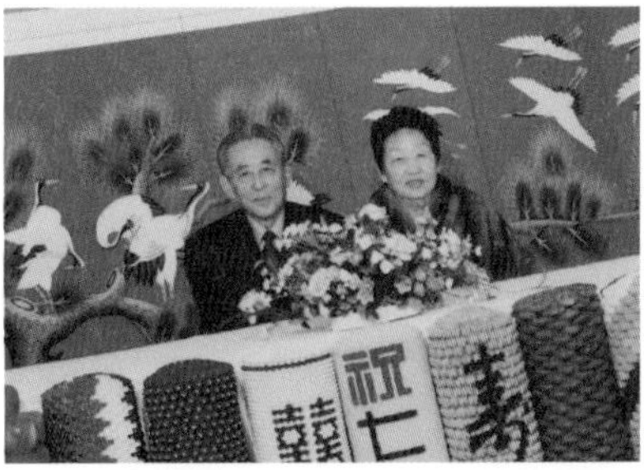

| 아버지 사진을 꺼내 보는 이영석 원장

많이 구워 먹죠. 고기 먹고 술 마시고. 이런 식으로 식이와 생활이 불규칙하고 스트레스를 많이 받다 보니까 대표적으로 지방간이 생기고, 대사증후군이 생기고, 또 대장에 용종도 있어서 해마다 잘라내고…. 정말 해결이 안 되더라고요. 그래서 나부터 치료를 해야 되겠다, 생각하게 되었죠."

의사인데 오히려 자신의 건강은 돌보지 못했던 그는, 대장 용종 진단까지 받았다. 이는 자칫 대장암으로 발전할 수 있는 위험한 상황이었다. 게다가 지방간으로 간 수치와 중성지방, 인슐린 수치가 모두 정상보다 2배나 높은 심각한 대사증후군 증상을 보이고 있었다.

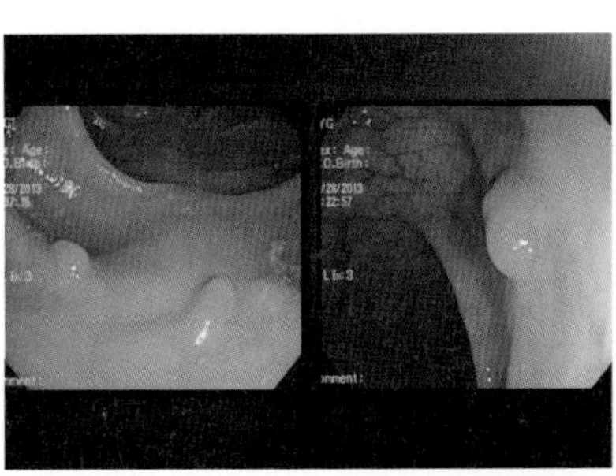

| 대장 용종

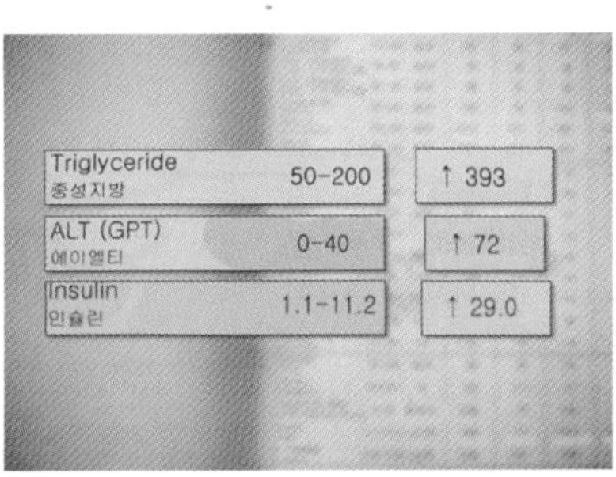

| 진단서

한순간에 의사에서 환자가 되어버린 그는, 외과 의사로서 한계를 느끼고 그때부터 외국의 통합의학과 자연치유에 관심을 갖게 되었다.

"저희 아버님이 15년 동안 암과 함께 지내셨고, 저도 5~6년간 대사증후군과 함께 생활했습니다. 저희 아버님과 제가 선택한 것은 항암제나 약물치료가 아니었고요. 생활습관을 바꾸는 식이요법, 면역요법, 해독요법. 이런 것을 통해 스스로의 힘으로 건강을 지켜나가는 쪽으로 결정을 내렸습니다. 지금도 거기에 대해 후회가 없습니다."

이영석 원장이 택한 자연치유법은 무엇일까?

암 환자였던 아버지와 지방간 및 대사증후군 환자였던 자신의 건강을 위해 가장 먼저 바꾼 것은 식습관이었다. 소박해 보이는 아침 밥상, 하지만 여기에 건강 노하우가 숨겨져 있다.

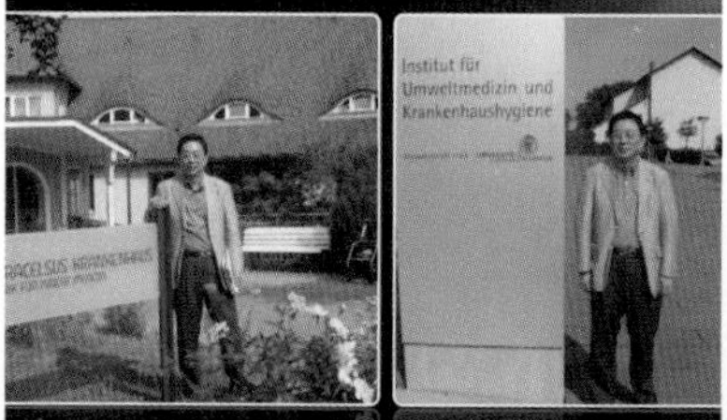

| 외국의 통합의학과 자연치유에 대한 관심

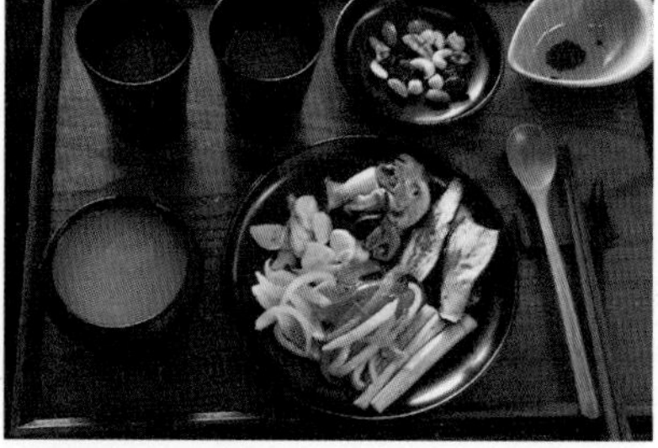

| 아침 밥상

밥을 먹을 때, 특히 아침식사는 밥과 국, 찌개를 먹어야 든든하다고 믿고 있는 우리의 정서와는 사뭇 다른 식단이다.

"옛날에는 밥심으로 살아간다고 했지요. 그런데 그건 정말 잘못된 생각입니다. 밥은 탄수화물입니다. 너무 많이 먹으면 안 됩니다. 두 번째, 국이나 찌개, 전부 소금 덩어리입니다. 진짜로 우리 건강에 중요한 것은 뭐냐, 양을 많이 먹는 것이 절대 아니고 우리 몸에 부담이 안 가게 하되 몸에 필요한 좋은 영양소들을 골고루 먹는 것입니다."

이영석 원장의 건강을 개선시켰다는 특별한 아침 밥상. 바로 이 안에 〈천기누설〉 10대 건강식품 10위의 비밀이 들어 있다.

"〈천기누설〉에 소개된 건강식품 중에서 가장 첫째를 꼽으라면 저는 소식을 꼽겠습니다."

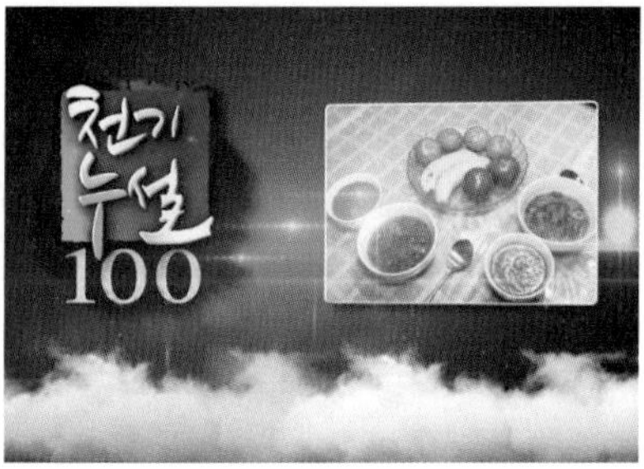

| 10위 소식

100인의 전문가가 선정한 10대 건강식품, 10위는 소식!

소식은 노화를 막아주고 장수의 비결로 알려져 있는 건강습관이다.

그동안 〈천기누설〉 방송을 통해서도 소식으로 건강을 지키는 사례들이 많이 소개되었다. 곡물가루를 먹으며 위 건강을 회복한 정동근 씨부터 밥 대신 채소와 과일을 갈아서 만든 세포죽을 먹으며 난소암과 뇌경색을 극복한 사례까지 다양했다.

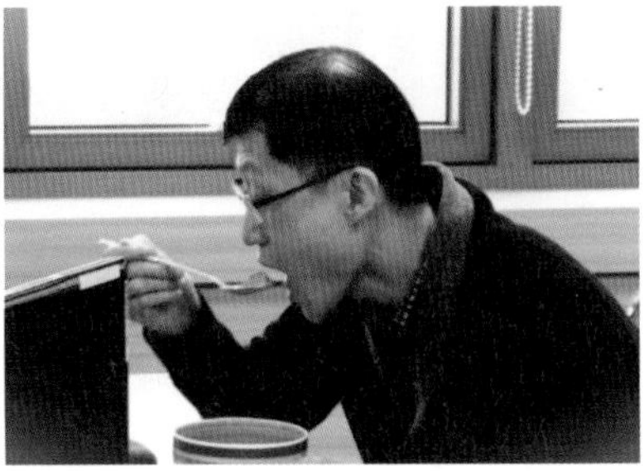

| 정동근 씨

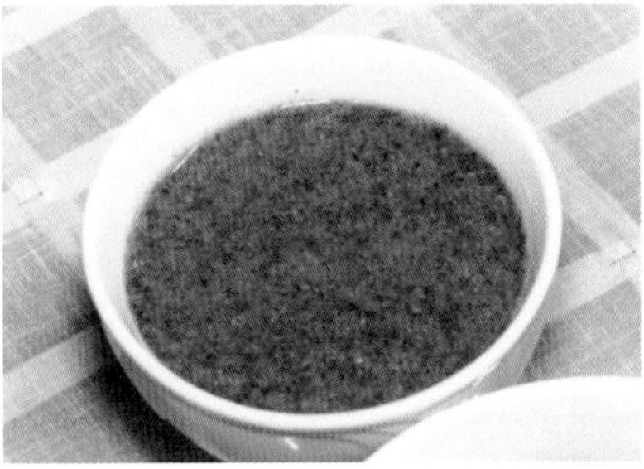

| 세포죽

이뿐만 아니라 16시간 동안 금식을 하는 간헐적 단식, 하루 한 끼만 먹는 1일 1식 등 대한민국은 한바탕 '소식 열풍'으로 뜨거웠다.

그렇다면 소식이 좋은 이유는 무엇일까? 〈천기누설〉 68회 '명의 건강

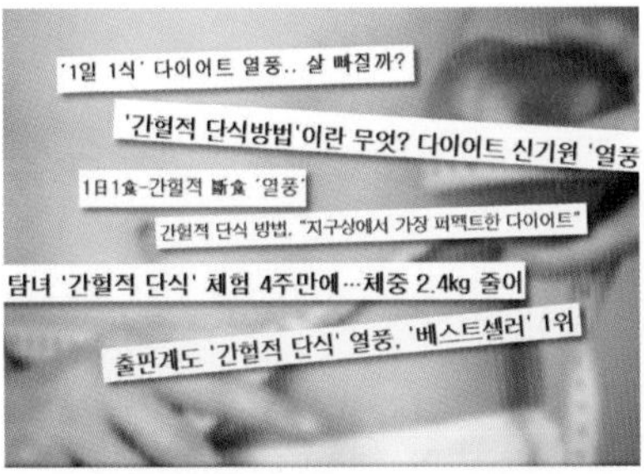

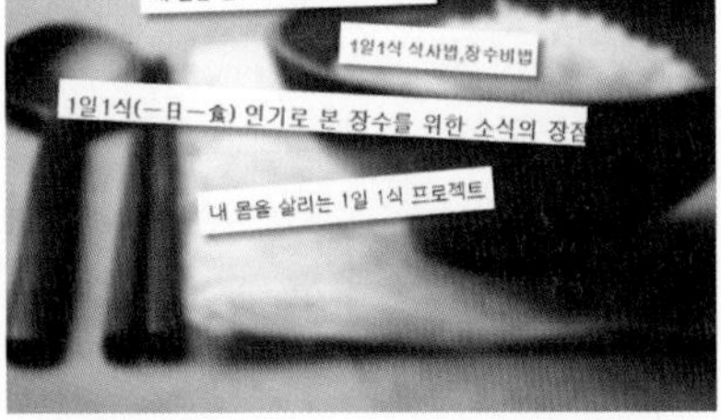

| 간헐적 단식과 1일 1식의 소식 열풍

법' 출연자이자 통합의학의 대표주자 김진목 박사는 소식에 대해 한 마디로 이렇게 정의한다.

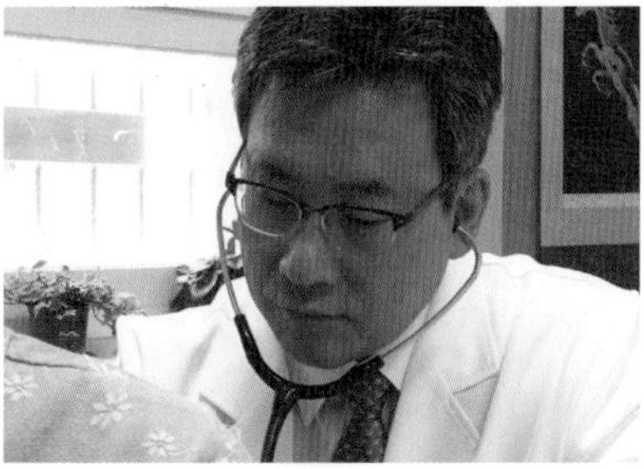

| 김진목 박사

"만병을 다스리는 방법이 될 수 있고, 또 건강 내지는 장수에 큰 핵심이 될 수 있는 게 소식이라고 생각합니다. 양을 적게, 배고프게 먹어야 한다고 생각하는데 소식의 핵심은 저칼로리 식사입니다."

김진목 박사 / 통합의학 전문의

소식의 핵심, 저칼로리 식사!

단순히 음식을 적게 먹는 것이 아니라 칼로리를 낮추어 먹는 것이 소식

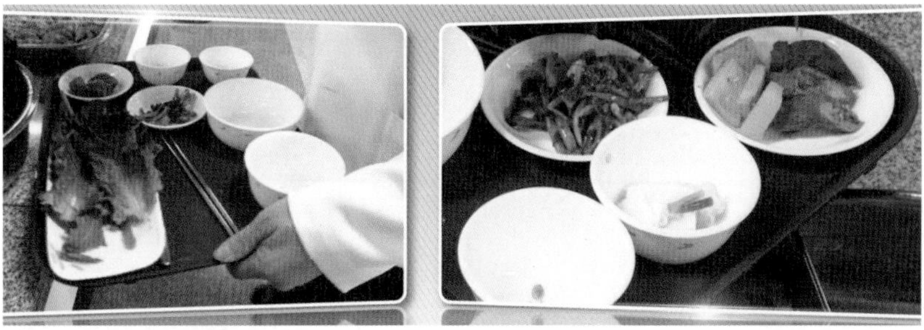

| 김진목 박사의 한 끼 식사

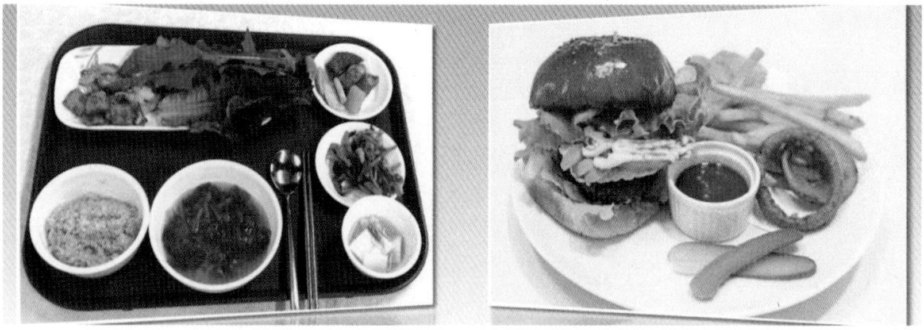

| 소식 식단과 인스턴트식품

의 기본적인 개념이라는 김진목 박사. 그렇다면 그가 평소 한 끼에 먹는 식사량은 어떻게 될까? 그런데 그의 식단이 꽤 화려하다.

"반찬이 많아 보이죠? 그런데 이게 현미밥과 채소 위주의 반찬이기 때문에 칼로리가 얼마 안 됩니다."

김진목 박사 / 통합의학 전문의

음식을 살펴보면 100% 현미밥과 콩을 이용해 만든 콩고기, 나물과 채소 위주의 식단이었다.

단품 하나에도 1천 칼로리가 훌쩍 넘는 인스턴트식품보다 가짓수는 많지만 칼로리가 적은 것이 기본적인 소식 식단이라고 한다.

"우리 몸속에 들어오는 독소들이 대부분 음식을 통해서 들어오거든요. 그런데 적게 먹으면 칼로리가 줄면서 여러 가지 독소들이 들어올 확률이 낮아지게 되는 거죠. 무엇보다 현미채식을 하면 몸이 굉장히 가벼워집니다. 첫째로, 가장 큰 변화 중의 하나가 변통이 잘되죠. 대변도 굵게 나오고, 냄새도 안 나고요. 그다음에 피부가 좋아지고 피로감이 덜해지고. 그래서 아침에 일어나면 몸이 굉장히 가볍죠."

김진목 박사 / 통합의학 전문의

김진목 박사뿐 아니라 다른 전문의들도 소식을 권한다.

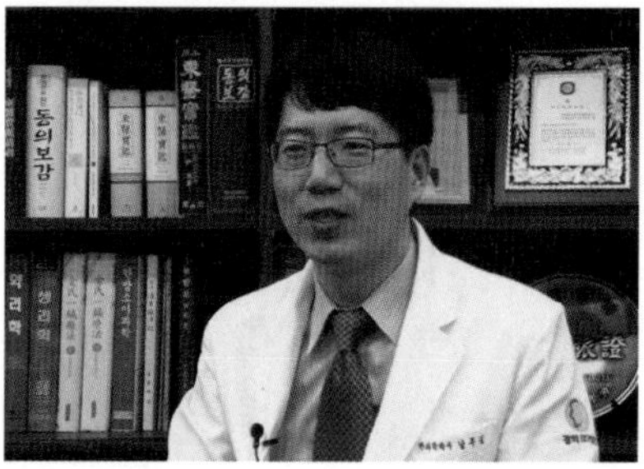

| 남무길 한의사

"요즘 세대에는 너무 많이 먹어서 문제가 되거든요, 좋은 음식도 많이 먹으면 그것이 나한테 독이 될 수가 있습니다. 아침, 점심은 많이 드시더라도 저녁은 꼭 조금 드시거나 아니면 안 드시는 거, 아니면 일찍 드시는 거 이런 것들이 건강을 유지하는 데 중요하다고 생각합니다."

남무길 / 한의사

이영석 원장의 소식 식단 비법 첫 번째, 히포크라테스 수프

그렇다면 이영석 원장의 소식 비법은 무엇일까? 그의 아침식사는 과일 및 채소로 만든 음료와 수프, 구운 채소가 전부였다.

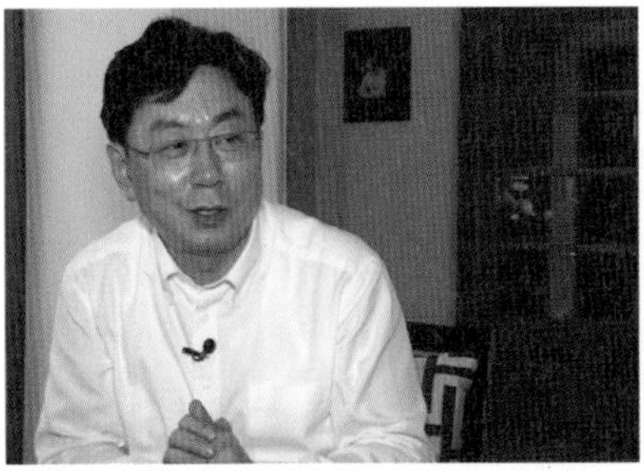 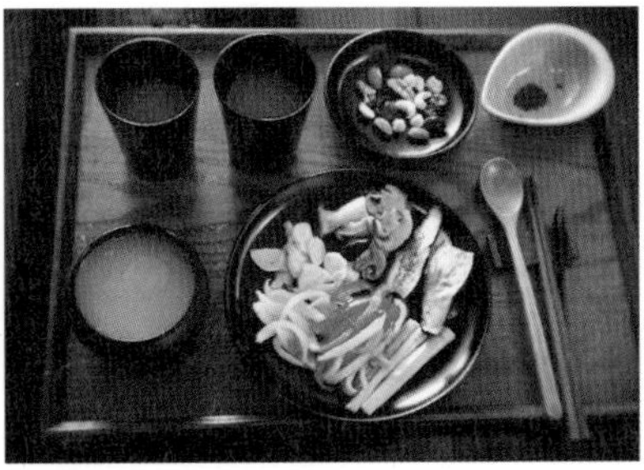

| 이영석 원장의 아침 밥상

"이거 먹고 어떻게 힘을 내냐, 그러는데 사실 이게 농축된 음식이에요. 채소들을 즙을 내고 수프를 만들었기 때문에 요만큼밖에 안 되지, 사실은 이것을 다 먹으면 엄청난 양이지요. 그래서 소식이지만 영양적으로는 충분한 음식이다, 이겁니다."

이영석 원장

우리는 이영석 원장의 아침 식단이 만들어지는 과정을 살펴보았다.

그의 아내가 여러 가지 채소를 썰어 물에 넣고 끓이는 모습을 보니, 우리가 흔히 알고 있는 '해독주스' 만드는 과정과 흡사해 보인다.

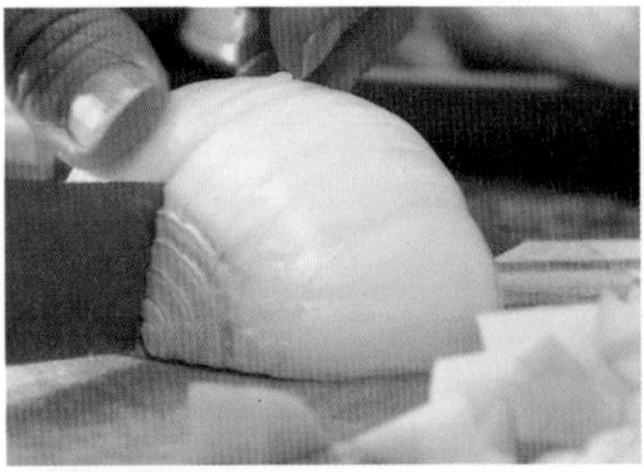

| 채소 썰기

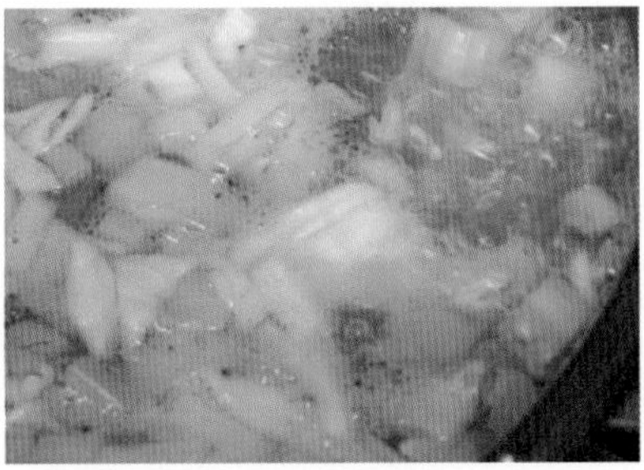

| 썬 채소를 물에 넣고 끓이기

그는 벌써 3년 동안 이 식단으로 식사를 해왔다. 그런데 그가 강조하는 것은 채소 수프다. 하지만 이것은 수프로 보이지 않는다.

"이게 바로 우리 몸을 해독해주는 히포크라테스 수프에요."

이영석 원장의 소식 식단, 첫 번째 비법은 바로 '히포크라테스 수프'에 있다.

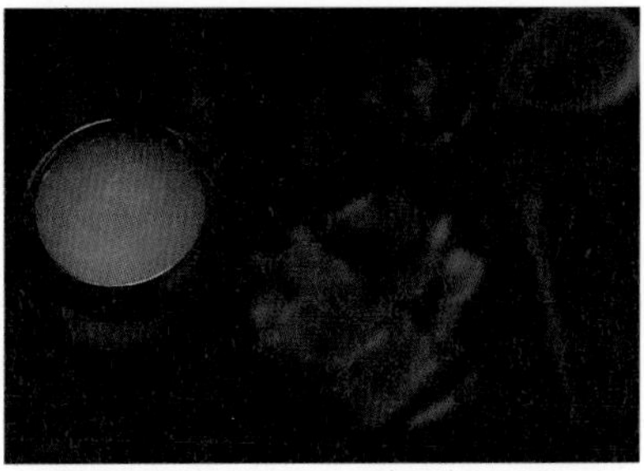

| 히포크라테스 수프

의학의 아버지로 불리는 히포크라테스가 만성질환과 암 환자를 위한 해독제로 개발했다는 히포크라테스 수프. 좋은 탄수화물 식품인 감자와 고구마, 비타민과 미네랄이 풍부한 양배추, 브로콜리, 토마토, 당근, 양파, 아스파라거스까지.

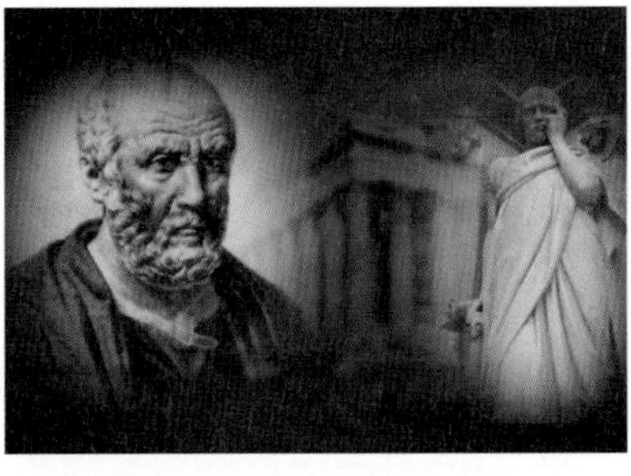

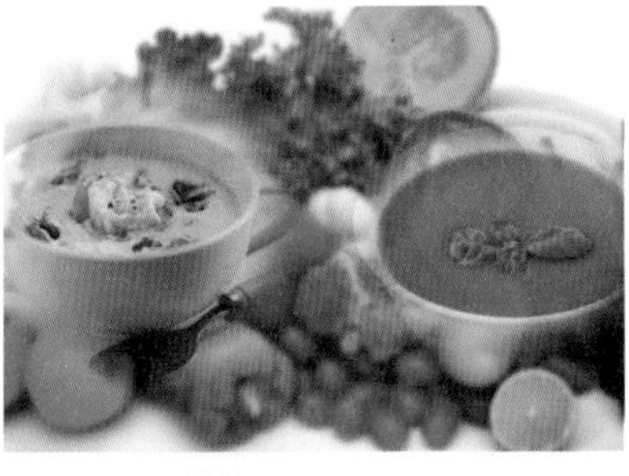

| 히포크라테스와 히포크라테스 수프

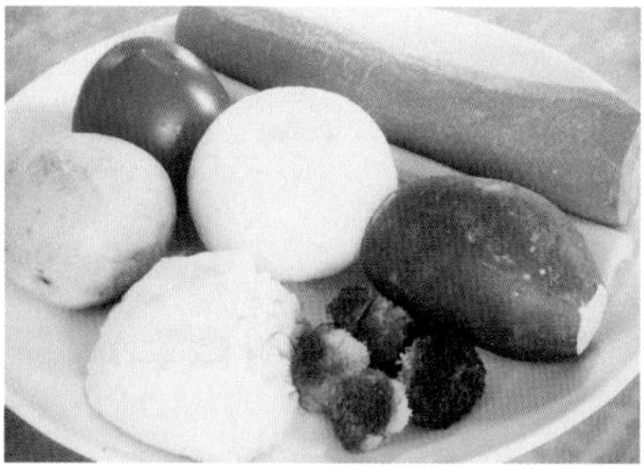

| ① 재료를 준비한다

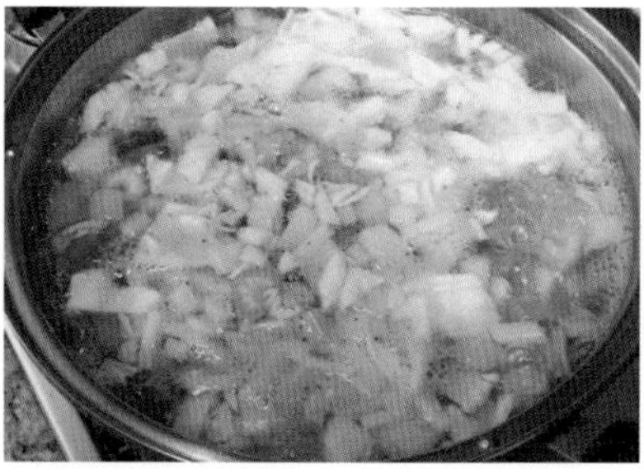

| ② 30분간 팔팔 끓인다

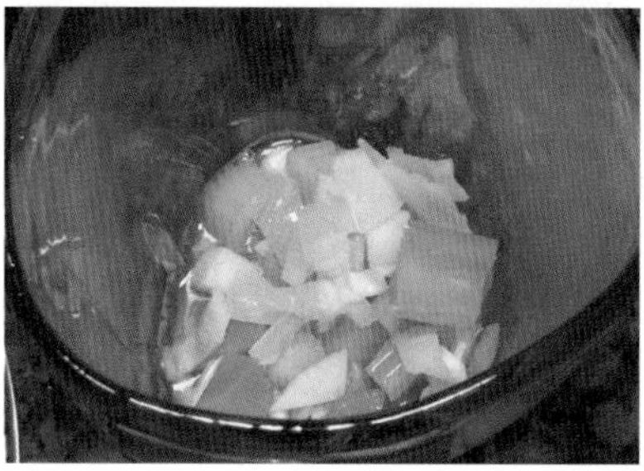

| ③ 식혀서 믹서기에 넣고 간다

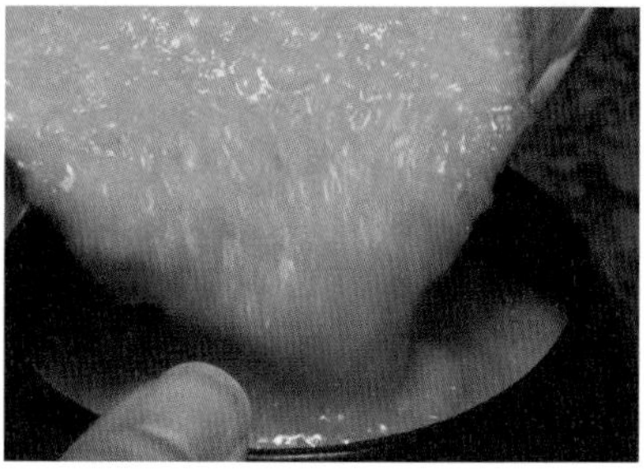

| ④ 완성

이 8가지 재료를 적당히 썰어서 물에 넣고 30분 동안 팔팔 끓인다. 끓이면 비타민 C 성분의 손실이 있긴 하지만, 오히려 마그네슘, 칼륨, 칼슘 등의 미네랄 성분은 더욱 잘 우러난다고 한다.

끓여낸 채소와 물을 믹서기에 넣고 갈면, 이것이 바로 각종 영양소가 풍부하고 면역력을 높여주는 히포크라테스 수프가 되는 것이다.

이영석 원장의 소식 식단 비법 두 번째, 구운 채소

수프가 완성된 다음, 그의 아내는 프라이팬에 가지와 양파, 당근 등 채소를 굽는다.

"생으로 먹으면 가지나 버섯은 조금 먹기가 힘들고, 마늘도 속이 많이 아프잖아요. 그래서 이렇게 살짝 구우면 속도 편하고 굉장히 맛있어요."

김은정 / 아내

이 구운 채소가 이영석 원장의 두 번째 소식 식단 비법이다. 채소를 생으로 섭취하는 것보다 올리브유를 살짝 두르고 구워주면 비타민이 몸에 더 많이 흡수된다고 한다. 그리고 요리에 소금 간을 전혀 하지 않는 이영석 원장을 위해 아내가 특별히 선택한 소스는 바로 포도와 와인을 숙성해서 만든 발사믹 식초 소스다.

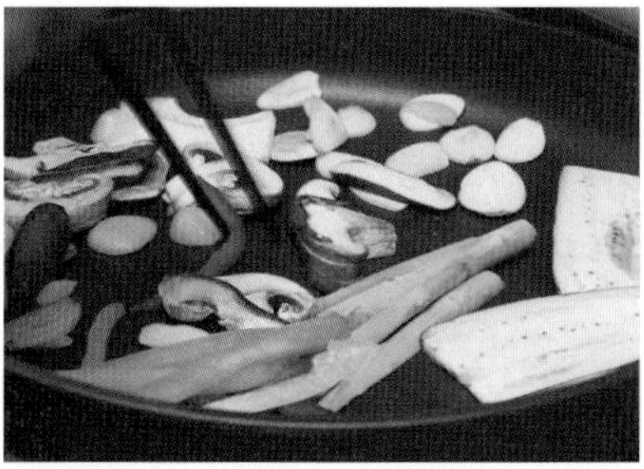

| 채소 굽는 모습

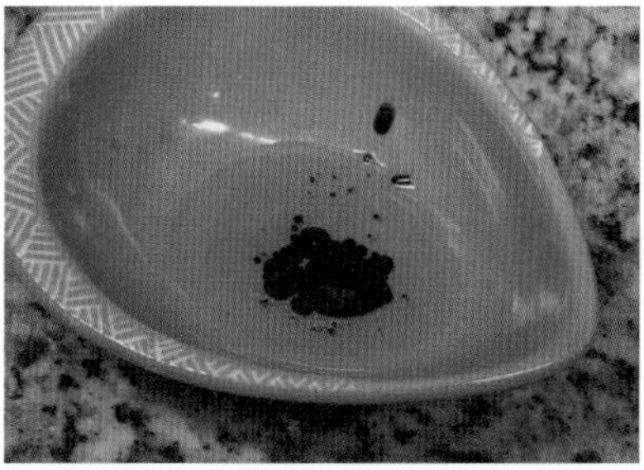

| 발사믹 식초 소스

"소금을 쳐서 먹을 순 있지만 몸에 좋은 올리브유랑 발사믹 식초를 섞어 먹으면 향긋하고 맛있어요. 그리고 채소 본연의 맛도 나지요."

김은정 / 아내

구운 채소에 올리브유와 발사믹 식초를 섞어서 맛과 영양을 동시에 챙긴다는 이영석 원장. 특히, 10년 이상 숙성한 발사믹 식초만 사용한다.

"발사믹 식초 같은 경우는 5년산, 10년산, 15년산, 20년산이 있는데 보통 20년 이상 된 것은 약이라고 해요. 그리고 숙성이 될수록 이 자체가 노화를 막아주고 활성산소를 낮춰주는 큰 효과를 나타내고 있습니다."

이영석 원장

이영석 원장의 소식 식단 비법
세 번째, 과일과 채소 음료

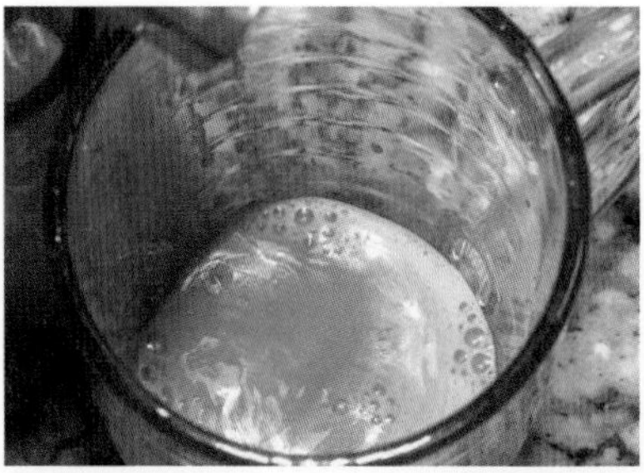

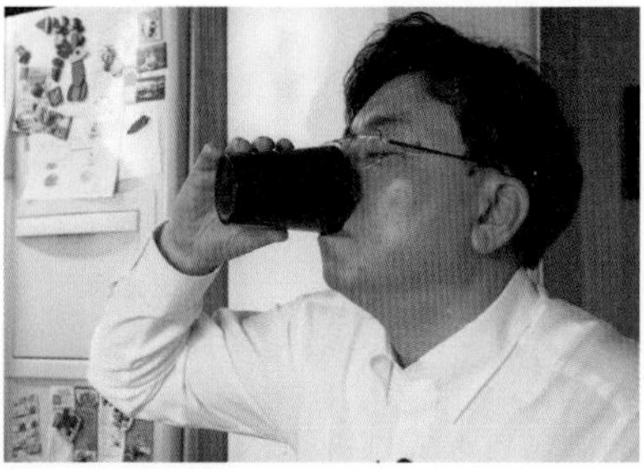

| 과일과 채소로 주스를 만들어 마시는 이영석 원장

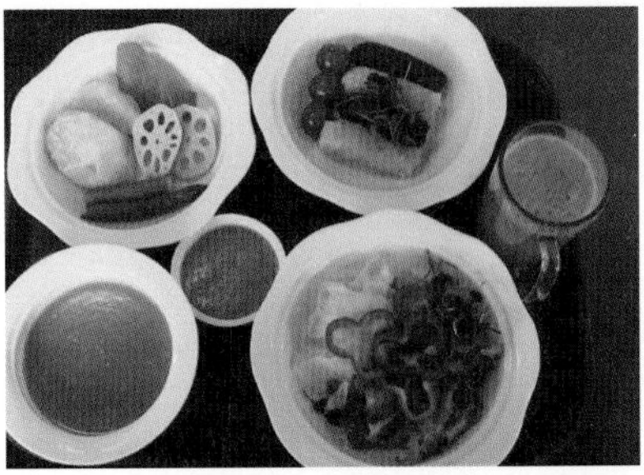

ㅣ이영석 원장의 소식 식단

이영석 원장의 소식 식단, 그 세 번째 비법은 바로 과일과 채소 음료이다.

매일 과일 하나와 채소 하나로 각각 음료를 만들어 마신다는 이영석 원장. 히포크라테스 수프를 끓이는 과정에서 비타민 C가 손실되기 때문에 부족한 영양을 이렇게 보충한다.

병원에서 먹는 점심 또한 아침처럼 칼로리는 최소화하지만 꼭 필요한 영양분은 다양하게 섭취한다고 한다.

암 환자를 위한 영양식에서 답을 찾다!

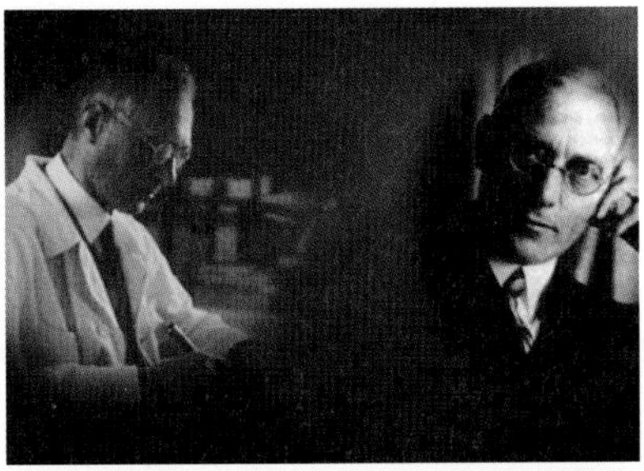

ㅣ거슨 박사

사실, 소식법은 외국에서는 이미 널리 알려진 건강 식단이다.

"원래 소식법이 미국에 있는 거슨 병원이라는 곳에서 암 환자들

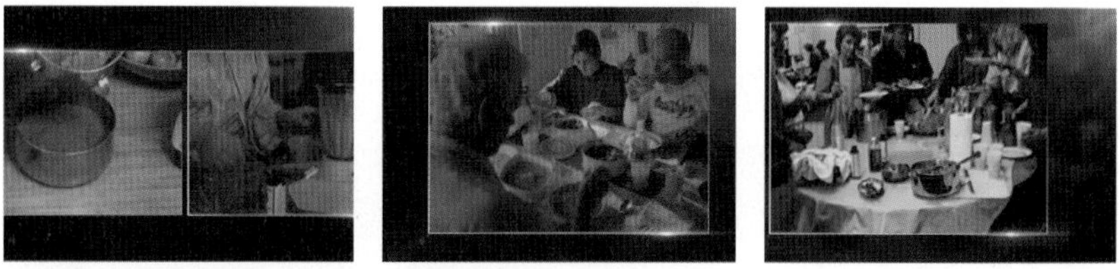

| 소식과 채소 및 과일 섭취를 권장하는 거슨 요법

을 위해 60여 년간 음식 치료로 해왔던 방법입니다. 저도 대사증후군이 있기 때문에 소식을 해야 하죠. 그리고 소식을 하면 영양가가 부족할 수 있기 때문에 짜임새 있게 먹어야 하죠. 가만히 생각해보니까 암 환자들이 먹는 거슨 요법이 저한테 딱 맞겠더라고요."

이영석 원장

통합의학의 대가로 불리는 독일의 막스 거슨 박사. 커피관장 등의 자연 요법을 추구하던 그가 가장 중요하게 생각한 것이 다름 아닌 식단의 질은 높이고 양은 줄이는 소식이었다고 한다.

이영석 원장은 거슨 요법 중의 하나인 히포크라테스 수프를 비롯해 다양한 그의 소식법을 실천해왔다.

이영석 원장의 아버지 또한 식도암 말기 판정을 받고 3년 생존율이 20%로 희박했지만, 소식법을 실천하면서 15년간 건강에 무리 없이 살았다고 한다.

그렇다면 대사증후군이었던 이영석 원장의 현재 건강상태는 어떨까.

"이게 제가 지난 5년 동안 내 몸을 위해서 얼마만큼 노력했느냐 그 결과입니다. 매년 검사한 건강검진 결과표예요. 2010년에는 중성지방이 거의 400레벨이었습니다. 그러다 지금은 122로 정상으로 떨어졌습니다."

이영석 원장

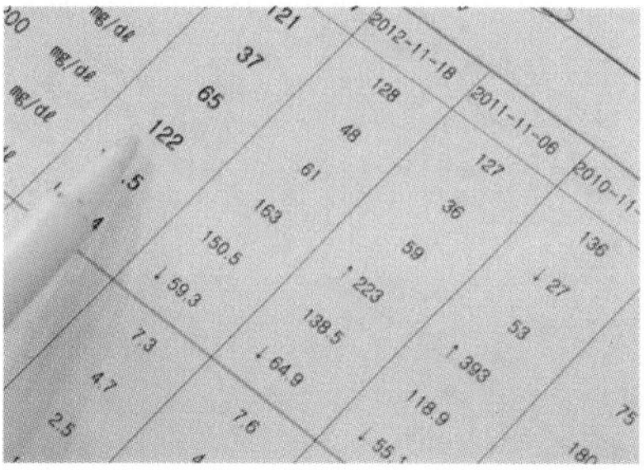

| 중성지방 수치

"성인질환인 고혈압, 당뇨병, 심장병 그 외에 암을 일으키는 가장 중요한 원인 중의 하나가 우리 혈중에 인슐린 레벨이 높은 걸 얘기할 수 있어요. 5년 전에는 제가 인슐린 레벨이 14.3이었습니다. 그리고 2010년에는 29까지 올랐어요. 그러다가 21, 7, 그리고 2013년에는 6으로 완전히 정상 레벨로 떨어졌습니다."

이영석 원장

게다가 좀처럼 떨어지기 힘들다는 지방간 수치가 위험 수위에서 정상 범위인 30으로 떨어지는 변화가 있었다. 그는 자신의 건강 비결이 올바른 소식 때문이라 믿고 있다.

"저녁은 밥을 먹습니다. 하루에 한 끼 정도는 현미밥을 먹습니다."

이영석 원장

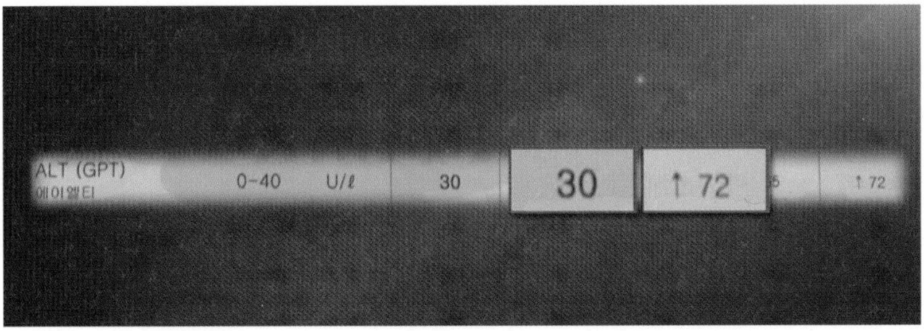

| 간 수치와 지방간 수치

하루에 한 끼, 주로 저녁에 쌀밥 대신 현미밥을 먹는다는 이영석 원장.

그의 저녁은 생선구이와 나물반찬, 청국장 등 의외로 일반 가정식과 별 차이가 없어 보인다. 오히려 저녁식사를 과식하는 것 같은데.

그런데 놀랍게도 수많은 채소와 과일을 농축해 만든 아침식사보다 현미밥과 청국장, 나물로 구성된 저녁식사의 칼로리가 훨씬 낮은 것으로 확인됐다.

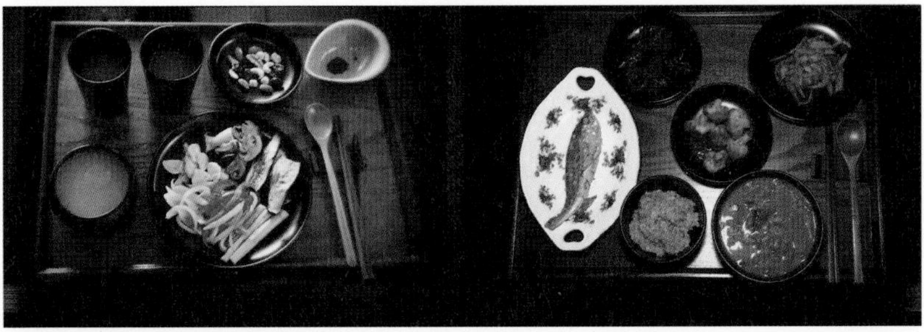

| 아침 밥상(좌)과 저녁 밥상(우)

그가 저녁식사 후에 꼭 지키는 습관 하나, 와인 반 잔을 마시는 것이다. 숙성한 와인에는 미생물이 많아 소화 촉진에 도움이 된다고 한다.

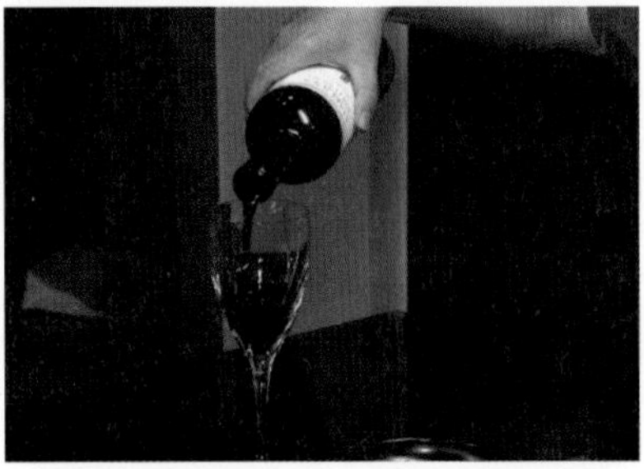

| 숙성한 와인은 소화 촉진에 도움을 준다

"와인이 포도를 숙성시켜 만든 거잖아요. 그래서 그 안에 몸에 좋은 유기산들이 많이 있죠. 그것들이 혈관의 흐름을 좋게 해주고, 활성산소 같은 것도 정화해주고, 혈액순환 쪽에 좋다고 되어 있어요."

이영석 원장

열량을 줄이는 것뿐 아니라 영양 균형을 맞춰 밀도 있게 먹는 것이 진정한 소식이라는 이영석 원장!

"양은 적게 먹되 그 안에 우리 몸을 지탱하고 살아가기 위해 필요한 모든 영양소가 다 있어야 한다는 얘기입니다. 그리고 그걸 규칙적으로 먹어야 된다는 얘기죠. 이렇게 소식을 한다면 몸이 아주 좋아질 겁니다. 누구나."

이영석 원장

Chapter 02
9위 물

물

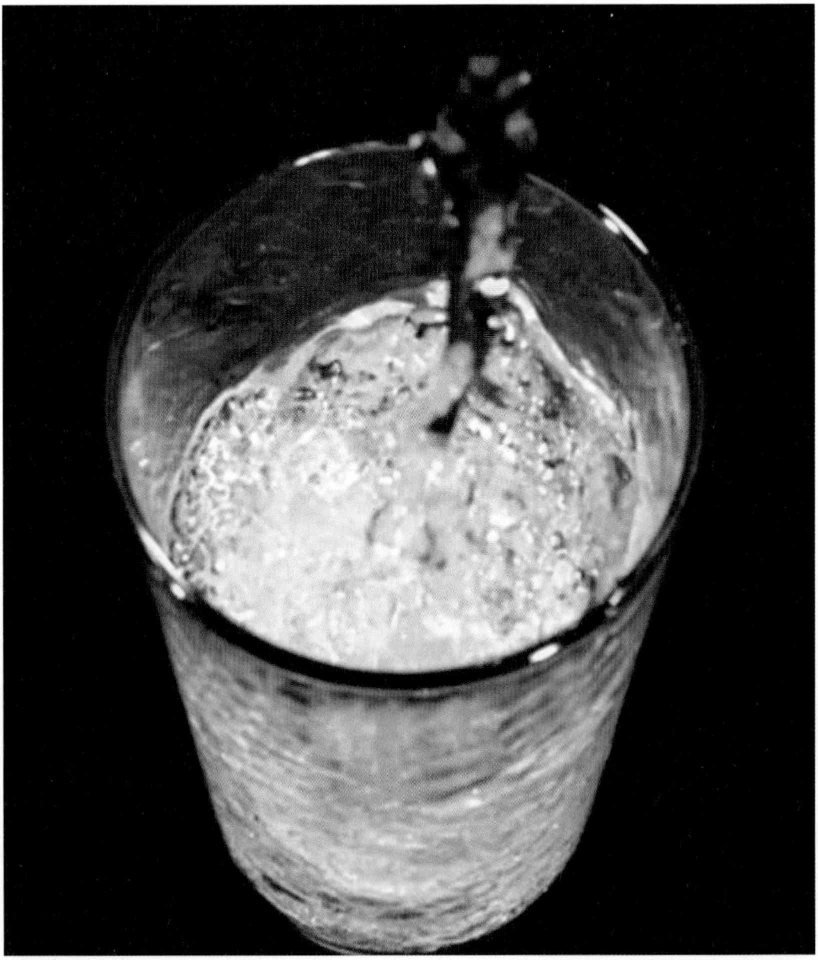

체질에 맞는 물은 보약보다 낫다

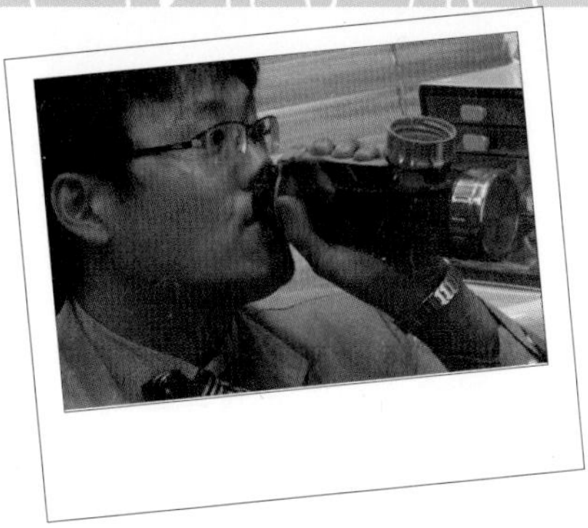

10위를 차지한 소식에 이어, 〈천기누설〉 10대 건강식품 9위를 차지한 식품은 과연 무엇일까?

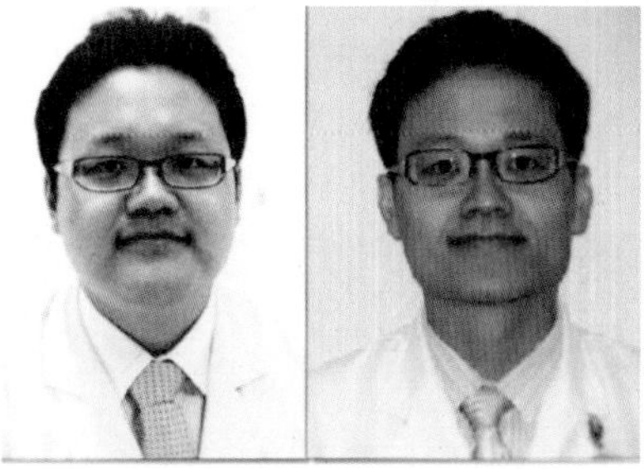

| 이금정 원장의 다이어트 전후 모습

수원의 한 산부인과. 그런데, 눈에 띄는 대형 사진. 혹시 이 사람은? 바로, 지난 〈천기누설〉 '명의건강법' 편에 소개됐던 산부인과 전문의 이금정 원장.

과거 체중이 104kg으로 고도비만 환자였던 그가, 거꾸로 다이어트로 30kg을 감량하면서 화제의 인물로 소개되었다.

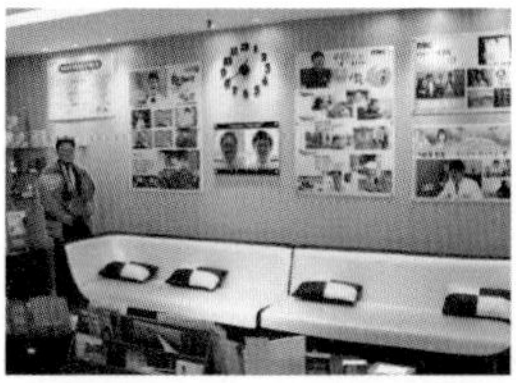

| 병원 실내

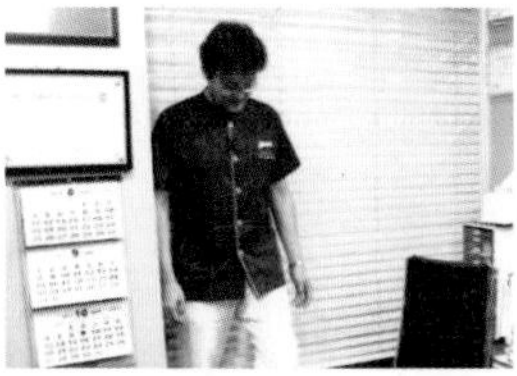

| 운동하는 이금정 원장

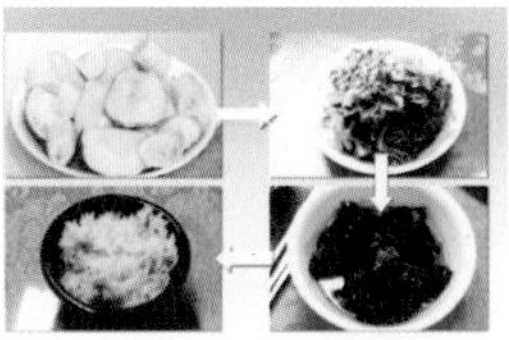

| 이금정 원장의 식단

그가 그만의 다이어트법으로 소개한 것은 식사 전에 먼저 과일을 배불리 먹고, 식사를 할 때는 반찬과 밥 순서대로 먹는 순서를 바꾸는 거꾸로 식사법! 한국인의 평범한 식습관의 고정관념을 깬 그의 건강비법은 지금도 진행형이라고 한다. 그런데 그가 당시에 미처 소개하지 못한 또 다른 다이어트 비법이 있다고 한다.

"그게 그 거꾸로 비법 외의 다른 비법이 아니라 거꾸로 다이어트의 일부분이에요. 저도 식전에, 한 30분 전에 가능하면 이걸 꼭 드시라고 말씀을 드립니다. 그래야 다이어트에 더 쉽게 성공합니다."

이금정 / 산부인과 전문의

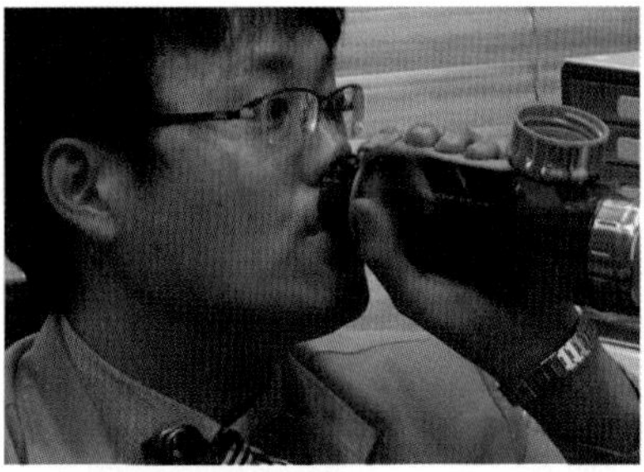

| 물 마시는 이금정 원장

이것을 그 역시 곁에 두고 수시로 먹고 있다고 한다. 그때, 물통을 집어 들더니 무언가를 마시는 이금정 원장. 이것이 혹시 그가 말한 다이어트 비법이라는 것일까?

물통 안에 들어 있는 액체의 정체는 무엇일까?

"물이에요. 그냥 물. 물이 제일 좋아요. 제가 선정한 건강식품은 바로 물입니다."

이금정 / 산부인과 전문의

100인의 전문가가 선정한 10대 건강식품, 9위는 물!

최근 들어 현대인들의 물 섭취량이 점차 줄면서 그 중요성이 더욱 강조되고 있는 물.

〈동의보감〉에도 몸을 건강하게 하는 33가지 물의 효능이 기록돼 있으며, 〈천기누설〉에서도 온천수, 알칼리수 등 다양한 물로 건강을 되찾은 사람들의 사연이 소개되기도 했다.

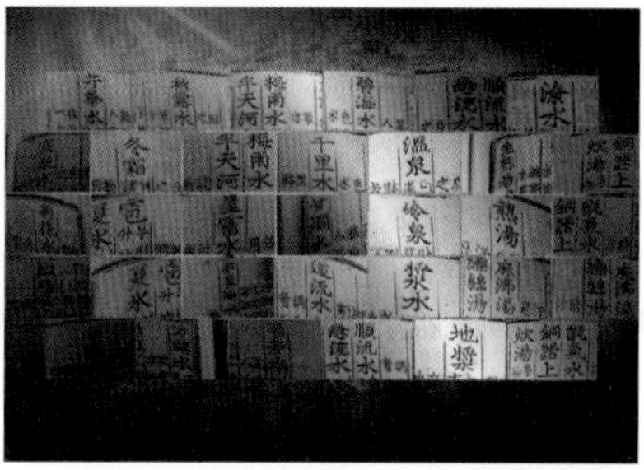

| 〈동의보감〉 속 물의 효능

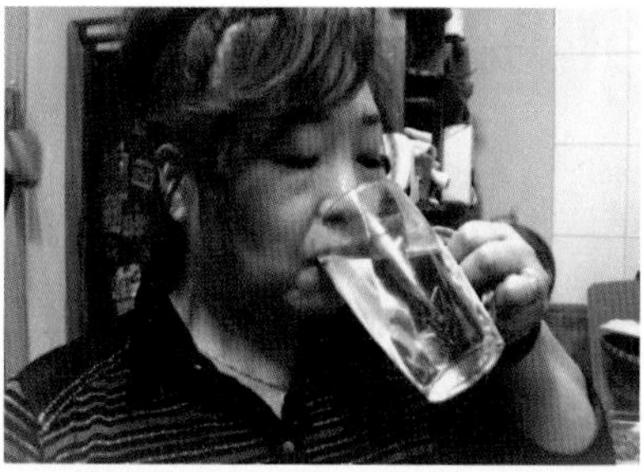

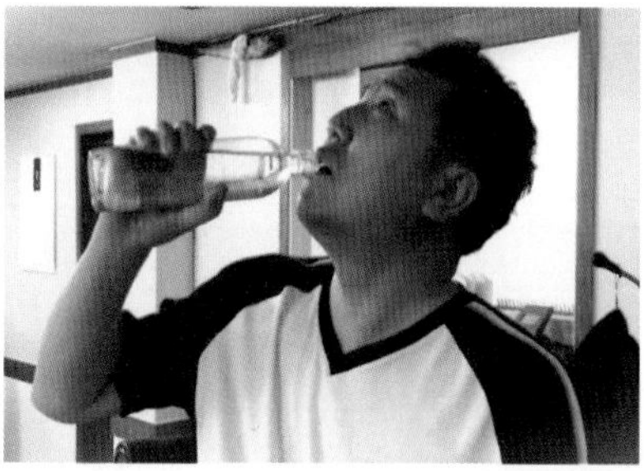

| 물로 건강을 되찾은 사람들

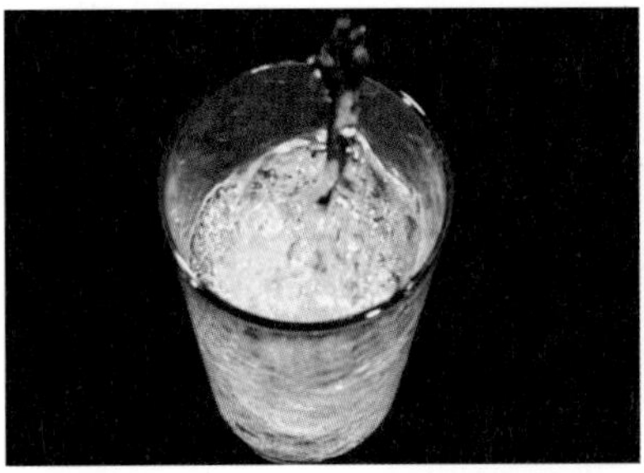

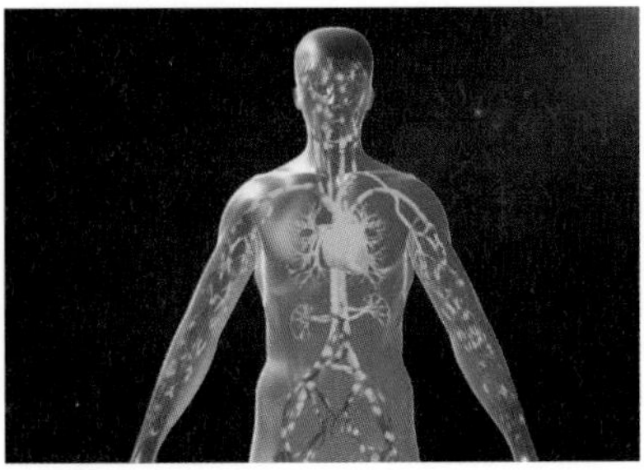

| 물은 인체의 80%를 차지하며 생명 유지에 필수적이다

"쉽게 얘기해볼게요. 공기, 우리가 늘 접합니다. 그런데 요즘 미세먼지로 인해 공기의 중요성을 느끼고 있죠. 물, 우리가 마시다 보니까 잘 모르고 있는데요. 물이 부족하게 되면 그때부터 병이 생기고요, 피곤함이 심해지고 악화되면서 몸이 더 힘들어지는 거 모두들 다 느끼실 겁니다."

이금정 / 산부인과 전문의

이금정 원장의 말대로 체내 물이 부족한 증상이 3개월 이상 지속되면 만병의 근원이 된다.

"'만성 탈수'라고 해서 본인한테는 물이 부족한 상태인데 그걸 잘 모르는 거예요. 쉽게 얘기하면 몸이 필요로 하는 물의 양의 2% 정도 부족한 상태로 꾸준히 살아가는 거예요. 이런 분들은 본인이 물이 부족한 걸 몰라요. 그러다 보니까 더 병을 키우고 악화시키는 거죠. 이런 분들이 절대적으로 물을 마셔야 합니다."

이금정 / 산부인과 전문의

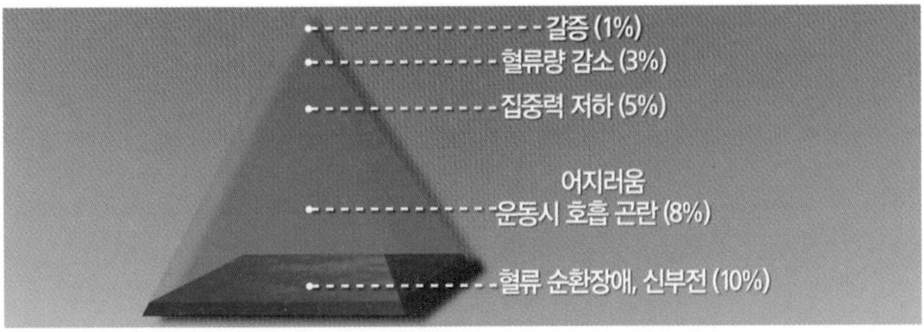

| 물 부족에 따른 신체의 변화

물은 칼로리가 없어서 에너지원으로 쓰일 수는 없지만 인체의 80%를 차지하며 생명 유지에 필수적인 역할을 한다. 그리고 체내에 물이 1% 부족하면 갈증을 느끼게 되고, 5% 이상 부족하면 집중력 저하와 호흡곤란을 겪게 되며, 10% 부족하면 신부전까지 올 수 있는 심각한 상태가 된다.

물이 식욕을 조절해준다?

이금정 원장 또한 평소 물을 즐겨 마시는 편은 아니었다고 한다. 하지만 건강을 위해 챙겨 마시기 시작한 것이다. 그런데, 물을 마시기 전에 시간을 확인하는 이금정 원장. 그는 이렇게 시간을 정해두고 물을 마신다고 하는데, 그 이유는 무엇일까?

"식욕 조절을 위해서도 물을 마시거든요. 그래서 가능하면 식전 30분 전쯤에 물을 마시려고 하고 있습니다."

이금정 / 산부인과 전문의

"시간이 중요한 이유는, 갈증을 느끼는 중추가 자극을 받았을 때 식욕도 느껴요. 그런데 식욕 조절이 다이어트에 제일 중요한 포인트잖아요. 이걸 고려할 때, 갈증을 좀 떨어뜨리면 식욕도 떨어지더라고요. 식전 30분 전에 물 한 잔을 드세요. 그러면 갈증과 함께 식욕도 살짝 낮아집니다."

이금정 / 산부인과 전문의

김소형 한의사의 물 제대로 마시는 비법

건강하게 물을 마실 수 있는 또 다른 비결을 가지고 있는 〈천기누설〉 100인의 전문가 중 한 사람은 바로 김소형 한의사다.

경력 20년 차의 한의학 박사 김소형. 체질에 맞춘 자연주의 한의학을 바탕으로 환자를 진료하고, 다양한 방송활동을 통해 대중에게 친숙한 한의사로 자리하고 있다. 그런 그녀가, 오늘은 특별히, 〈천기누설〉을 위해 자신의 건강 비결을 공개한다.

"제가 추천해드릴 제 건강 비결이 바로 물입니다."

김소형 / 한의사

그녀는 물을 어떻게 마시느냐에 따라 몸이 건강해질 수도, 상태가 나빠

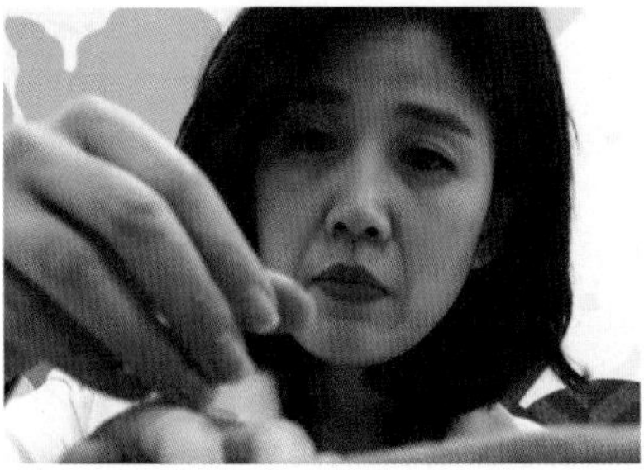 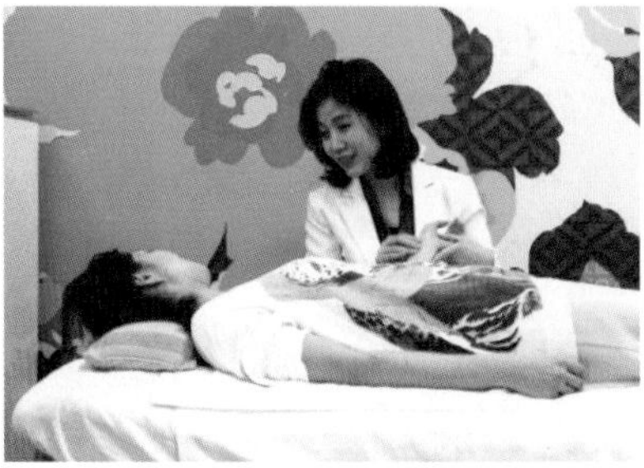

| 환자를 진료 중인 김소형 한의사

질 수도 있다고 한다.

"물이 중요하니까 많이 마셔야 한다고 하는데, 상담을 하다 보면 저 물이 안 받아요, 물만 마셔도 살찌고 몸이 부어요, 하시는 분들이 의외로 많아요. 바로 음체질이기 때문에 그러는데, 체질에 맞지 않는 물을 마시게 되면 물이 오히려 나에게 독으로 작용합니다. 우리가 이것을 수독이라고 이야기하죠."

김소형 / 한의사

독이 되는 물, 약이 되는 물

단순히 물 한 잔을 마시는 것만으로 몸에 독이 쌓일 수 있다?
물이 쌓여서 독이 된다는 '수독'! 대체 수독이란 무엇일까.

"우리나라 사람들은 70% 이상이 음체질이 때문에 물을 음성이 강하게 마시는 것이 누적되면 우리 몸에 점점 음기가 쌓이게 돼요. 우리 몸의 전체 순환, 특히 하체의 순환이 저해되기 때문에 다리가 붓는다든지 몸이 피로하고 수족냉증이 유발될 수 있죠. 이런 것들을 수독이라고 합니다."

김소형 / 한의사

체질에 따라 물만 마셔도 살이 찌거나 소화가 안 되는 사람들이 있는데 그것은 다름 아닌, 물이 몸에서 흡수되지 않고 쌓이는 수독 때문이라고 한다.

그렇다면 수독이 잘 생기는 체질의 특징은 무엇일까.

손발이 찬 수족냉증을 갖고 있거나 종아리 저림, 하체비만인 사람들은 수독이 쌓이기 쉬운 체질이라는데.

김소형 한의사 또한 물만 마시면 온몸이 붓는 체질이었기에, 물을 마실

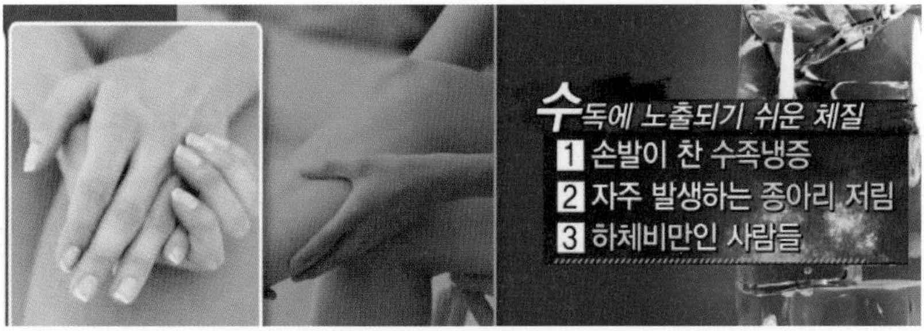

| 수독이 잘 생기는 체질

때 특별히 신경을 쓴다고 한다.

"저는 제 몸에 맞는 물을 마십니다. 맛을 보면 약간 매우면서도 뒷맛을 보면 구수한 맛도 있어요. 이게 바로 체질에 맞춘 본초수입니다."

김소형 / 한의사

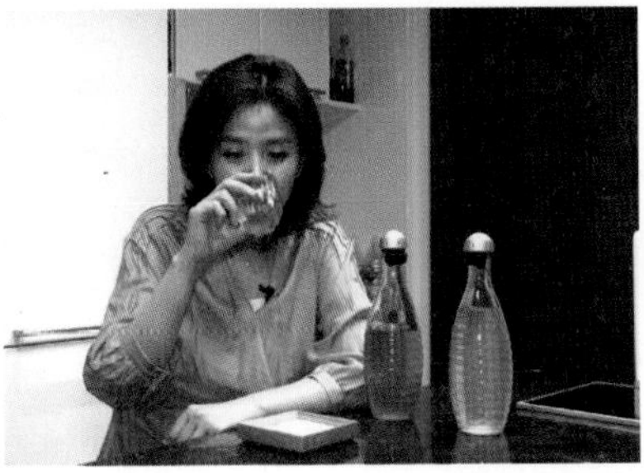
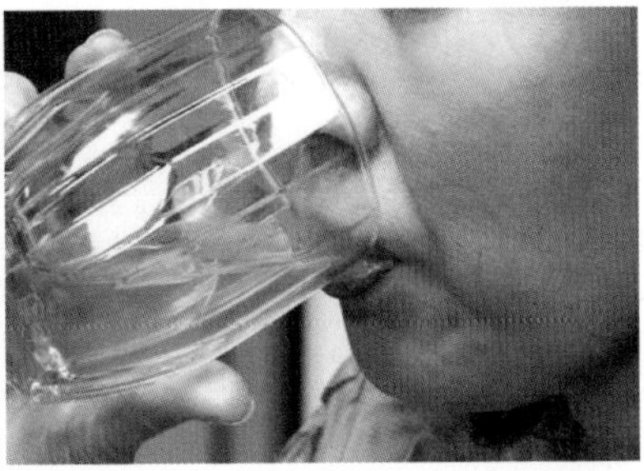

| 물 마시는 김소형 한의사

김소형 한의사의 제대로 물 마시는 비법
첫 번째, 체질에 맞는 물을 마셔라!

체질에 맞춘 본초수!

김소형 한의사가 개발했다는 건강 비결, 본초수는 대체 어떤 의미를 담고 있는 것일까?

"'본초'라고 하는 것이 사실 한의학적으로 볼 때 치유의 의미가 있습니다. 그래서 내 몸의 체질에 맞게 만든 이것을 본초수라고 이름 지었어요."

김소형 / 한의사

치유의 의미를 담아 이름 지었다는 본초수. 일반 물과 비교해보니 확연히 달라 보인다.

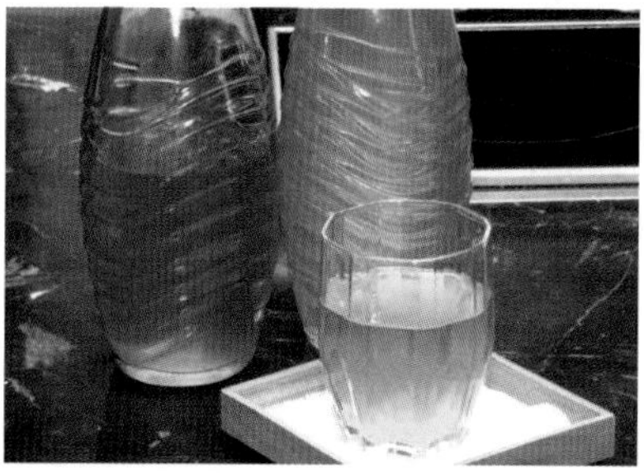

| 양파 본초수(좌)와 마늘 본초수(우)

"이것도 본초수인데. 각각 다른 본초수죠. 이게 성분이 다릅니다. 하나는 양파 본초수고요. 이것은 마늘을 우려낸 마늘 본초수예요."

김소형 / 한의사

본초수를 만들기 위한 재료는 평범한 식재료인 양파와 마늘.

"저는 깨끗이 흙만 털어서 껍질째 달여 먹고 있어요."

김소형 / 한의사

'양파 본초수' 는 물 1L에 껍질을 까지 않은 양파 1개를 넣고 한 시간 동안 푹 끓여내는 것이다.

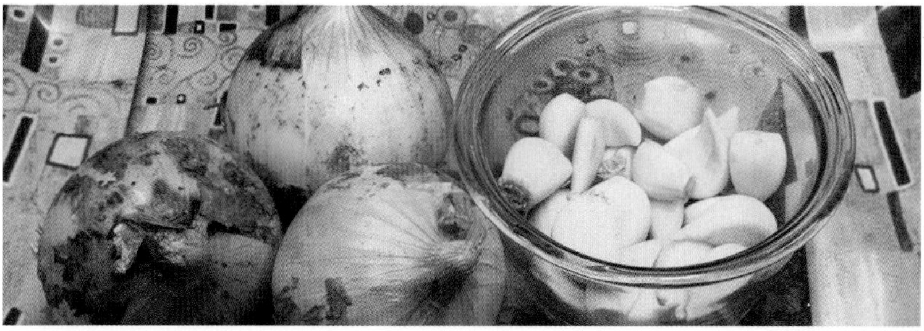

ㅣ양파와 마늘

'마늘 본초수' 또한 물 1L에 마늘 세 알을 넣고 한 시간 동안 푹 끓여내면 완성된다고 한다. 그런데, 왜 하필이면 양파와 마늘일까?

"수독을 방지하기 위해서는 물이 가진 음성을 중화시킬 수 있는 여러 가지 방법을 써서 마시는 것이 좋은데, 방법은 크게 두 가지예요. 데워서 따뜻하게 마시거나 양기를 가진 본초들을 우려서 가루로 섞어 마시면 좋습니다."

김소형 / 한의사

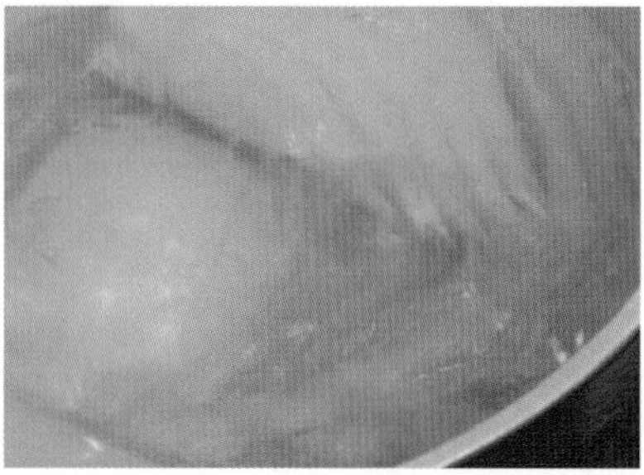

ㅣ양파 넣고 끓이기

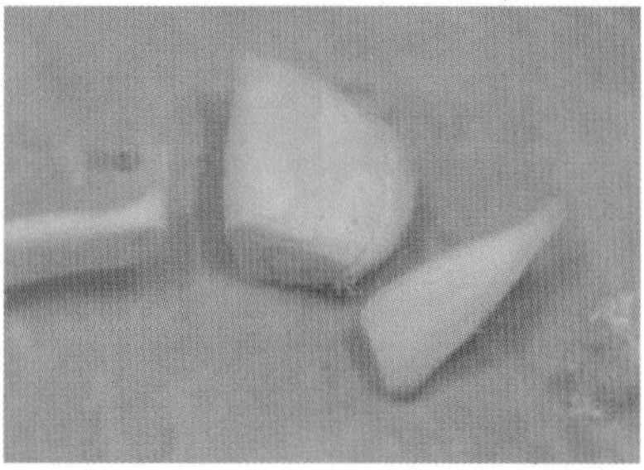

ㅣ마늘 넣고 끓이기

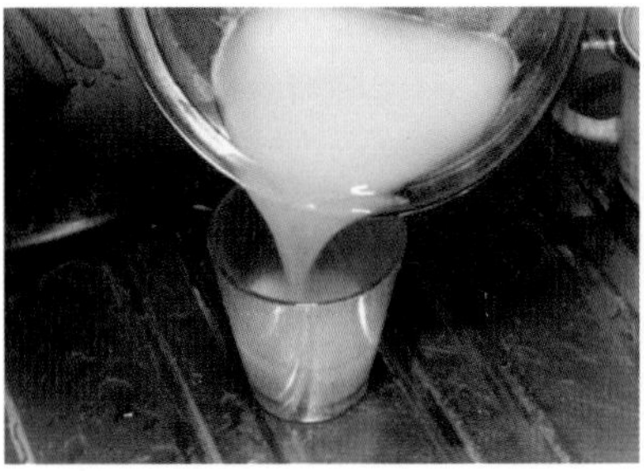

| 음양탕

수독을 방지하기 위해서는 찬물이 아닌, 따뜻한 물 반 컵에 찬 물 반 컵을 섞어 마시는 일명, '음양탕'이 좋다. 또한 한의학적으로 양기가 많은 매운 작물인 양파와 마늘을 끓여서 마시면 물이 몸에 쌓이지 않고 흡수되는 데 좋다고 한다.

하지만 본초수를 만들 때 반드시 자신의 체질에 주의해야 한다. 종아리가 저리고 손발이 잘 붓는 음체질은 양파와 마늘이 좋지만, 반면 땀이 많고 갈증을 잘 느끼는 양체질의 사람들은 버섯이나 호밀 같은 곡류가 잘 맞는다고 한다.

김소형 한의사의 제대로 물 마시는 비법 두 번째, 약초 물을 마셔라!

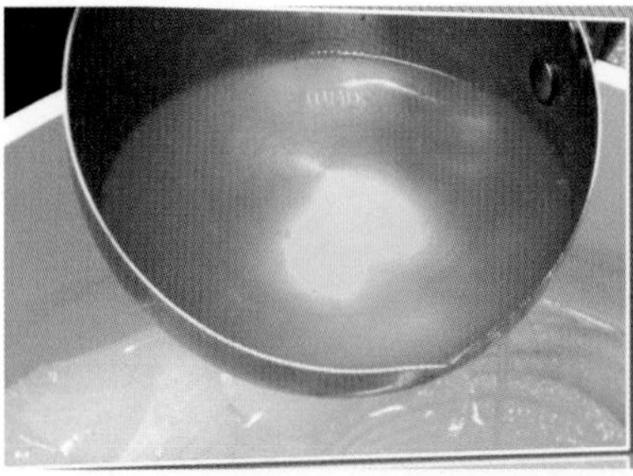

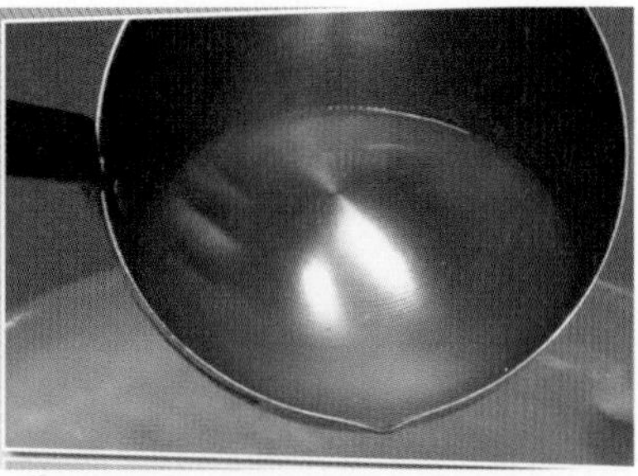

| 양기가 많은 양파와 마늘을 넣은 본초수

벌써 5년째 본초수를 마셔왔다는 김소형 한의사. 그런데 그녀가 마시는 또 다른 물이 있다고 한다.

"이것도 제가 개발한 건데, 바로 통녹즙입니다. 제 체질에 맞는 물이죠. 왜 녹즙은 즙을 짜야 되잖아요. 그래서 통녹즙 재료들에 즙이 많은 채소들이 많습니다. 한의학적으로 즙이 많은 채소들은 사실 음기가 강한 재료들이에요. 반대로 양기가 강한 부추라든지 생강, 인삼, 계피 이런 것들은 아무리 짜도 즙이 잘 안 나오거든요. 저 같은 경우는 이런 것들을 곱게 가루로 빻아놔서 준비해놓고 내 몸의 상태, 컨디션에 맞게 통으로 녹즙을 해서 마시는 거예요."

김소형 / 한의사

20여 종류의 채소와 약초들을 가루로 만들어서 그때그때의 몸 상태에 맞춰 물에 타 마시면 흡수도 잘되고, 건강에 큰 도움이 된다고 한다.

"저희 딸아이가 예를 들어서 생리통이 있다, 그러면 이 중에서 쑥이

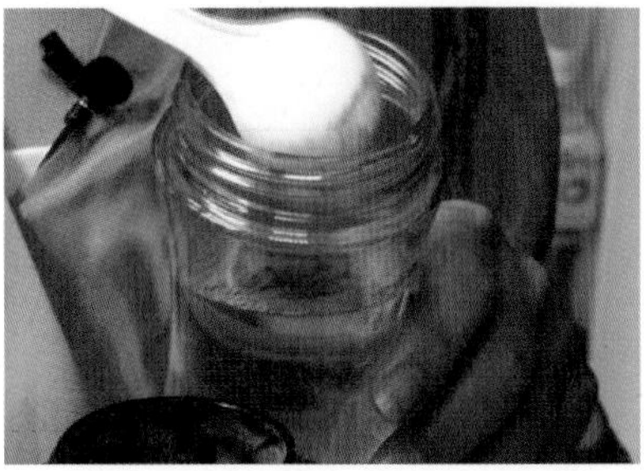

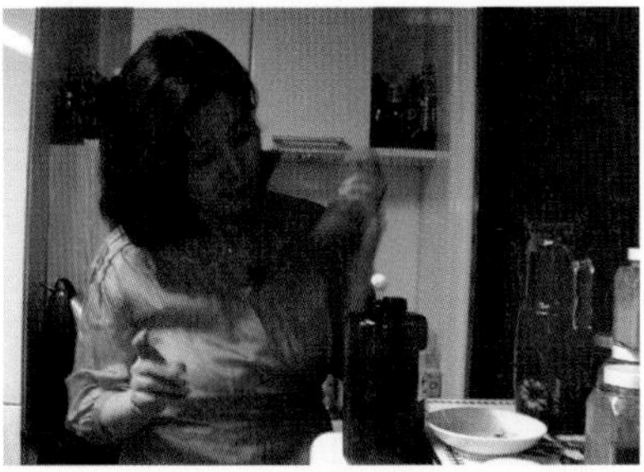

| 가루를 타서 통녹즙을 만드는 모습

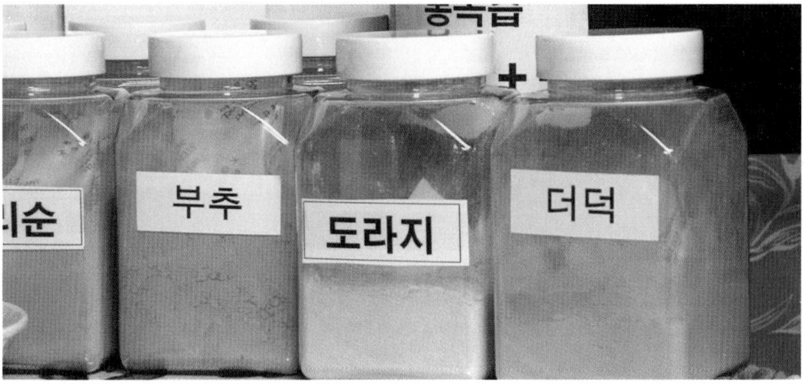

| 채소와 약초 가루들

여성 건강에 좋은 건 다 알고 있잖아요. 물에다 가루를 타서 활용한다든지, 감기가 걸려서 기침을 한다면 요즘 미세먼지 많잖아요. 그럼 도라지 탄 물을 마시게 되면 그게 바로 보약이죠."

김소형 / 한의사

몸에 쌓이는 물의 독소인 수독도 예방하고 면역력도 높여준다는 본초수. 물 한 잔만으로도 건강해질 수 있는 비결이라는데. 체질에 맞춘 물 한 잔이 그 어떤 건강식품보다 좋은 보약 중에 보약이 될 수 있다는 것이다.

"이런 것들은 가루로 만들어서 그때그때 물처럼 녹즙처럼 쉽게 타 마실 수 있기 때문에 부담도 없고, 일단 생활에 적용하기 쉬운 것 같아요. 흡수율도 높일 수 있고요. 체질에 맞는 물만 마셔도 일주일 후에 비교해 보면 내 몸의 컨디션이 달라졌구나, 느끼시는 분들이 의외로 많습니다."

김소형 / 한의사

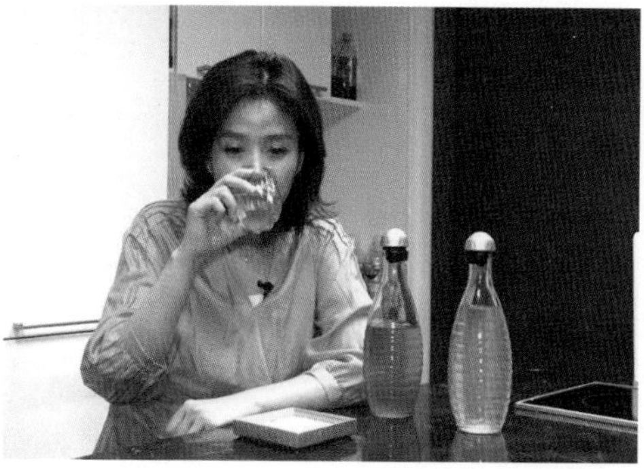

Chapter 03
8위 견과류

견과류

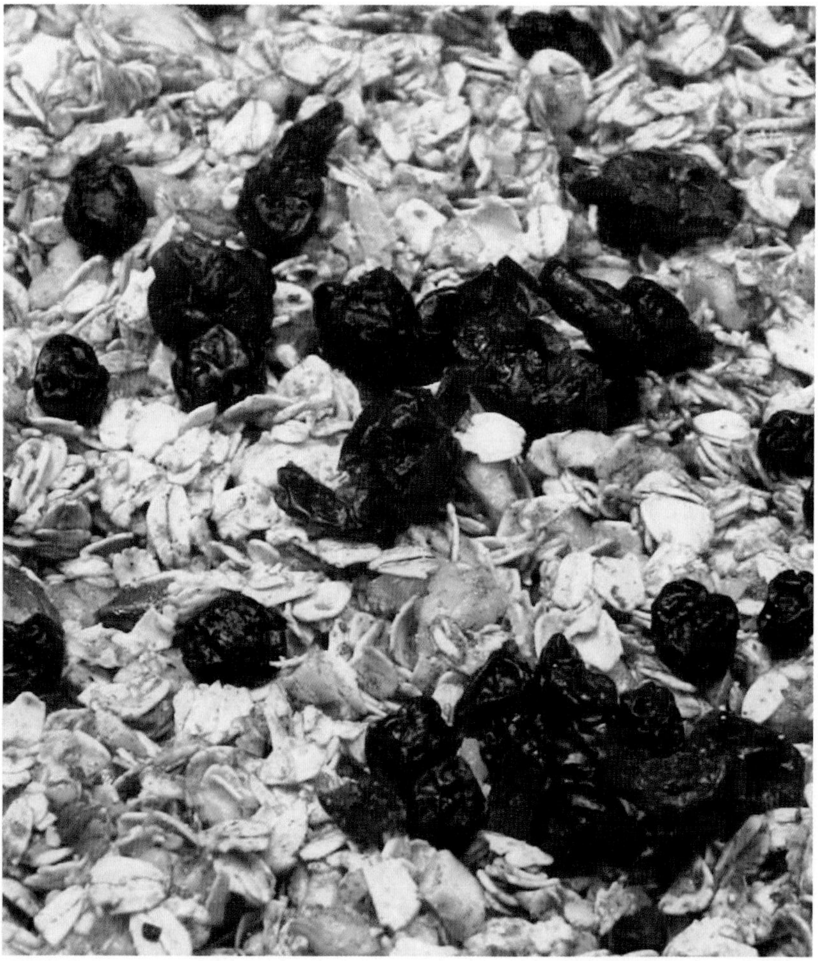

암과 심장에 좋은 현대인의 필수 건강식

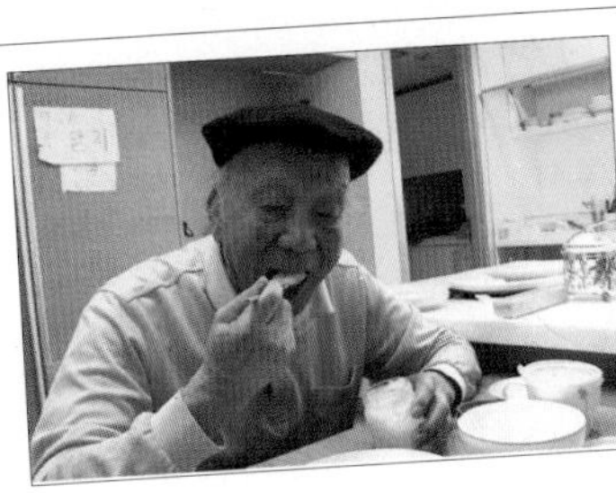

〈천기누설〉 10대 건강식품 9위에 이어, 8위를 차지한 식품을 소개한다.

그 실체를 소개할 전문의를 찾아간 곳은, 서울의 한 아파트. 이곳에 이른 아침부터 운동을 하는 한 어르신이 있다. 한눈에 봐도 고령의 나이를 짐작케 하지만, 지친 기색 없이 운동 삼매경에 빠져 있다. 그런데 그가 운동을 하다 말고 갑자기 크게 너털웃음을 터뜨린다.

"즐거워서 그렇습니다. 저는 즐거운 생활을 하거든요. 하루를 시작하면서 웃게 되면 뇌를 활성화시키고 즐거운 출발이 됩니다. 제 나이

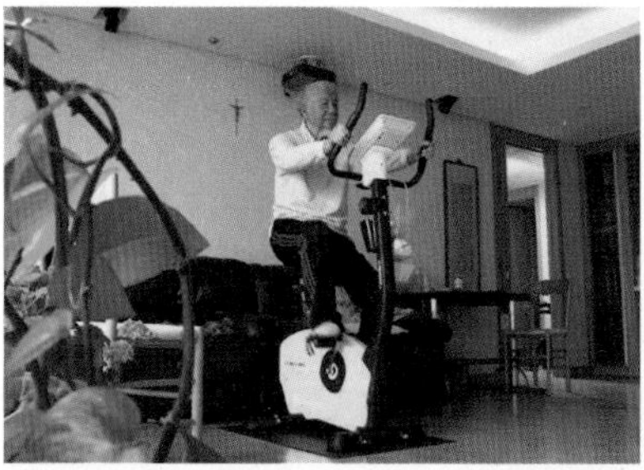

| 운동하는 유태종 박사

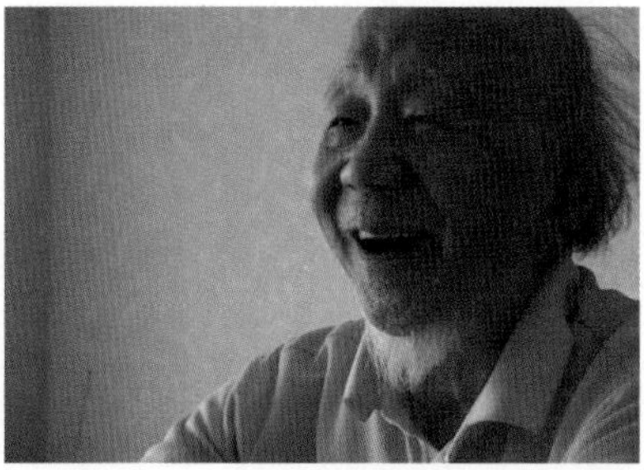

| 크게 웃는 유태종 박사

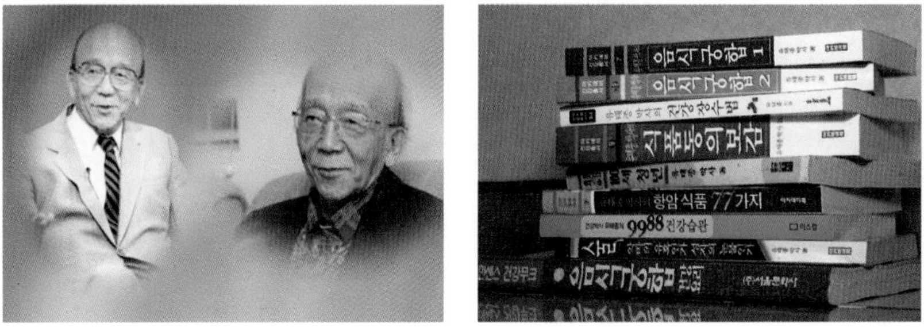

| 왕성한 활동 중인 유태종 박사와 그의 저서

요? 얼마 되지 않았지만 91세죠. 100세 시대라고 그러는데 제 목표가 120입니다."

유태종 / 식품영양학 박사

120세까지 장수를 목표로 삼았다는 그는 91세 고령의 나이지만, 지금도 책을 보며 활발한 활동을 하고 있다.

무려 9권의 책을 펴내며 식품영양에 대한 연구를 꾸준히 해온 유태종 박사. 다름 아닌, 전 고려대학교 식품공학과 교수이자 대한민국 식품학계의 권위자로 알려져 있다. 그는 대학에서 30년 동안 학생들을 가르치며 수많은 연구와 업적을 남겨온 식품영양학의 산증인이다.

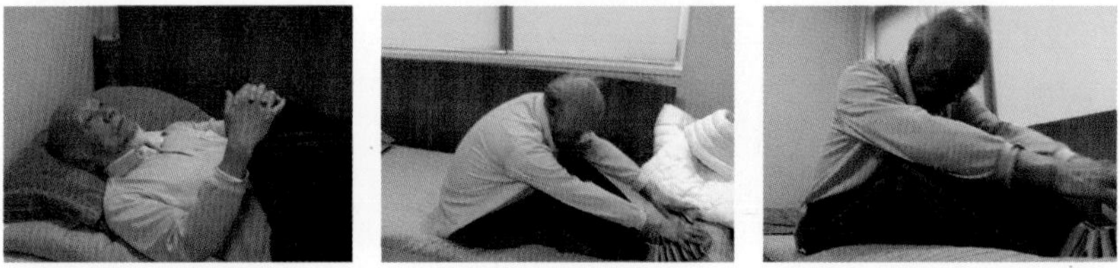

| 운동하는 유태종 박사

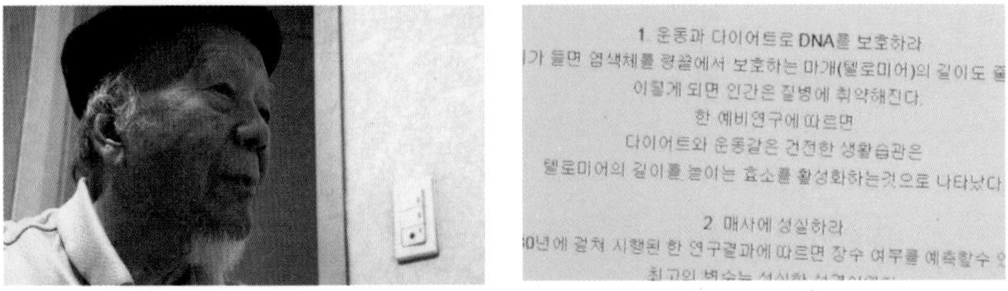

| 돋보기 없이 모니터를 보는 유태종 박사

아침 4시 반에 기상해 매일 한 시간씩 침대에서 운동을 할 만큼 정정한 건강상태를 유지하는 것은 물론이고, 아침 운동이 끝나면 인터넷 검색을 통해 뉴스 기사를 본다. 고령의 나이에도 불구하고 모니터의 작은 글씨들을 돋보기 없이 읽을 만큼 뛰어난 시력을 유지하고 있다.

"내가 40 중반까지는 근시 안경을 꼈어요. 그런데 그 뒤에 눈이 좋아져서 지금 좌우 양쪽이 다 1.0입니다."

유태종 / 식품영양학 박사

좌우 시력이 1.0! 91세 고령의 시력이라기엔 놀랍기만 하다. 오히려 젊었을 때는 안경을 썼지만 60세 이후부터 시력이 점점 더 좋아졌다는 유태종 박사. 그 비결은 무엇일까?

"내가 생각하기에 운동을 하고 다이어트를 하면서 생활을 일정하게 하고, 또 시력을 좋게 하는 여러 가지 음식을 먹은 덕분이겠죠."

유태종 / 식품영양학 박사

오전 7시. 시력과 건강을 위해 음식에 세심한 신경을 쓴다는 그의 아침 식단을 들여다봤다.

아주 간소하게 차려진 아침 식단. 특별할 것 없어 보이는 이 속에 과연 〈천기누설〉 10대 건강식품의 비밀이 담겨 있을까?

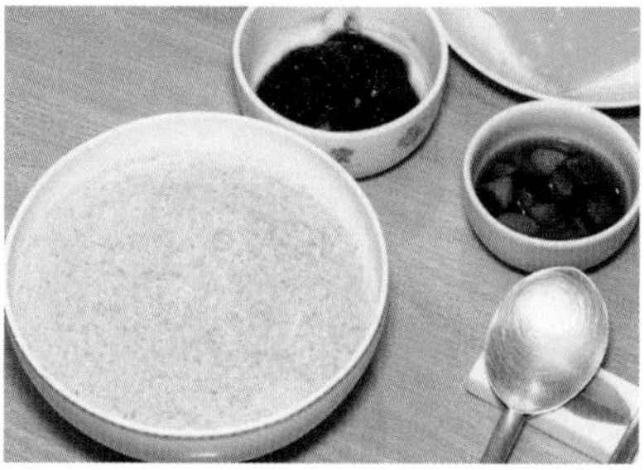
| 견과류 죽

"특별한 것은 바로 이 견과류 죽이죠."

유태종 / 식품영양학 박사

유태종 박사의 장수 건강식은, 견과류로 만든 죽?

100인의 전문가가 선정한 10대 건강식품, 8위는 견과류!

100인의 전문가가 선정한 〈천기누설〉 10대 건강식품 8위는 바로, '한 줌의 기적' 견과류다!

한국 농구의 대들보인 최인선 감독도 한때 대장암으로 고생했지만 매일 섭취한 견과류 덕분에 건강을 회복했다고 했다. 뿐만 아니라, 가을에 수확되는 대표 견과류인 잣을 꾸준히 먹고 심장병을 극복한 사례까지 그동안 〈천기누설〉을 통해 견과류의 놀라운 효능들이 많이 밝혀졌다.

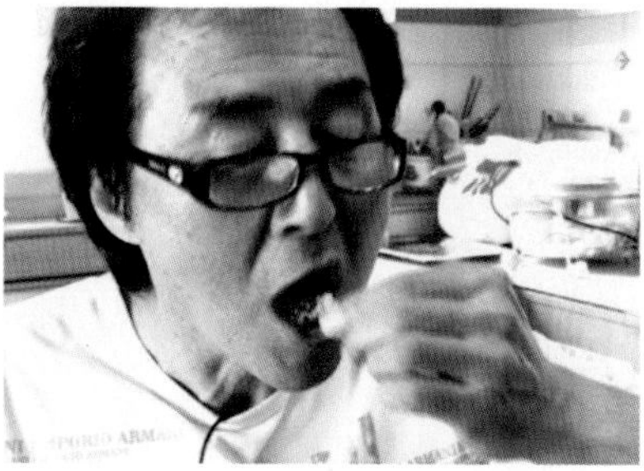

| 최인선 감독

그렇다면 100인의 전문가들은 왜 견과류를 10대 건강식품으로 꼽았을까?

"제가 왜 견과류를 10대 건강식품에 선정했느냐. 미국 FDA라고 식품안전의약청이라고 있어요. 거기에서 견과류를 계속 먹으면 심장건강에 도움이 된다는 멘트를 달 수 있게 해준 거예요. 왜냐하면 견과류를 먹게 되면 견과류에는 DHA, 미네랄, 비타민 등의 영양소와 단백질까지 골고루 들어 있기 때문이에요."

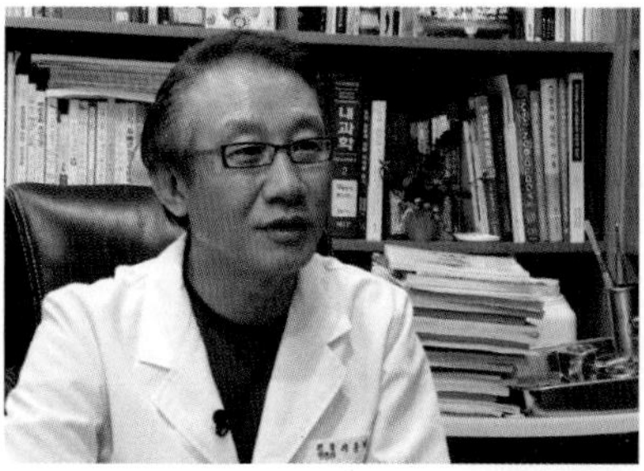

| 이승남 원장

이승남 / 가정의학과 전문의

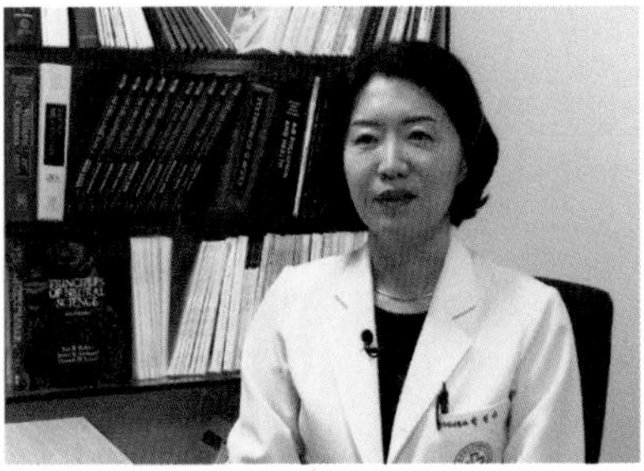
| 박현아 전문의

"견과류는요, 심장병을 예방한다고 확립된 많지 않은 식품 중에 하나입니다. 그리고 요즘과 같은 영양 과잉 시대에도 우리가 잘 못 먹고 있는 영양소가 있는데요, 대표적인 게 불포화지방산입니다. 그런데 다행히 견과류에는 다량의 불포화지방산 들어 있어서 불포화지방산의 결핍으로 인해서 피부염이 온다거나, 몸의 염증 반응이 증가한다거나, 심혈관계 질환이 증가하는 것을 예방할 수 있기 때문에 견과류를 선정하게 되었습니다."

박현아 / 가정의학과 전문의

유태종 박사의 견과류 먹는 비법
견과류 죽

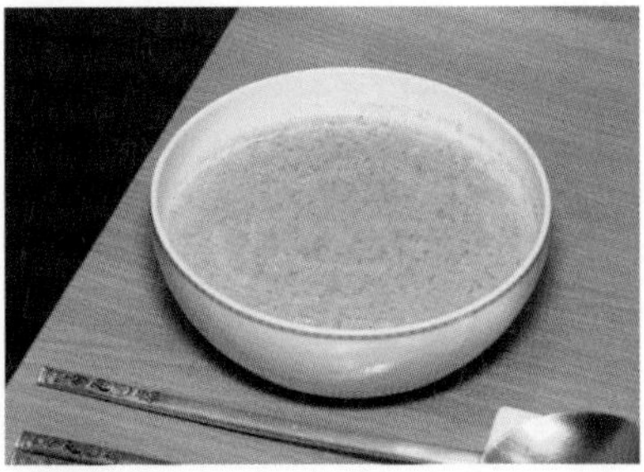
| 견과류 죽

견과류로 죽을 만들어 먹는 것을 건강 비결 중 으뜸으로 꼽는 유태종 박사. 쌀죽이 아닌 견과류를 선택한 데에는 어떤 이유가 있는 걸까.

"흰죽은 탄수화물 위주고 편식되기 쉽거든요. 그런데 견과류에는 단백질, 지방, 비타민, 무기질이 골고루 들어가 있기 때문에 이것을 먹으면 자기가 생각하지 않아도 자연적으로 균형식이 되기 때문입니다."

유태종 / 식품영양학 박사

특히, 노화 방지에 좋다는 견과류. 중국 청나라의 여걸 서태후 역시 견과류 죽을 만들어 먹으며 젊음을 유지했다고 한다.

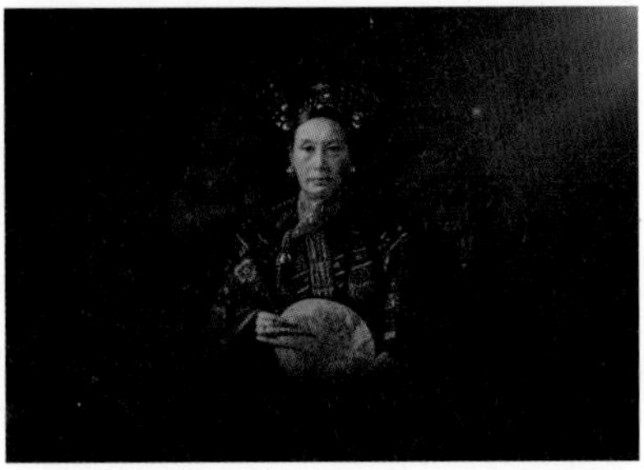

| 서태후

그런데 유태종 박사의 건강식, 견과류 죽은 어떻게 만드는 것일까?

먼저 그 재료를 보면 호두, 땅콩, 해바라기씨, 잣, 호박씨, 그리고 나머지 한 가지가 바로 발아현미가루다. 이렇게 모두 6가지의 재료를 준비하고, 믹서기에 물 한 컵 분량인 300cc와 6가지 견과류를 넣은 후, 이 외에 다른 것은 일체 넣지 않는다고 한다. 물만 넣고 갈아도 견과류 특유의 고소함이 맛을 좋게 한다는데. 그런 다음, 현미죽을 견과류 죽과 함께 20분 정도 끓여주면 든든한 한 끼 식사가 된다고 한다.

6가지 견과류의 영양소가 듬뿍 들어간 유태종 박사의 견과류 죽! 그런데 먹을 때도 자신만의 특별한 방법이 있다고 한다.

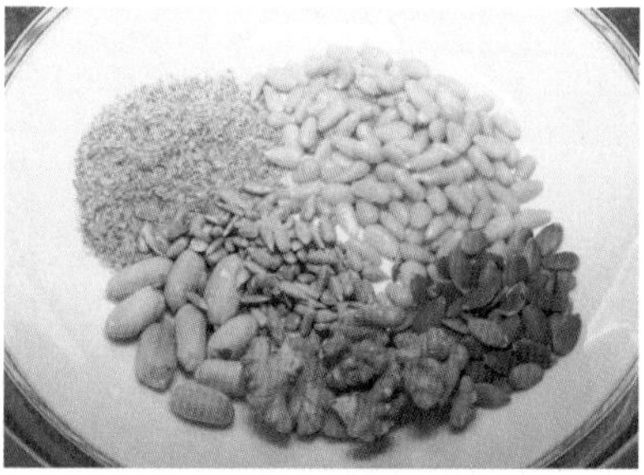

| ① 6가지 견과류를 준비한다

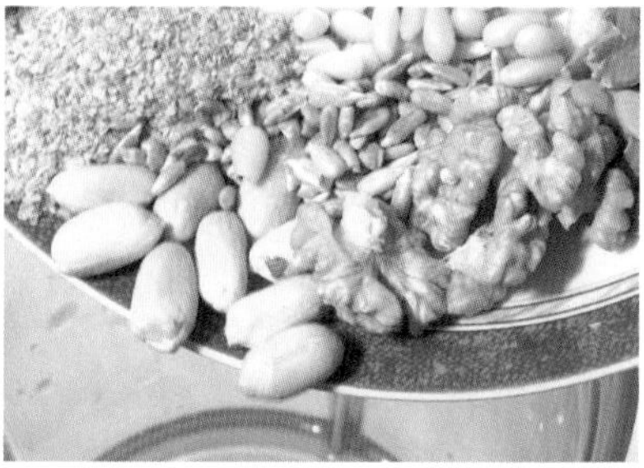

| ② 믹서기에 물을 붓고 견과류를 넣는다

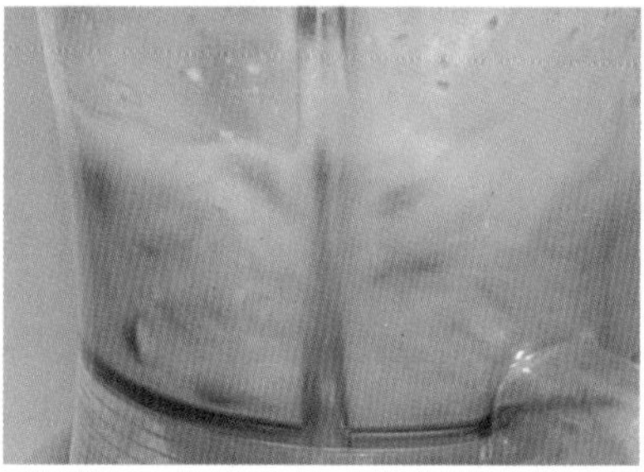

| ③ 믹서기로 간다

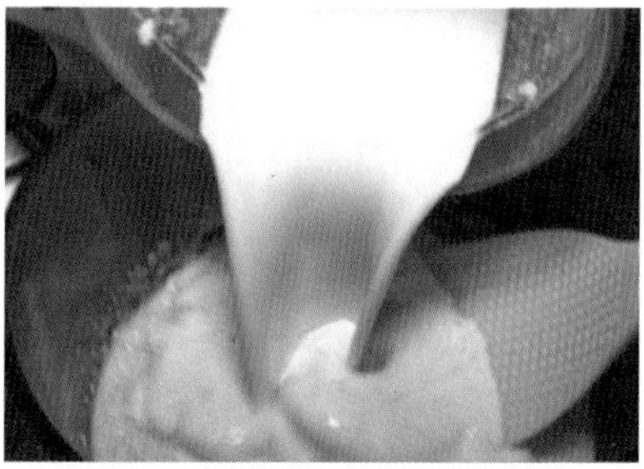

| ④ 현미죽에 견과류 죽을 붓는다

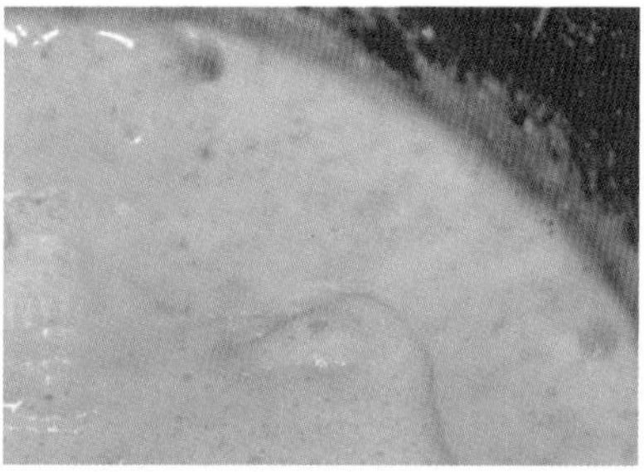

| ⑤ 20분 정도 끓인다

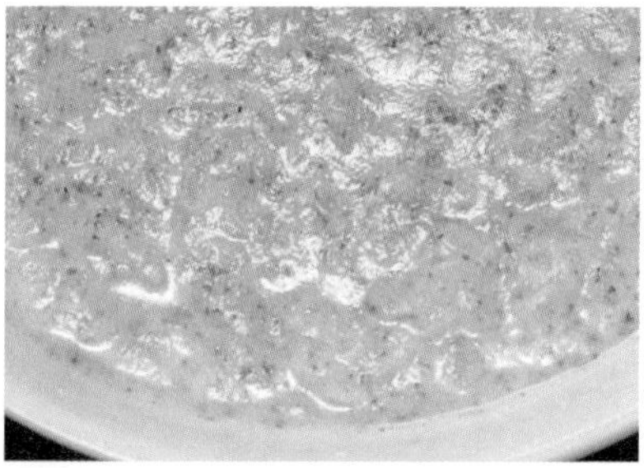

| ⑥ 완성

"여기에 치즈랑 달걀 반숙한 것 2개를 넣어 먹습니다."

유태종 / 식품영양학 박사

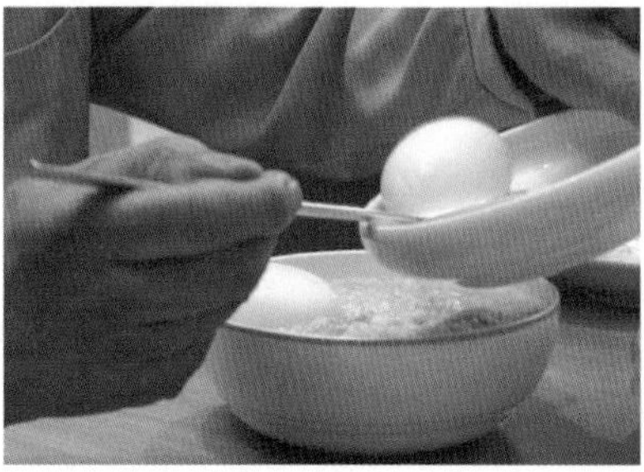

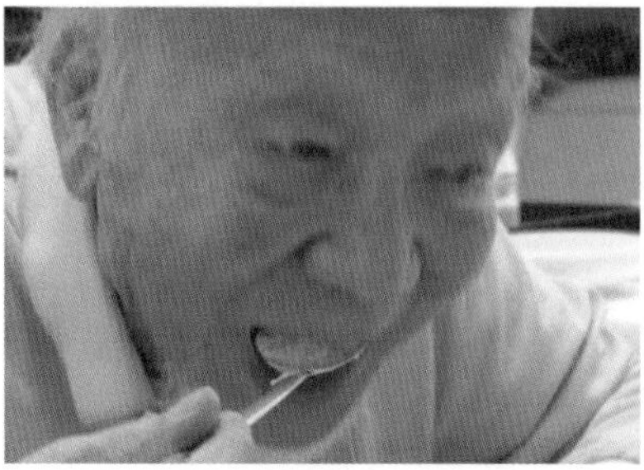

| 죽에 치즈와 달걀을 넣는다

견과류만 섭취할 때 부족하기 쉬운 칼슘과 비타민, 그리고 단백질 보충을 위해 치즈와 달걀을 꼭 곁들여 먹는다는 것이다. 그는 이 견과류 죽을 30년째 먹고 있다.

그리고 식사의 마무리는 꿀을 섞은 요구르트다. 우유와 치즈를 넣어 직접 만들었다는 수제 요구르트에는 유산균이 풍부해 소화와 장 건강에 도움이 된다고 한다. 이렇게 균형 잡힌 영양소를 먹는 것이 자신의 장수비법이라는 유태종 박사.

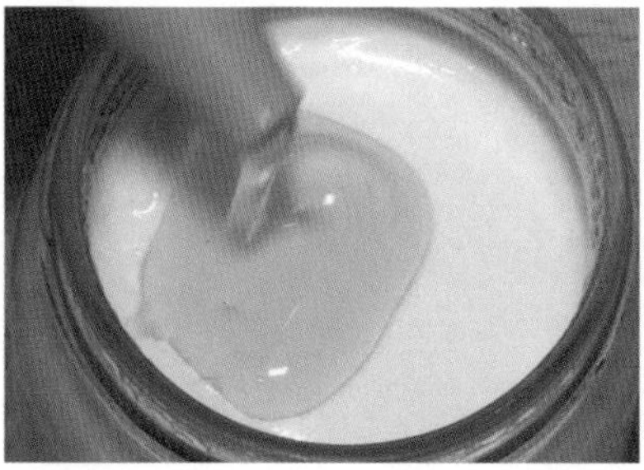

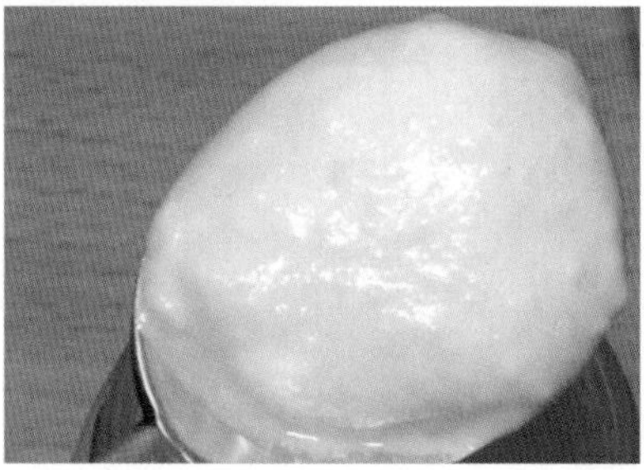

| 꿀 탄 요구르트로 식사를 마무리한다

김소형 한의사의 견과류 먹는 비법
조리 견과류, 뮤즐리

그렇다면 견과류를 더 효과적으로 먹는 방법은 없을까? 특별한 물에 이어 견과류 역시 독특한 방법으로 즐기고 있다는 김소형 한의사가 그 비결을 공개했다.

쌀은 떨어져도 견과류는 떨어지지 않게 한다는 김소형 한의사. 그런데 그녀가 즐겨 먹는 견과류의 맛은 조금 특별하다고 한다.

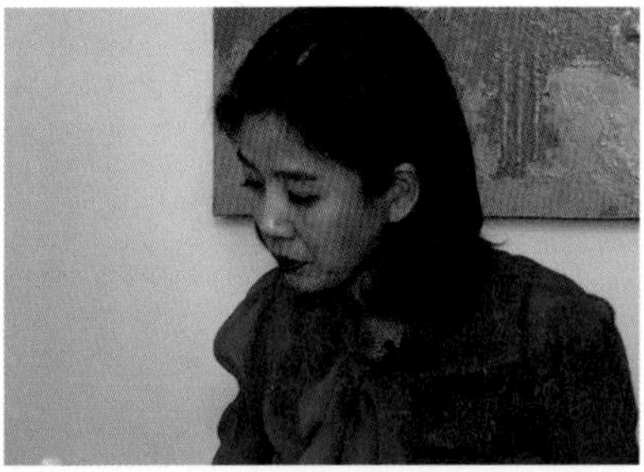
| 견과류 먹는 김소형 한의사

"제 견과류는 일반 견과류보다 좀 더 바삭바삭하죠. 저는 견과류를 조리해서 먹어요. 조리해서 먹으면 보다 건강하게 먹을 수 있고 질리지 않고 오랫동안 먹을 수 있어요. 맛을 보면 과자처럼 바삭바삭하거든요. 그래서 저희 꼬마도 참 잘 먹는 편이에요."

김소형 / 한의사

견과류를 특별하게 조리해서 먹는다?

흔히 견과류는 그 자체를 있는 그대로 섭취하기 마련인데, 김소형 한의사는 건강을 위해 자신만의 비법을 연구했다고 한다.

"견과류에는 지방 성분이 참 많거든요. 이게 산소랑 접촉하면 쉽게 산화돼서 변질되기 쉽습니다. 그래서 견과류를 보관할 때는 10도 정도의 냉장고에서 공기 접촉을 피하고 밀봉해서 보관하는 게 좋아요. 자칫 잘못 보관하게 되면 곰팡이 독소라고 해서 아플라톡신이 생기는데, 이것은 간에 치명적인 독소입니다. 가열해도 없어지지 않는 독소이기 때문에 절대로 습한 곳에 보관하지 말고 좋은 환경에서 보관하는 게 무엇보다도 중요합니다."

김소형 / 한의사

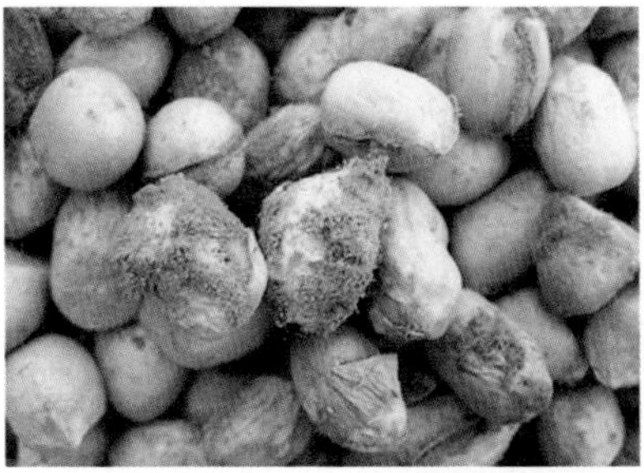

| 곰팡이 낀 견과류

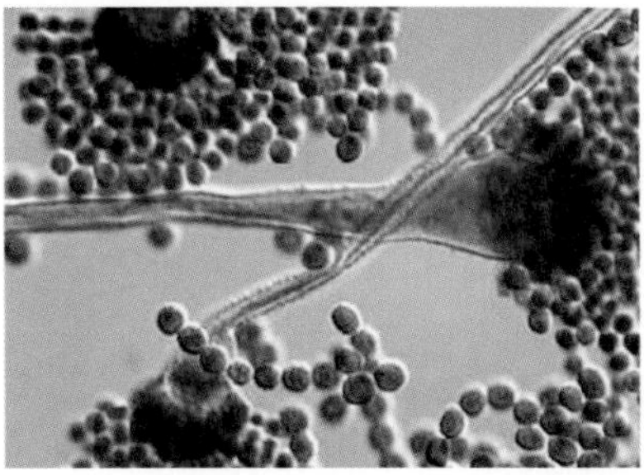

| 곰팡이 독소

김소형 한의사의 조리 견과류는 어떻게 만들어질까?

우선 김소형 한의사는 견과류를 안전하게 먹기 위해 프라이팬에 2분 정도 볶은 다음, 공기가 통하지 않는 밀폐용기에 넣어 반드시 냉장보관을 해서 곰팡이가 생기지 않도록 한다.

"이게 저희 집에서 해 먹는 견과류들이에요. 호두뿐만 아니라 아몬드, 캐슈너트, 귀리도 같이 써요. 귀리는 현미에 들어 있는 것보다 식이섬유가 17배나 많아요. 그래서 변비도 없애지만 몸의 독소를 없애주고, 또 혈중 콜레스테롤 수치도 낮춰주고 혈압도 낮추기 때문에 사실 성인병 있으신 분들에게도 굉장히 추천하는 게 바로 귀리입니다."

김소형 / 한의사

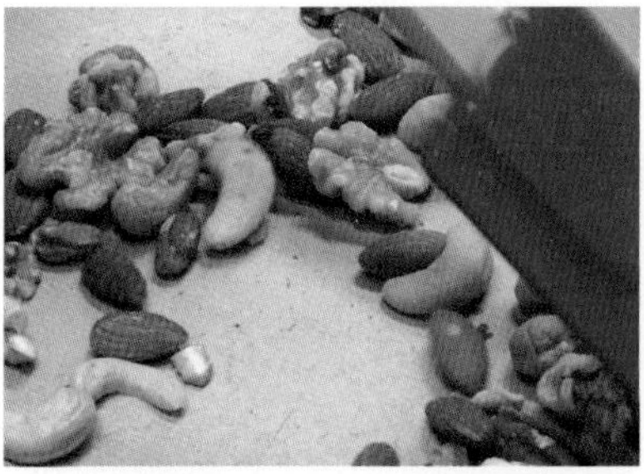

| ① 견과류를 볶는다

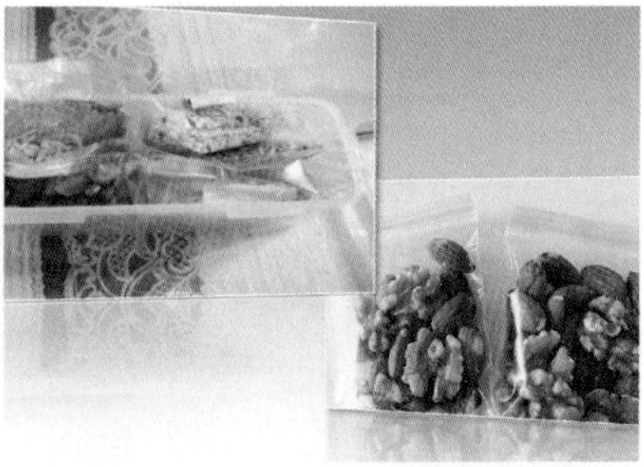

| ② 밀폐용기에 넣어 냉장고에 보관한다

평범한 견과류에 귀리를 섞어 특별하게 건강식을 만들었다는 김소형 한의사. 이 특별한 견과류를 함께 만들어보자. 먼저, 호두, 아몬드, 캐슈너트 등 입맛대로 고른 다양한 견과류를 볶은 후 먹기 좋게 적당한 크기로 부순다.

"이렇게 빻아놓은 견과류에 올리브유와 계피가루, 단풍나무시럽을 섞어서 부어주면 돼요."

김소형 / 한의사

견과류의 맛과 영양을 높이기 위해서 올리브유와 계피가루, 단풍나무시럽을 1:1:1의 비율로 넣어주는 게 비법! 단풍나무시럽 대신 올리고당을 넣어도 괜찮다고 한다.

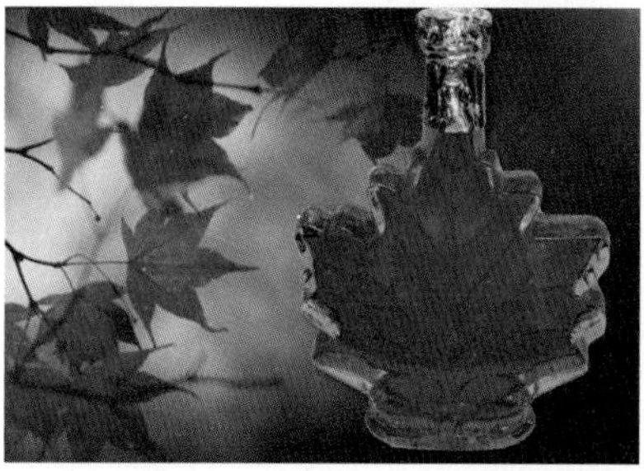

ㅣ단풍나무시럽

"옛날에 캐나다에서는 단풍나무 뿌리를 관절염으로 인한 통증을 완화시킨다든지 독소를 없앨 때 민간요법으로 많이 썼다고 하거든요. 또 계피는 한약재 중에 육계 나무껍질이거든요. 이게 위장을 편안하게 해주는 작용이 있어서 기름기 많은 견과류가 소화가 안 되고 설사하시는 분들이 많은데, 그것을 방지해주는 일석삼조의 효과가 있어요."

김소형 / 한의사

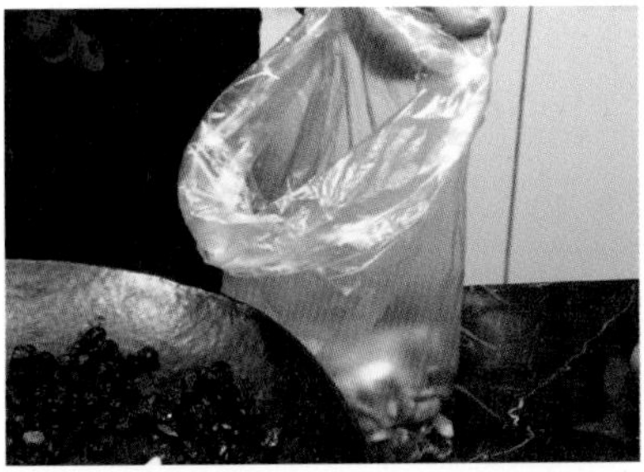

| ① 견과류를 볶는다

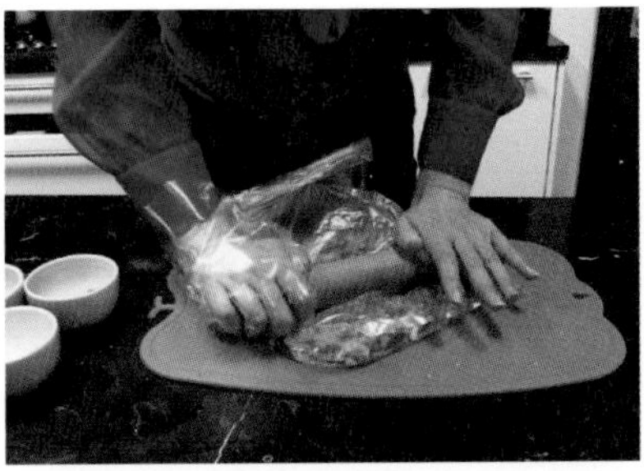

| ② 볶은 견과류를 봉지에 넣어 부순다

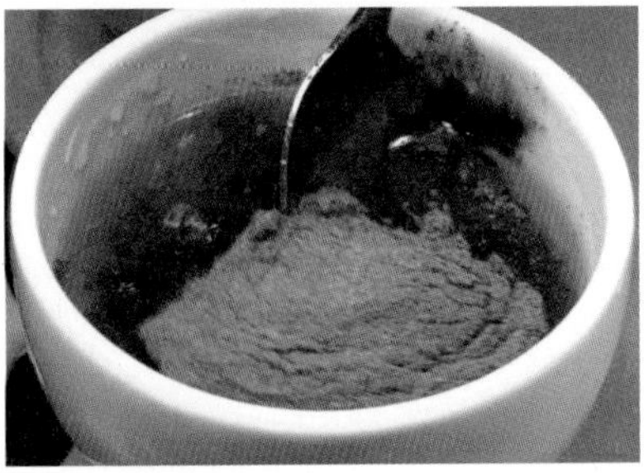

| ③ 양념을 만든다

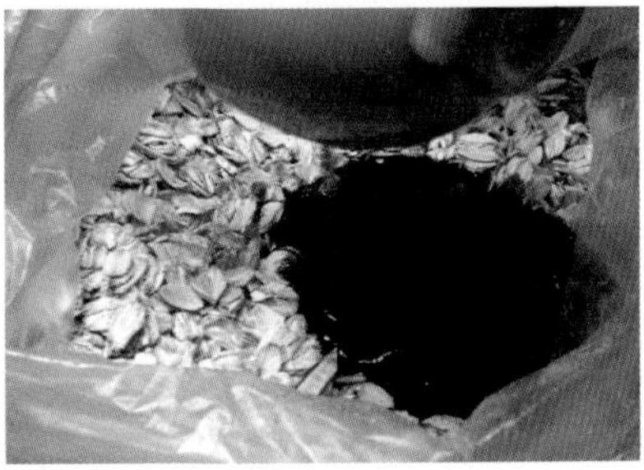

| ④ 견과류에 ③을 부어 버무린다

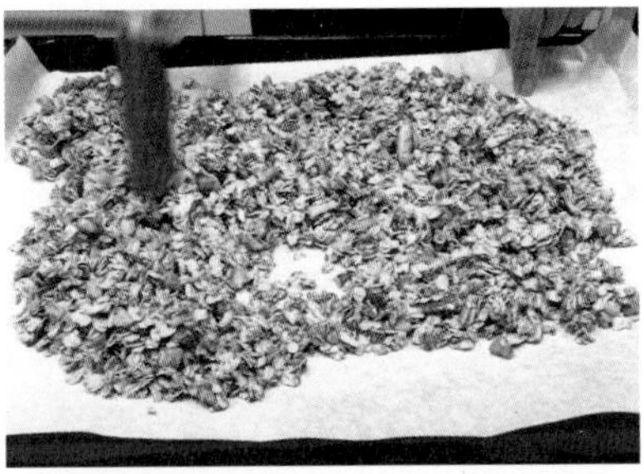

| ⑤ 오븐팬에 펼친다

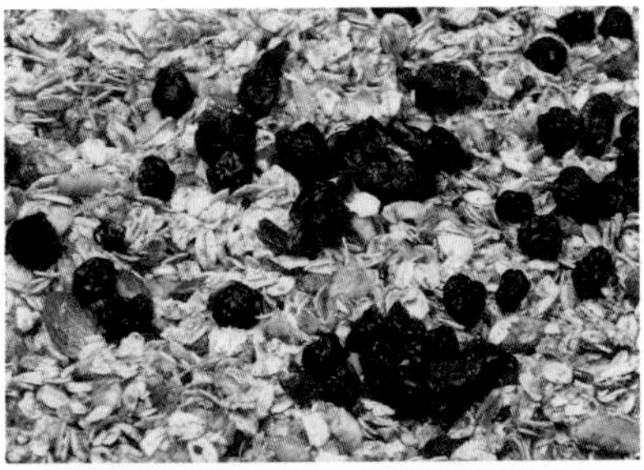

| ⑥ 건과일을 넣는다

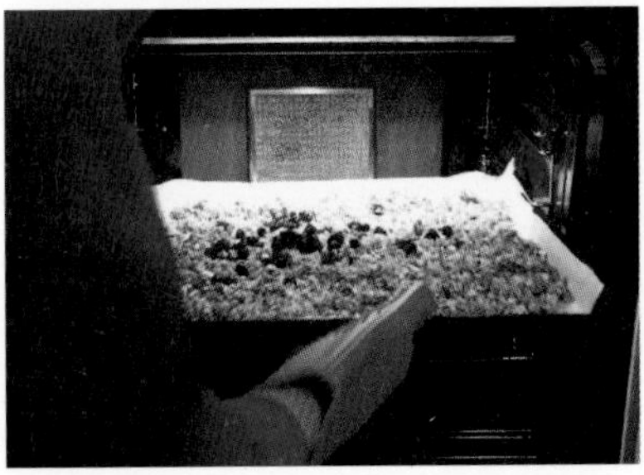

| ⑦ 오븐에 넣어 굽는다

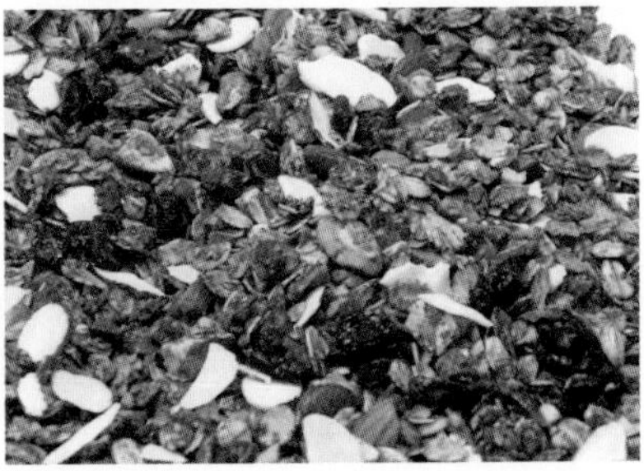

| ⑧ 완성

올리브유와 계피가루, 단풍나무시럽 양념을 견과류에 부어 골고루 버무려주면 단맛과 고소한 풍미가 더욱 살아난다고 한다. 양념이 된 견과류는 프라이팬에 볶거나 오븐에 구워야 하는데, 이때 망고나 크랜베리, 건포도 등 말린 과일을 함께 넣어주면 견과류에 씹는 재미를 더해 더 많은 양을 먹을 수 있다고 한다.

이렇게 170도의 오븐에서 10분 정도 구워주면, 맛도 좋고 보관하기도 좋은 견과류 건강식이 완성된다.

"자, 드디어 저희 집의 건강 비결인, 이름하야 뮤즐리 완성입니다."

김소형 / 한의사

일명, '뮤즐리'라는 견과류 시리얼. 맛과 영양이 한 단계 향상된 김소형 원장만의 건강비법이다. 이렇게 만들어놓은 견과류 시리얼을 요구르트에 섞어 먹으면 식사대용으로 든든하고 동시에 다이어트에도 효과적이라고 한다.

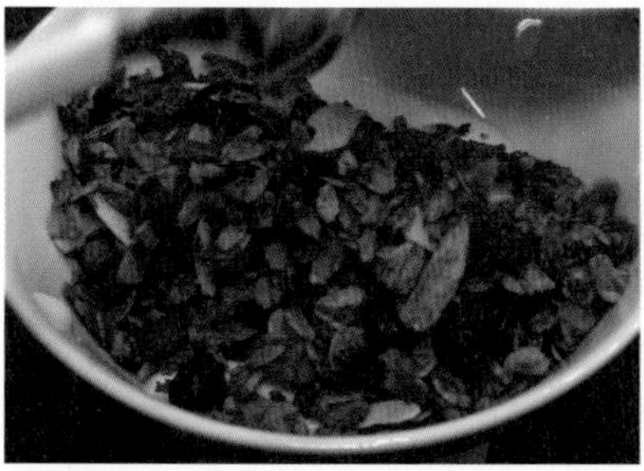

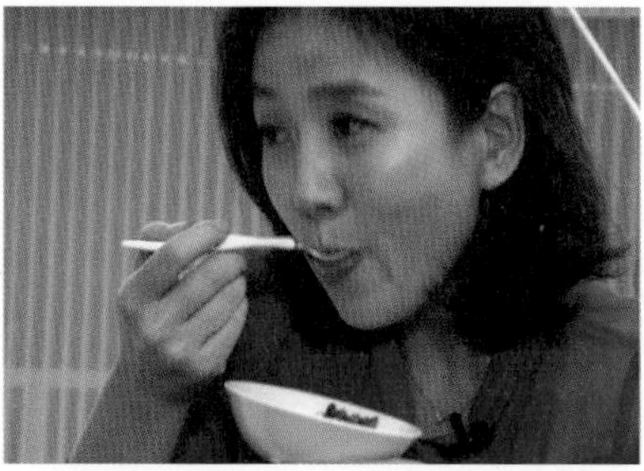

| 견과류 시리얼을 요구르트에 섞어 먹는다

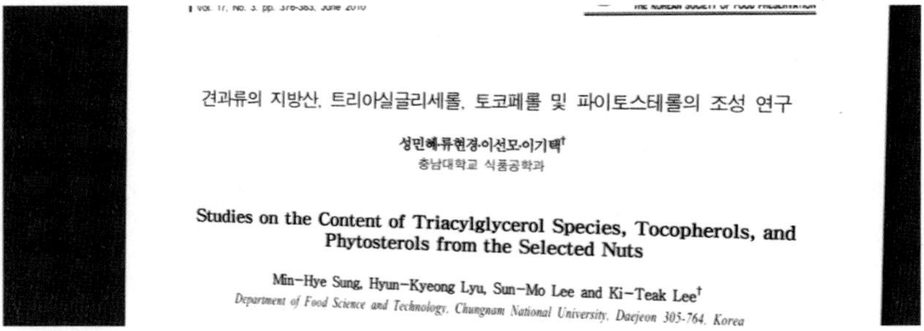

견과류의 지방산, 트리아실글리세롤, 토코페롤 및 파이토스테롤의 조성 연구

성민혜·류현경·이선모·이기택†
충남대학교 식품공학과

Studies on the Content of Triacylglycerol Species, Tocopherols, and Phytosterols from the Selected Nuts

Min-Hye Sung, Hyun-Kyeong Lyu, Sun-Mo Lee and Ki-Teak Lee†
Department of Food Science and Technology, Chungnam National University, Daejeon 305-764, Korea

| 견과류의 효능에 대한 연구

손수 만든 견과류 건강식을 5년 동안 꾸준히 섭취하고 있다는 김소형 한의사.

"제가 만들었는데 맛있어요. 하하. 특히, 저희 딸아이 같은 경우에는 아침에 학교 갈 때 굉장히 시간이 없거든요. 그럴 때는 요구르트에다 이런 거 만들어놨다가 한두 스푼 정도 타서 주게 되면 굉장히 포만감도 생기고 든든한 아침이 되는 거죠."

김소형 / 한의사

그녀가 먹는 아몬드, 호두와 같은 견과류에는 암세포 성장을 느리게 하는 토코페롤과 파이토케미컬 성분이 풍부하다. 최근 스페인의 한 대학 연구에 따르면 견과류를 일주일에 3일 이상 섭취하면 그렇지 않은 사람보다 암으로 사망할 확률이 40% 더 낮아진다고 한다.

또한 매일 꾸준히 섭취한다면 우리 몸에 놀라운 변화를 가져올 수 있다는 견과류. 김소형 한의사는 견과류야말로 현대인의 필수 건강식이라고 조언했다.

"견과류에는 행복호르몬 신경전달물질이라고 그러죠, 세라토닌이 많이 분비되기 때문에 이걸 먹게 되면 건강도 건강이지만 행복해지고 기분이 좋아지고 또 식욕을 억제하는 효과도 있고, 일석다조의 효과가 있다고 생각합니다."

김소형 / 한의사

Chapter 04

7위 녹차

녹차

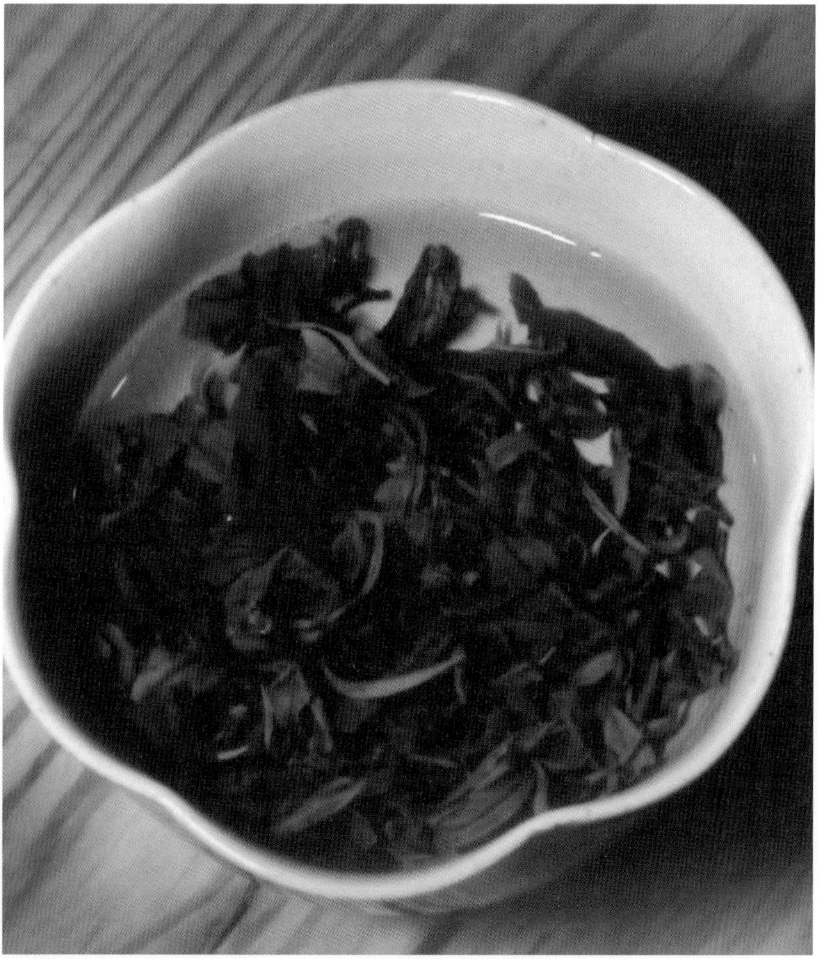

혈관과 관절을 지켜주는 착한 차

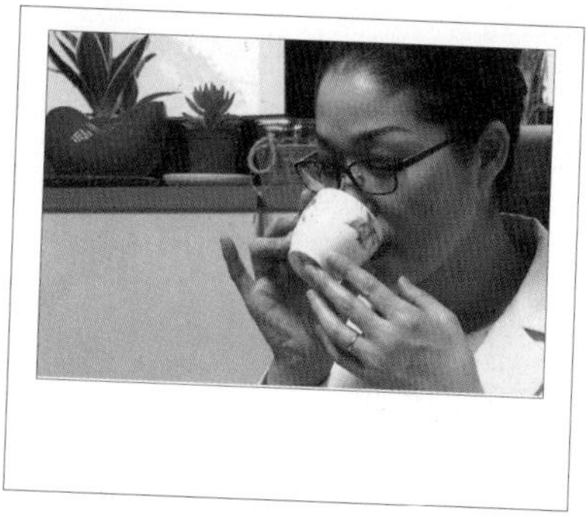

〈천기누설〉 10대 건강식품 7위를 직접 공개하겠다는 전문의, 식품치료 전문가 심선아 박사.

사람들의 질환과 체질에 맞게 식이상담을 해주고 있는 만큼 음식 섭취의 중요성을 누구보다 잘 아는 전문가다.

그런 그녀가 매일 그녀를 찾는 방문객들에게 꼭 한 잔씩 추천한다는 특별한 차.

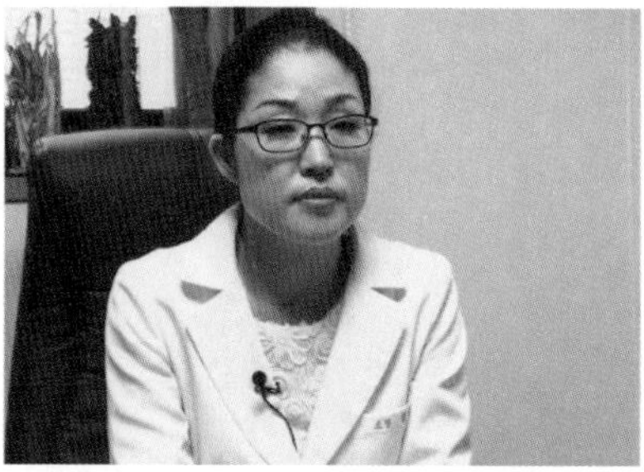

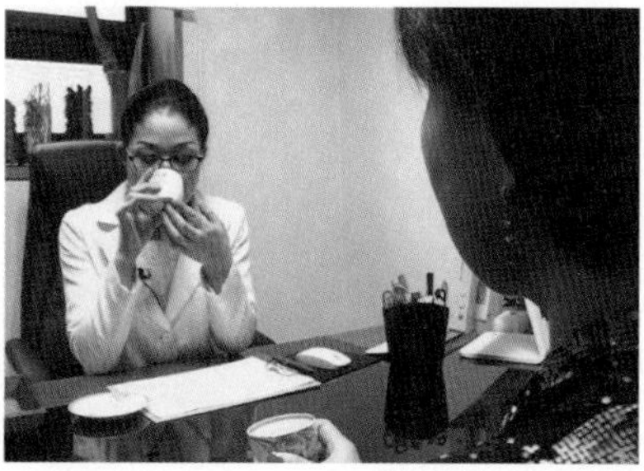

| 고객과 상담하며 차를 마시는 심선아 박사

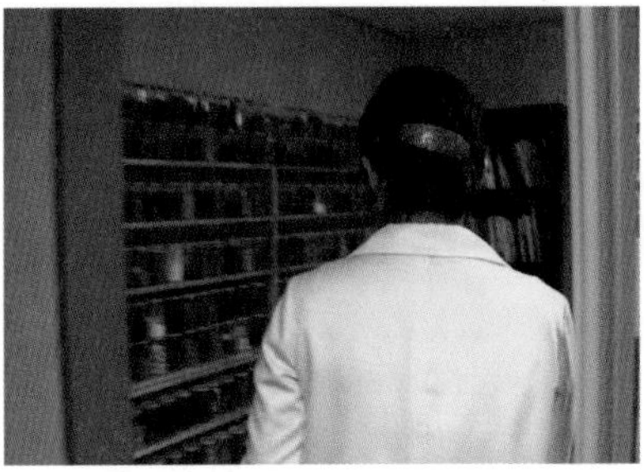

| 차 재료가 있는 방으로 가는 심선아 박사

"이건 제가 저희 연구소에 상담하러 오시는 분들 몸 상태에 맞게 만들어서 대접하는 차에요."

심선아 / 한국식영양연구소장

수백 가지의 차 재료들이 한쪽 벽에 빼곡하게 들어차 있는 방. 평소에도 약 대신 차를 직접 끓여 마신다는 심선아 박사.

"저는 평소에도 감기에 걸렸다거나, 간혹 소화가 잘 안 된다거나, 잠이 잘 안 온다거나 하는 이런 간단한 증상들 같은 경우에는 이런 약재들의 특성을 잘 따져서 거기에 맞게 차를 끓여서 수시로 마시기도 하고, 또 실제로 여기 오시는 분들에게도 많이 권해드려요."

심선아 / 한국식영양연구소장

한방재료 중 식품으로 쓰이는 재료들을 질환에 맞게 배합해서 차를 끓인다고 하는데, 감기에 좋은 차부터 시작해 당뇨차와 고혈압차까지 그 활용법이 다양하다고 한다.

"한방차도 가정에서 맛있게 끓여 마실 수 있어요. 얼마든지."

심선아 / 한국식영양연구소장

이 한방차가 심선아 박사가 선정한 건강식품일까?

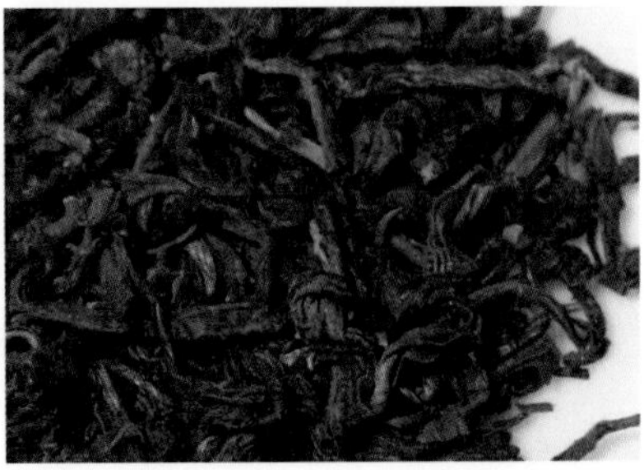

| 녹차

"물론 이런 한방차도 건강에 많은 도움이 되지만 제가 이번에 최고의 건강식품으로 추천해드리는 식품은 바로 이거에요."

심선아 / 한국식영양연구소장

짙은 초록빛이 감도는 차, 바로 녹차다.

"네, 맞아요. 가정에서 많이들 드시고 있는 녹차에요."

심선아 / 한국식영양연구소장

100인의 전문가가 선정한 10대 건강식품, 7위는 녹차!

녹차는 미국의 시사주간지 〈뉴욕타임스〉가 세계 10대 건강식품으로 선정할 정도로 세계적으로 그 효능을 인정받고 있다. 〈천기누설〉에서도 녹차로 심근경색과 위암을 극복한 사연을 소개하며 그 뛰어난 효능을 집

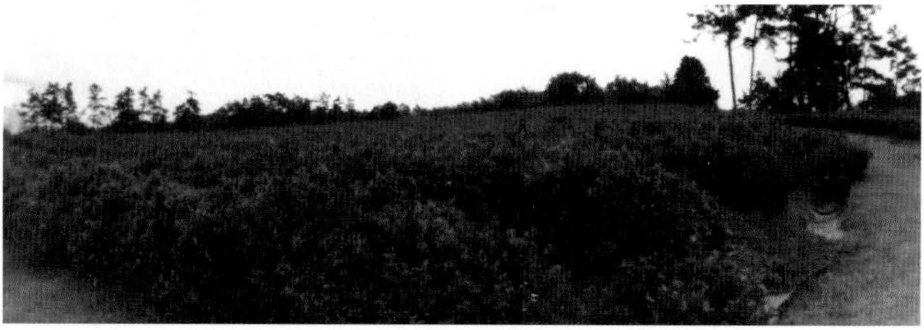

| 녹차밭

중적으로 다루기도 했다.

"특히 녹차에는 이렇게 떫은맛을 내는 카테킨이라는 성분이 있는데, 이 카테킨 성분이 황산화작용이라든가 혈액의 지질 성분을 감소시키는 작용, 그리고 항균작용, 중금속을 배출해주는 작용, 면역력을 증강시키는 작용, 이런 많은 효능을 과학적으로 입증받은 그런 생리활성 물질이기 때문에 최고의 건강식품으로 선정하게 됐어요."

심선아 / 한국식영양연구소장

특히 〈천기누설〉의 자문위원을 맡고 있는 이광연 한의사 역시 녹차를 최고의 건강식품으로 선정했는데, 실제 그는 대학시절부터 20년 넘게 녹차를 즐겨온 차 애호가라고 한다.

그렇다면 그가 녹차를 최고의 건강식품으로 추천한 이유는 무엇일까?

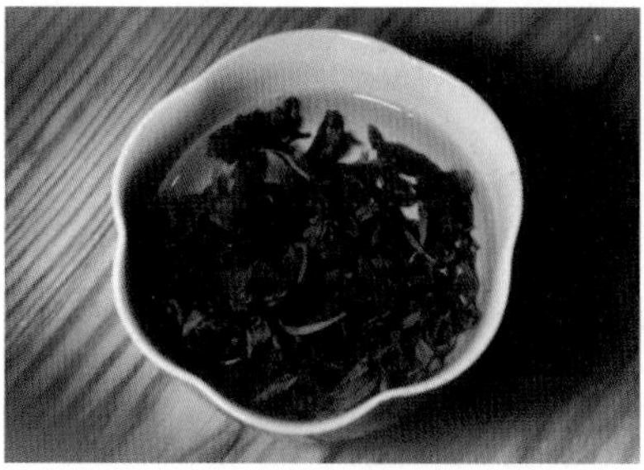

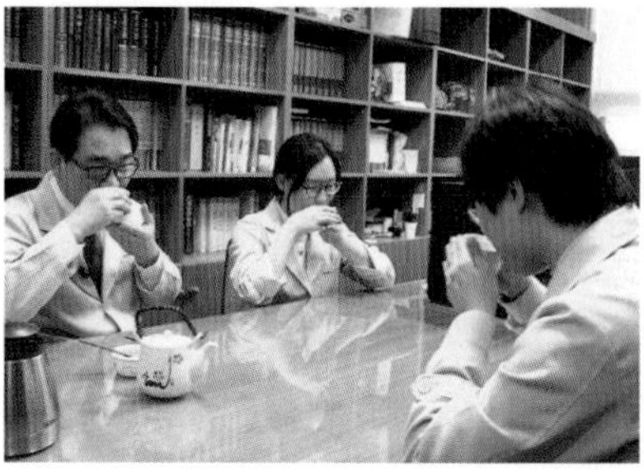

| 이광연 한의사의 다도 시간

비타민이 풍부한 녹차

"신라시대에 선덕여왕도 즐겨 마셨다, 라고 이렇게 기록이 되어 있고. 그다음에 〈동의보감〉에도 녹차를 '고닥', '작설차'라는 이름으로 기록을 해놓았습니다. 비타민 C나 비타민 P 이런 성분들이 많이 들어 있어서 우리 몸의 면역력과 혈관을 튼튼하게 해줍니다. 이런 기능 때문에 녹차는 우리가 건강식으로 충분히 추천할 만한 가치가 있다고 생각합니다."

이광연 / 한의사

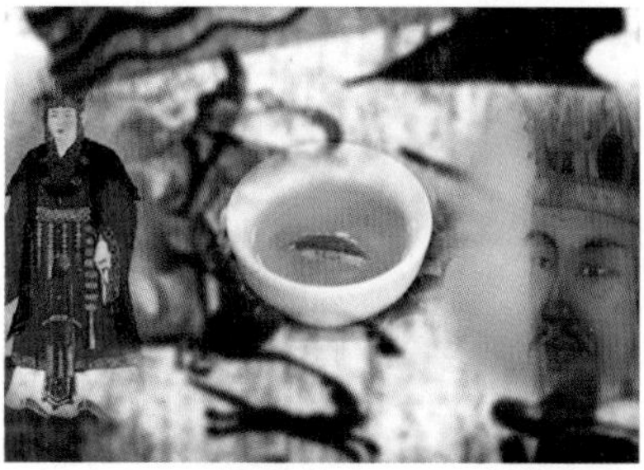

| 신라시대부터 차 역사가 시작되었다

〈삼국사기〉의 기록에 의하면 신라 흥덕왕 때 당나라에서 가져온 차 종자를 지리산에 심으면서 우리나라 차 역사가 시작되었다는데, 1천 년 된 최고의 녹차나무가 아직 하동에

남아 있다고 한다.

우리나라 차 역사가 시작된 경남 하동의 녹차밭. 4월 하순부터 찻잎을 따기 시작한다.

이곳에서 녹차밭을 일구고 있는 윤추자, 김준열 씨 모자. 특히 어머니 윤추자 씨는 건강상의 문제로 특별한 녹차 건강법을 실천하고 있었다.

"어머님이 뇌출혈하고 뇌경색으로 5년 전에 쓰러지셔서 움직이시지도 못하고 말씀도 못 하시고 그랬는데, 지금은 움직이시는 건 편안하게 잘 움직이시고 말씀만 조금 어눌하고 그렇습니다."

녹차 농장을 시작한 지 얼마 되지 않았을 무렵, 누구보다 열심히 아들을 도울 정도로 건강했다는 윤추자 씨. 그런데 불행은 한순간에 찾아왔다.

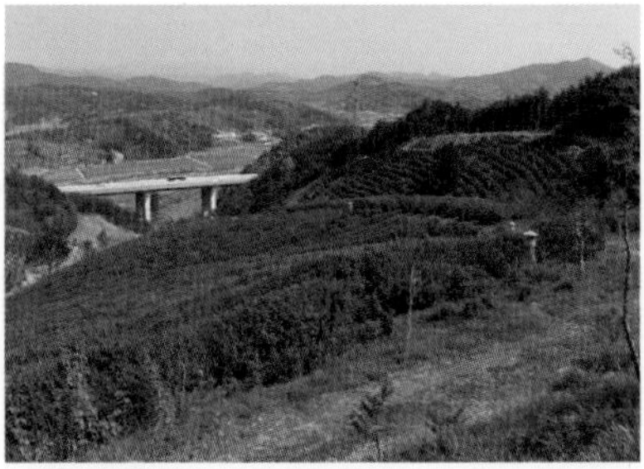

| 녹차 산지

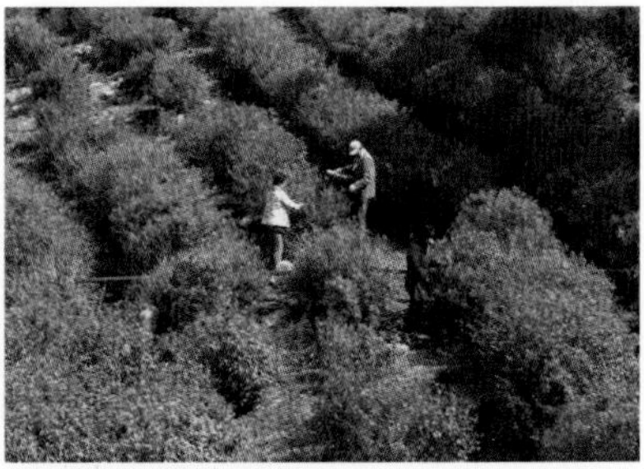

| 찻잎 따는 사람들

"원래 고혈압은 조금 있으셨는데 쓰러질 정도로 몸이 아주 안 좋고 그러진 않았어요. 그런데 5년 전 어느 날 아침에 갑자기 어지럽다 그러시면서 쓰러지고 일어나시지도 못해서…."

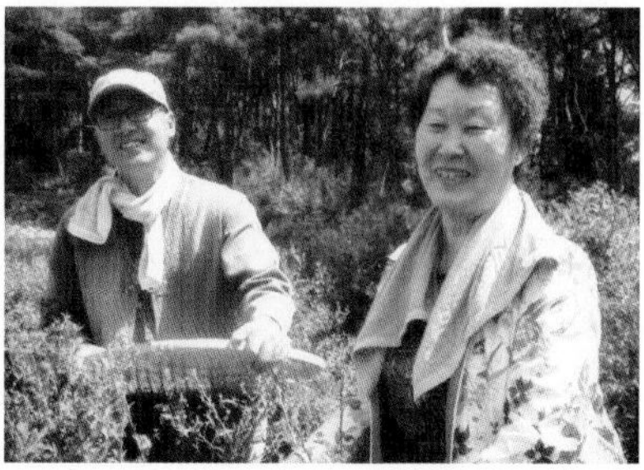

ㅣ 윤추자, 김준열 씨 모자

어지러움에 마비 증상까지 있었던 윤추자 씨. 아들 김준열 씨는 곧바로 어머니를 모시고 병원으로 갔으나 뇌경색이라는 충격적인 진단이 내려졌다. 그런데, 불행은 여기서 그치지 않았다. 가족들은 더욱 절망스러운 이야기를 듣게 되었다

"의사가 CT하고 결과를 다 보고는 이게 몇 년 전에 터졌다, 이렇게 말씀을 하시는 거예요. 아들 입장에서 저는 상당히 당황스럽고, 입원을 해서 진료를 받았으면 싶은데 그것도 안 되고…. 병원에서 해줄 수 있는 게 아무것도 없다. 수일 뒤에 경과를 좀 보고 그때 가서 다시 이야기를 하자고 하더라고요."

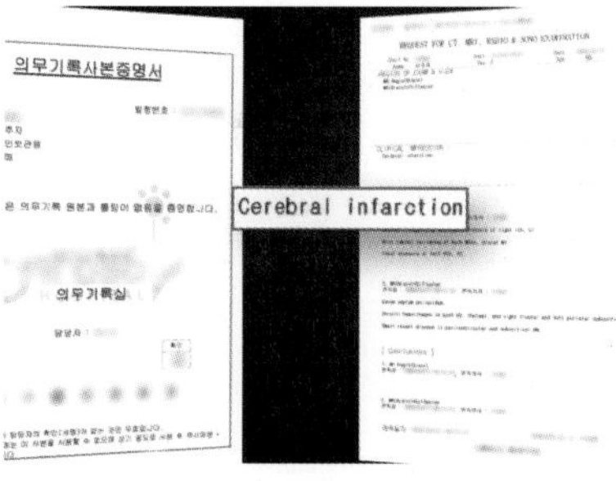

ㅣ 뇌경색 진단서

결국 윤추자 씨는 수술뿐만 아니라 그 어떤 치료도 받지 못하고 퇴원할

수밖에 없었다.

“2년 정도까지는 별 차도가 없이 계속 집에 누워계시고 제대로 움직이지 못하셨죠. 손주들하고 아들하고 주물러도 보고 뭐, 좋다는 걸 다 드셔도 보고 그랬죠. 차도가 별로 없고 해서 안타까웠어요.”

2009년 뇌경색으로 쓰러진 뒤, 2년 동안은 걷지도 못하고 말도 제대로 할 수가 없어 집에서 누워 지내야만 했다는 윤추자 씨. 그런데, 5년이 지난 지금은 경사가 가파른 녹차밭을 오르내리는 데 아무런 불편이 없어 보인다. 혹시 혈관건강에 좋다고 알려진 녹차 덕분일까?

“녹차가 꼭 어머님의 비법이라고 생각하지는 않습니다. 녹차보다 더 좋은 게 어머님한테는 있었으니까요.”

녹차보다 더 좋은 녹차씨 기름

“이게 우리 어머니 뇌출혈, 뇌경색이 낫는 데 도움을 준 바로 그것입니다.”

어머니를 다시 걷게 한 건강비법이라는 검은 기름, 이것의 정체가 과연 무엇일까?

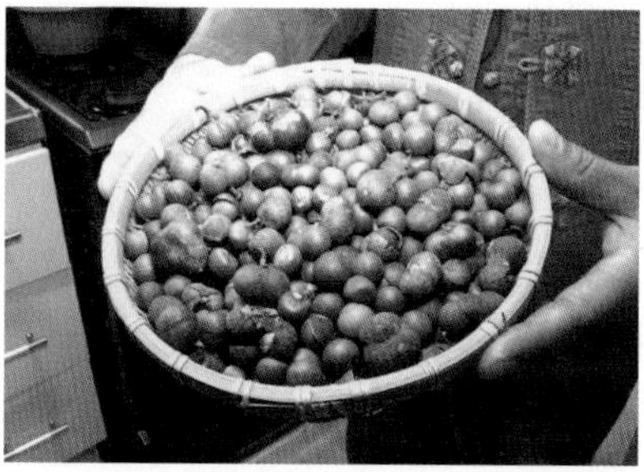

| 녹차씨

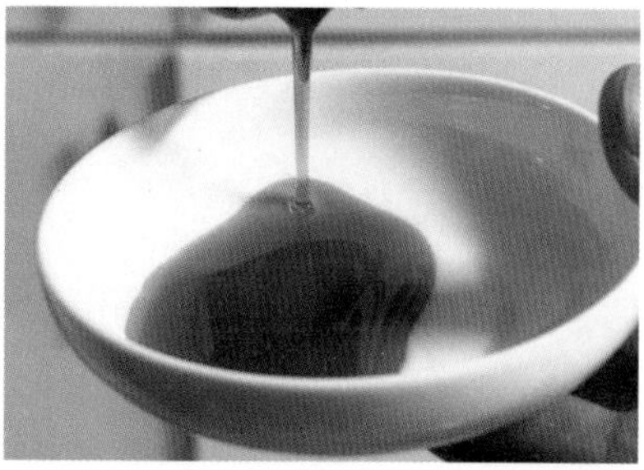

| 녹차씨 기름

"이게 녹차에서 나오는 기름입니다. 바로, 녹차씨 기름입니다."

"녹차가 꽃이 피고 9월이 되면 열매가 달립니다. 요걸로 기름을 짜는 거죠."

녹차 수확이 끝나는 가을, 꽃이 핀 자리에 열매가 열리는데, 매실 같은 푸른색의 열매가 짙은 밤색으로 영그는 데만 1년의 시간이 걸린다고 한다. 그렇게 1년이 지난 이듬해 가을에 기름을 짤 수 있는 귀한 녹차씨앗을 얻을 수 있다고 한다.

"어머니가 어떻게 완전하게 건강할 수 있을까 고민을 하다가, 하동에서는 오래전부터 나이 드신 분들이 녹차씨앗을 기름으로 짜서 많이 드셔보셨대요. 그래서 어떤 분들이 드셨는지 알아보니까 고혈압, 관절, 기관지, 심혈관 질환 이런 데 좋다고 하더라고요."

작년 가을에 수확해둔 녹차씨앗으로 기름을 짜기 위해 방앗간을 찾아가는 김준열 씨.

"녹차씨앗은요, 기름 짜기가 상당히 힘듭니다. 따는 과정부터 있지만 씨껍질을 치아로 깨야 해요. 이렇게 깨면 안의 씨낭이 나옵니다. 낭을 가지고 기름을 짜는 거예요."

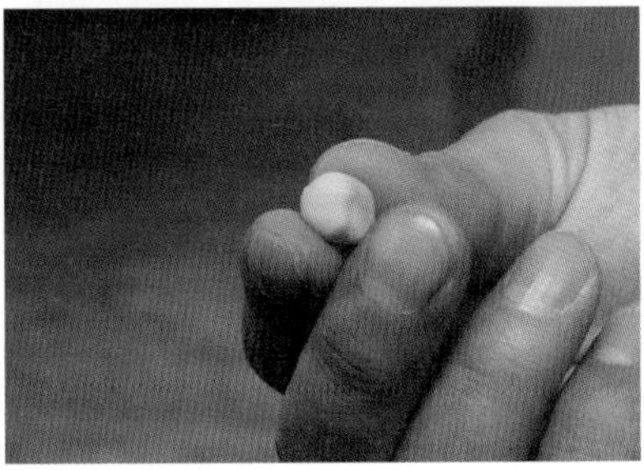
| 씨낭

녹차씨 기름을 만드는 과정

딱딱한 껍질을 벗겨내면 드러나는 노란 속살이 바로, 녹차씨 기름의 재료다. 기름을 얻기 위해선 몇 번의 과정을 거쳐야 하는데, 먼저 딱딱한 겉껍질을 벗겨내는 것이 1차 과정.

그런 다음 벗겨낸 겉껍질을 솎아내고 노란 속살만 한 번 볶아줘야 하는데, 이렇게 볶는 과정을 거쳐야만 좀 더 많은 기름을 얻을 수 있다고 한다. 마지막으로, 볶은 씨앗을 착유기에 넣자 황금빛의 녹차씨 기름이 그 모습을 드러내기 시작한다. 타 지역에선 녹차씨 기름이 생소하지만, 녹차 산지인 하동에서는 오래전부터 전해 내려오는 민간요법이다.

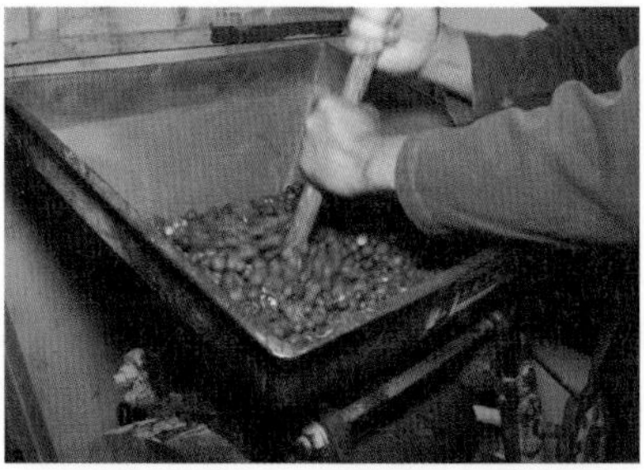

| 녹차씨 벗겨내는 모습

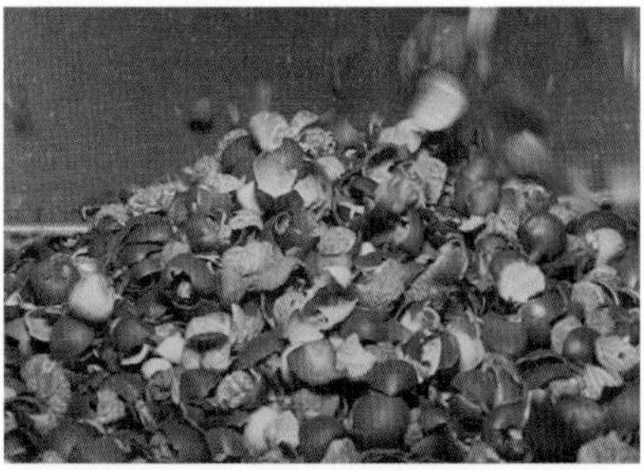

| 껍질째 쏟아져 나오는 녹차씨

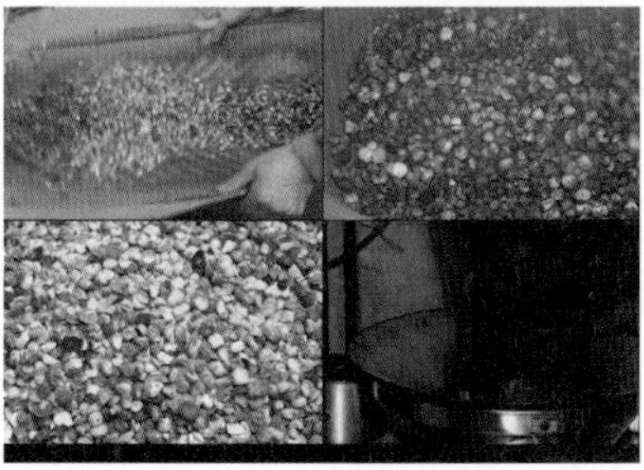

| 기름 짜는 과정

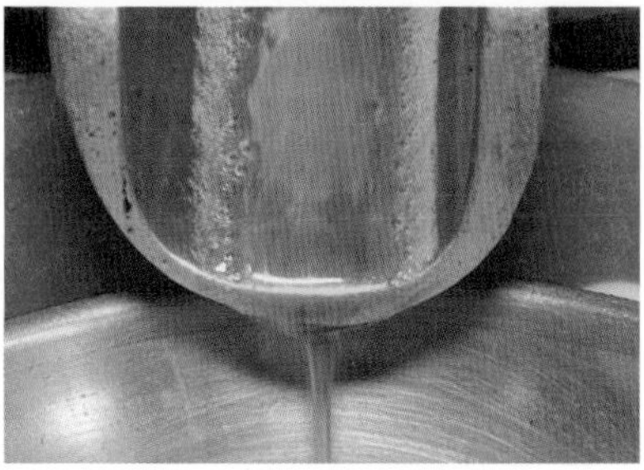

| 녹차씨 기름이 나오는 모습

"관절 안 좋은 사람들, 또 위장 안 좋은 사람들, 목을 많이 사용하는 사람들이 좋다는 이야기를 듣고 종종 찾아옵니다."

방앗간 주인

한 포대의 녹차씨앗으로 얻을 수 있는 기름은 4병 남짓. 들어가는 수고에 비해 얻을 수 있는 양이 많지 않다.

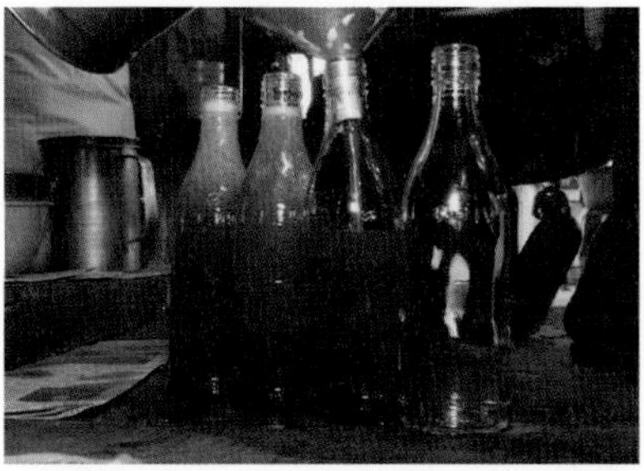

| 병에 담긴 녹차씨 기름

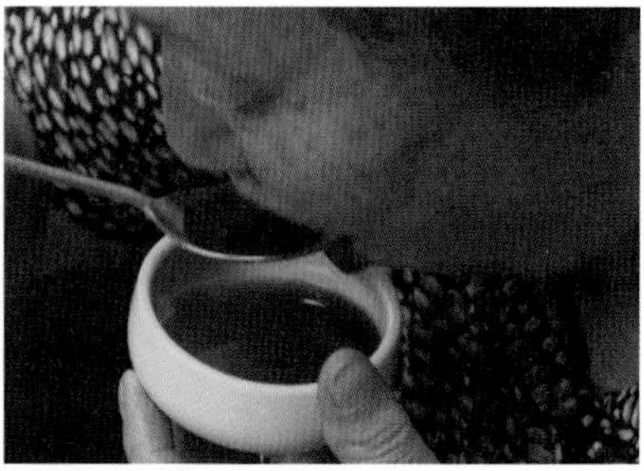

| 녹차씨 기름 먹는 모습

"참깨나 들깨보다 기름이 훨씬 적게 나옵니다. 왜 그런지 저도 자세히는 모르겠는데, 짤 때마다 기름 양이 많이 나오지 않습니다."

갓 짜낸 기름을 가지고 집에 도착한 김준열 씨가 어머니에게 기름을 권한다. 아들의 정성을 생각해 2년 동안 꾸준히 녹차씨 기름을 아침과 저녁 한 숟가락씩 약처럼 생각하며 먹어왔다고 하는 윤추자 씨.

"녹차씨가 좋은 거라 내 몸을 생각해서 꼭 하루 두 번씩 먹어요. 밥은 안 먹어도."

참기름이나 들기름처럼 고소한 맛은 덜하지만 쌉쌀한 맛이 매력이라는 녹차씨 기름은 무침 요리나 샐러드에도 잘 어울린다고 한다.

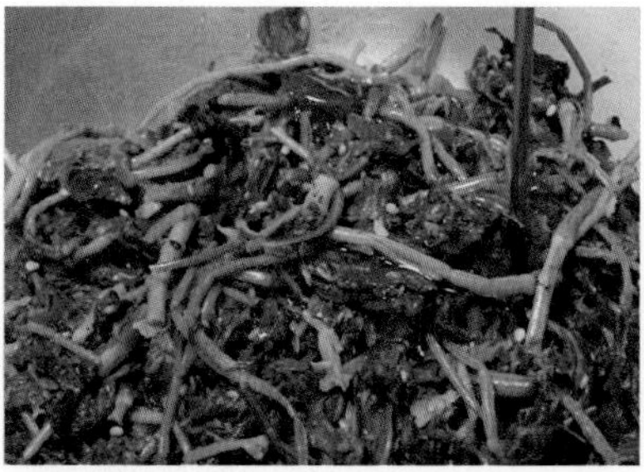

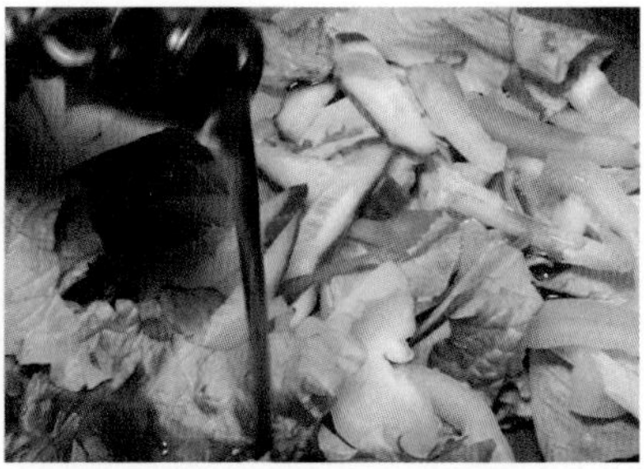

| 녹차씨 기름으로 만드는 요리

윤추자 씨는 아들이 효심을 담아 짜낸 녹차씨 기름을 먹어온 덕분인지 5년 전에 비해 몰라보게 건강해졌다.

"아픈 데도 좀 좋아지고. 먹을 때와 안 먹을 때를 비교하면 천지 차이입니다."

아들 김준열 씨도 그 효능이 놀랍다고 한다.

"어머님이 쓰러졌을 당시에는 움직이시는 것도 힘들었고 드시는 것도 제대로 못 드시고 말씀도 제대로 못 하시고 하셨는데, 지금은 녹차밭에서 저 하는 일을 거들어주시고 혼자서 이리저리 돌아다니면서 다 둘러보세요. 건강이 엄청나게 회복된 거죠."

녹차씨 기름에는 어떤 성분이 있을까?

놀라운 효능을 가진 녹차씨 기름. 과연 녹차씨 기름에는 어떤 성분들이 있기에 이런 효능을 보이는 것일까?

성분 분석 결과, 녹차씨 기름에는 올리브유에 풍부한 올레인산을 비롯해 리놀레산과 같은 불포화지방산이 많이 함유되어 있었다. 그렇다면 윤추자 씨의 건강 회복에도 이러한 성분들이 영향을 미친 것일까?

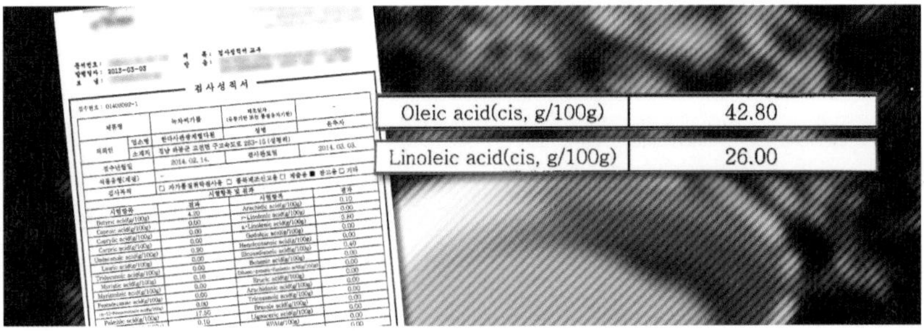

| 녹차씨 기름의 성분(올레인산과 리놀레산)

"녹차씨앗에 들어 있는 리놀레산과 같은 불포화지방은 심혈관 질환은 물론이고 관절에도 도움이 되는 것으로 알려져 있는데요. 특히, 뇌졸중이나 혈관 질환의 경우에는 재발 위험이 높기 때문에, 이러한 불포화지방이 혈관을 건강하게 지켜줌으로써 재발 방지라든지 다른 심혈관 질환 방지에도 효과가 있을 것으로 생각합니다."

심경원 / 가정의학과 전문의

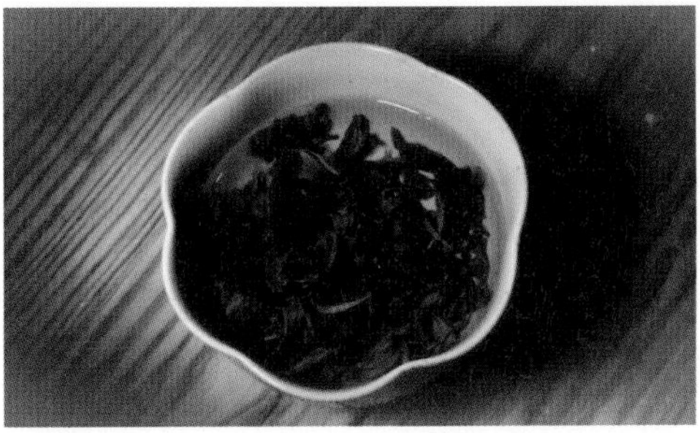

Chapter 05
6위 마늘

마늘

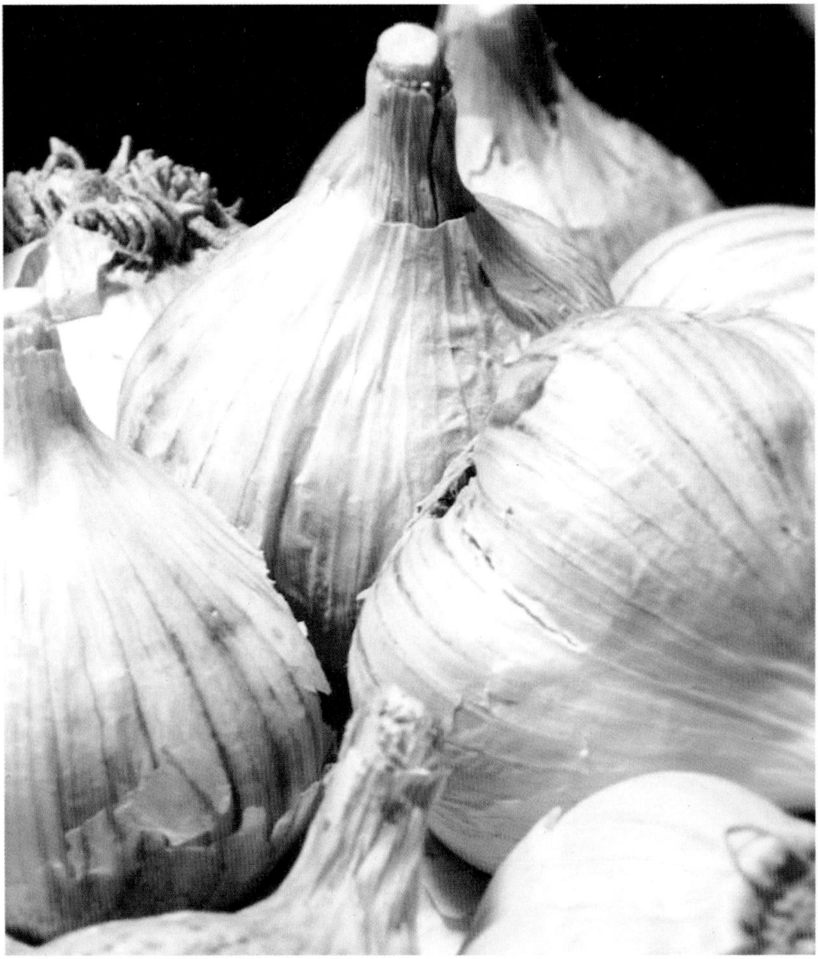

성인병과 암을 막아주는 건강 파수꾼

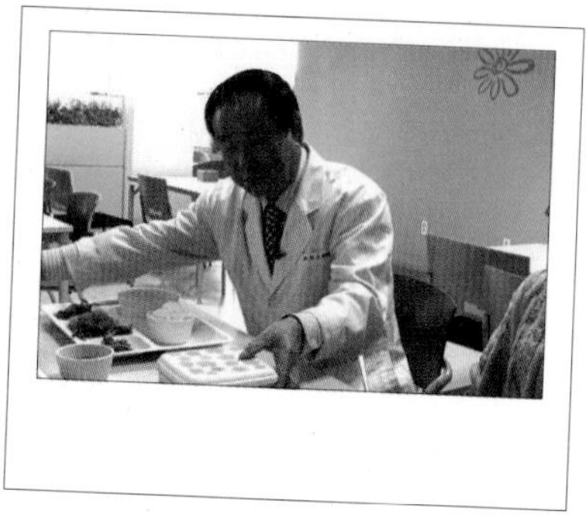

충북 단양. 이곳에 〈천기누설〉 10대 건강식품 중 하나로 제2의 인생을 살고 있는 한 사람이 있다.

올해로 20년째 식당을 운영하고 있는 이옥자 씨. 식당 일이 힘들 법도 한데 지친 기색 없이 활기차게 일하는 모습이다.

"힘들긴요. 일할 수 있어서 너무 행복한 거죠. 한때는 제가 중환자실에서 손발이 묶여서 물 한 모금도 못 마시던 시기가 있었거든요. 그때를 생각하면 아무리 힘든 일도 정말 즐겁게 할 수 있어요."

지금의 건강한 모습과는 달리 한때는 물 한 모금도 넘기지 못하는 중환자였다는 그녀. 대체 어떤 사연이 있었던 걸까.

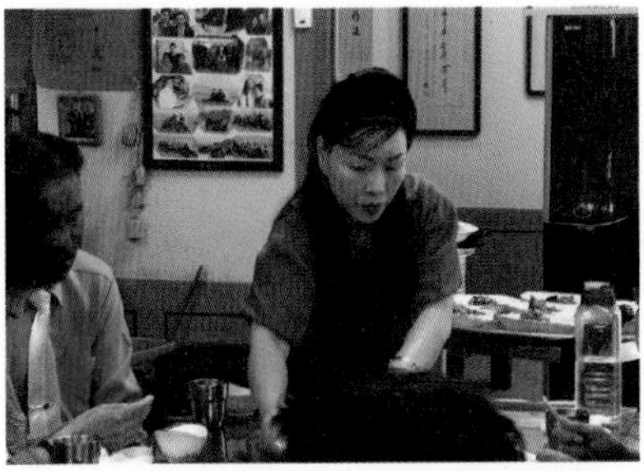

| 일하는 이옥자 씨

"아침에 음식만 하면 배가 아팠어요. 왜 이렇게 아픈가, 하고 지방 병원에 많이 다녀봤는데 어떤 데 가면 대장증후군이다, 어떤 데 가면 치질이다, 어떤 데 가면 신경성이다, 그러는 거예요. 그런데 어느 날 갑자기 TV를 보다가 암 환자를 다루는 드라마를 봤는데, 그때 그 순간 나도 저렇게 암 환자일 수도 있다, 나도 저런 암이 아닐까, 이런 생각에 무조건 큰 병원에 갔어요. 그때 교수님이 대장암 3기라고 그러시는 거예요."

대장암 3기 진단을 받았던 이옥자 씨

대장 전체에 암세포가 퍼져 있는 심각한 상태였다. 결국 대장 10cm를 잘라내는 대수술을 받았다. 하지만, 상태는 더욱 악화되었다. 이미 암세포가 임파선으로까지 전이돼 재발의 위험성과 함께 더 이상의 치료가 불가능했던 것이다.

"12년 전 중환자실에 있었을 때를 생각하면 얼마나 아팠는지, 손발은

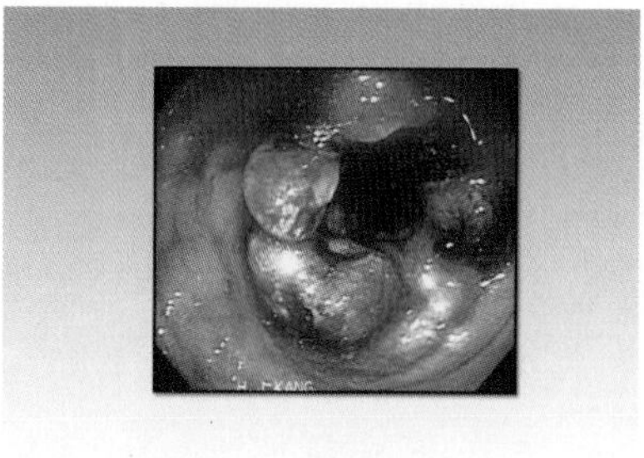

| 대장 용종

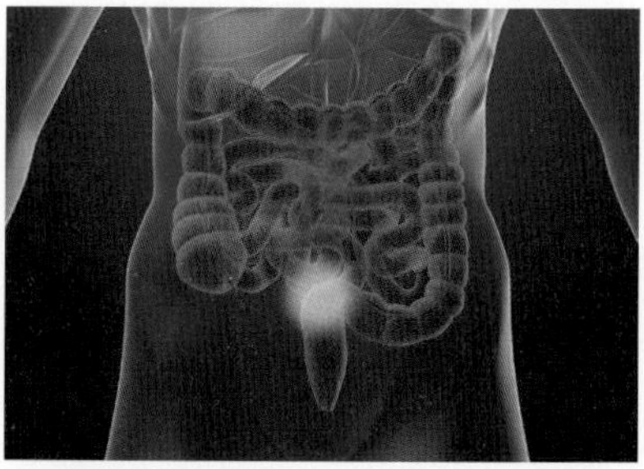

| 대장암

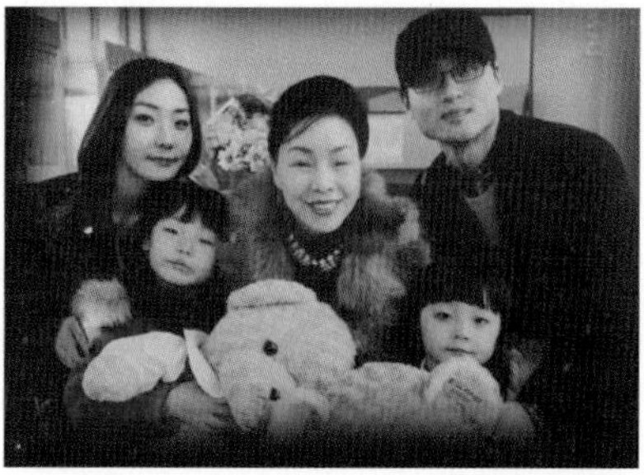

I 가족사진

묶어놨는데 제가 오죽하면 차라리 잘 때 죽여달라고 그랬겠어요. 얼마나 아팠으면. 이렇게 아픈 것보다 죽는 게 낫겠다는 생각이 들더라고요."

힘든 투병생활이었지만, 두 딸을 생각하며 삶의 의지를 다졌다. 그러나 항암치료는 상상 이상의 고통이었다.

"그때 당시 항암 약을 가지고 와서 보름 정도 먹었나요? 먹다 보니까 온몸에서 부작용이 일어나는 거예요, 시력도 안 좋아지고 머리도 빠지고. 내가 내 밥상을 들고 다닐 수도 없을 만큼 눈앞이 캄캄해지는 순간순간들이 자꾸 생기고요."

항암 약을 먹은 지 단 3일 만에 눈앞이 보이지 않는 부작용을 겪었고, 결국 어쩔 수 없는 선택을 하게 됐다.

"항암치료 부작용이 너무 심해서 제가 그때 약을 다 갖다 반납시켰어요. '교수님, 약을 잘 먹는 환자하고 안 먹는 저하고 누가 더 오래 사는지 관찰해보세요' 라고 얘기를 했어요."

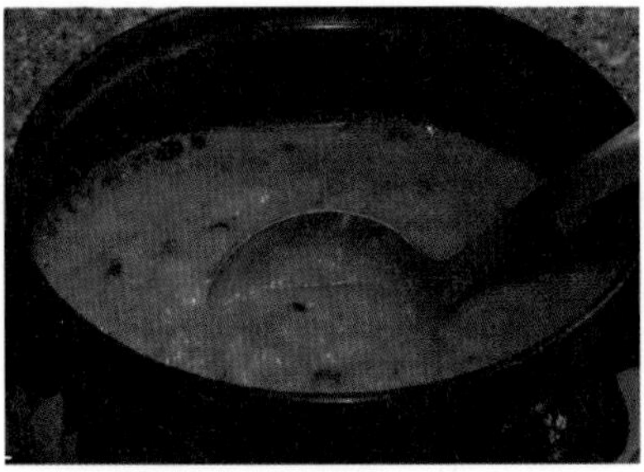

죽을 각오를 하고 항암치료를 중단했다는 그녀.

| 치료와 약 대신 선택한 죽

그날 이후로 그녀가 그 어떤 병원 치료도 받지 않고, 약도 먹지 않고 실천한 건강법이 있다고 한다. 그것은 매일 먹는 평범한 식품이었다.

"항암치료를 받으면서 정말 음식을 먹을 수가 없었어요. 그런데 쉽게 먹을 수 있는 건 죽이더라고요. 그 죽에 저만의 특별한 비법을 넣어서 먹고 지냈는데, 이게 지금의 저를 있게 해준 보양 죽이라고 생각해요."

매일 먹는 보양 죽에 빠지지 않는다는 그녀만의 특별한 재료, 그것은 무엇일까?

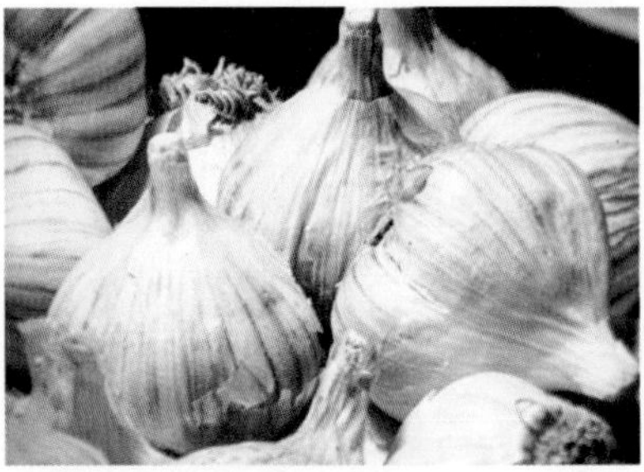

"한 가지 더 넣는 저만의 재료, 바로 마늘입니다."

| 이옥자 씨의 특별한 재료, 마늘

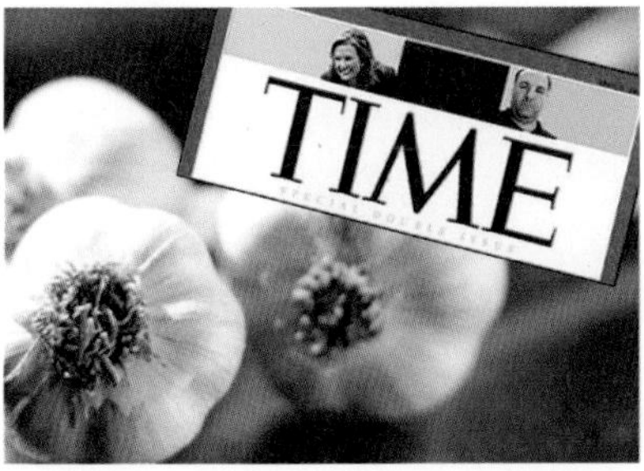

| 〈뉴욕타임스〉가 선정한 슈퍼푸드, 마늘

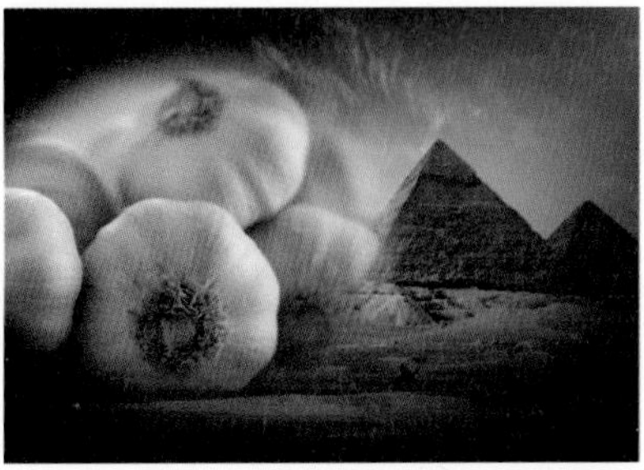

| 이집트 피라미드와 마늘

100인의 전문가가 선정한
10대 건강식품, 6위는 마늘!

단군신화에서부터 현대에 이르기까지 대중적인 건강식품으로 알려져 있는 마늘. 마늘은 항암 식품의 대표주자이자 대한암협회가 추천하는 식품 중 하나로 손꼽힌다. 또한 마늘은 최근 〈뉴욕타임스〉가 선정한 10대 슈퍼푸드 중 하나로, 고대 이집트의 피라미드를 지을 때 지친 인부들에게 마늘을 먹여왔고, 피라미드 벽에 마늘을 발라 곰팡이가 피는 것을 방지했다고 한다.

또한 마늘은 〈천기누설〉에서도 여러 차례 소개된 바 있는데, 구운 마늘

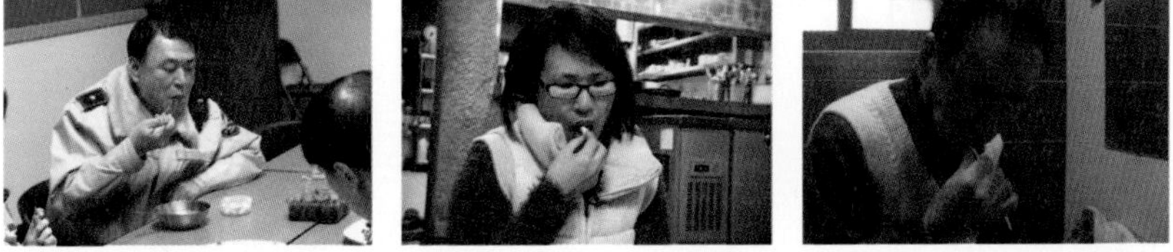

| 지난 방송의 사례자들

로 위암을 극복한 성백종 씨, 매일 마늘 300알을 먹으면서 폐암을 극복한 정명희 씨, 그리고 심지어 먹는 것으로도 모자라 이를 닦고 발을 닦는 마늘 마니아까지 등장하며 마늘의 숨은 효능을 소개했다.

한국인의 필수 건강식이라 해도 과언이 아닐 마늘. 전문가들은 어떤 이유로 마늘을 10대 건강식품으로 선정했을까?

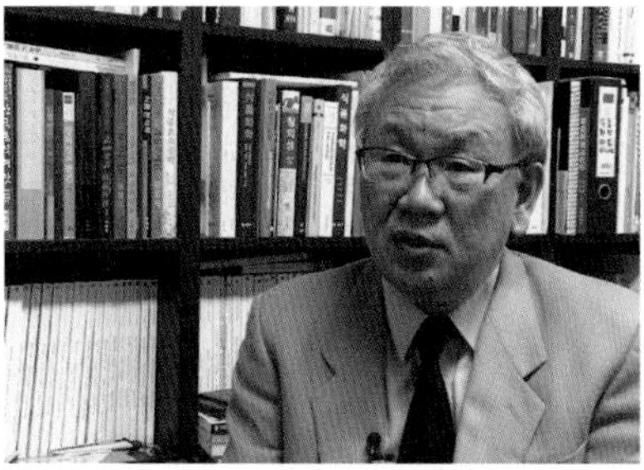

"저는 마늘을 좀 즐겨 먹는 편인데, 게르마늄이나 셀레늄 같은 무기질들은 암세포가 성장하는 것을 억제시켜주고 우리 몸의 면역력을 향상시키는 데 상당히 도움이 되고 있습니다."

노봉수 / 서울여자대학교 식품공학과 교수

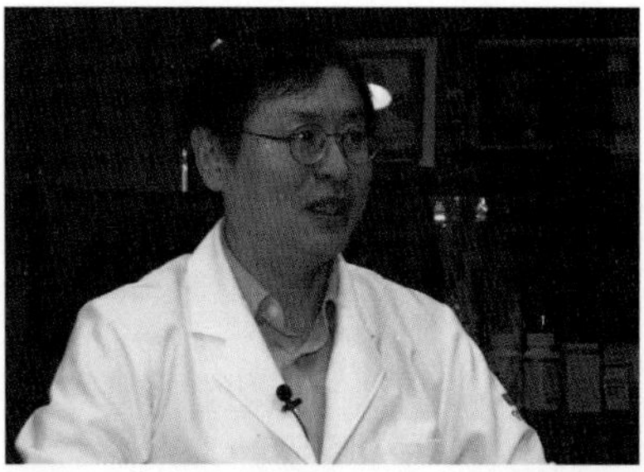

"마늘이 가진 성분 중에서 알리신이라는 성분이 있어요. 우리가 매운 맛이라고 보통 얘기하잖아요. 이 알리신은 항균, 항암, 그리고 콜레스테롤을 낮추는 그런 효과뿐만 아니라 당뇨병을 예방하는 효과까지 있어서요. 진짜 어떤 성분보다도 가장 뛰어난 성분 중의 하나입니다."

염창환 / 가정의학과 전문의

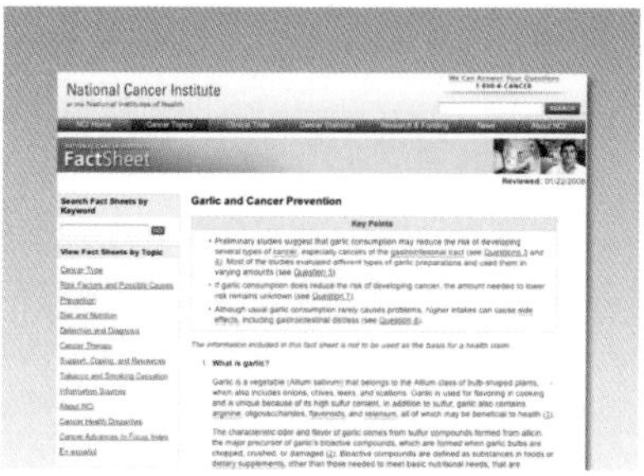

| 미국 국립암연구소의 기사

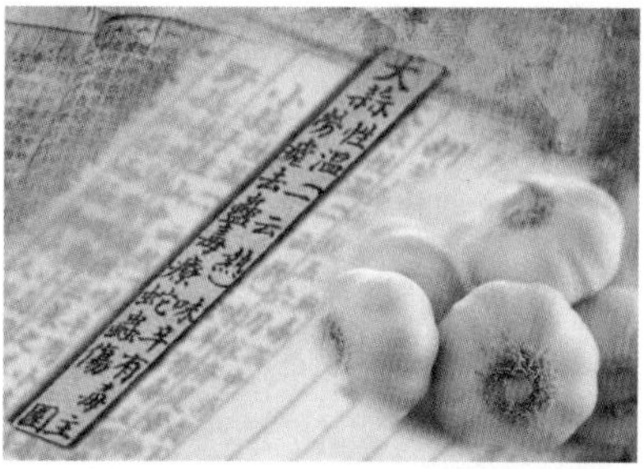

| 고서에 기록된 마늘

특히 미국 국립암연구소에서는 48가지 항암 채소와 과일, 그리고 향신료 중 가장 최고의 항암 식품으로 마늘을 선정했으며, 동양에서는 마늘을 '대산'이라고 부르며 독을 제거하고 면역력을 높이는 최고의 식품으로 꼽았다.

이옥자 씨의 마늘 먹는 방법

이옥자 씨가 만들어 먹는다는 마늘죽은 다진 마늘에 강황가루, 쌀을 넣어서 푹 끓여내는 것이다. 평소 소화기능이 약한 탓에 생마늘을 먹을 수 없어 자신만의 마늘 섭취법을 터득한 것이다.

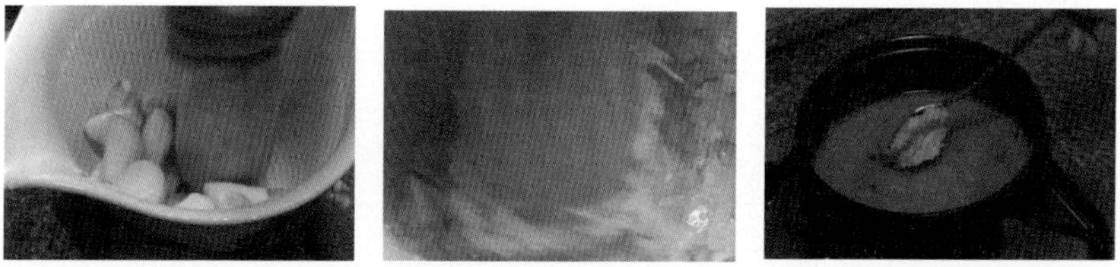

| 다진 마늘을 넣고 죽을 끓이는 모습

"그전에 항암치료를 받고 나서 이 죽에다가 된장을 풀어가지고 먹으면 안 올라오더라고요. 그래서 죽하고 날된장하고 많이 먹었어요. 제가 건강을 회복할 수 있었던 것은 이것 때문인 것 같아요."

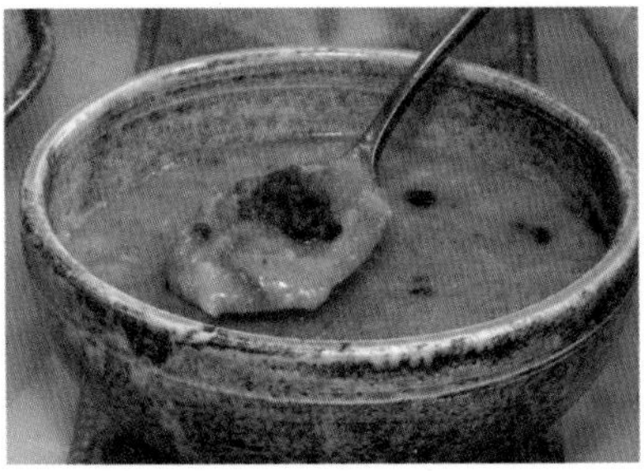

| 된장을 넣어 먹는 마늘죽

마늘죽에 짭조름한 된장을 섞어 먹으면서 잃었던 입맛과 함께 항암 후유증까지 극복할 수 있었다는 이옥자 씨.

올해로 10년째, 마늘을 섭취하면서 건강이 호전됨은 물론 마늘 마니아로 다양한 활용법도 개발할 수 있었다. 그중에 볶은 마늘을 먼저 소개한다.

"생 들기름이거든요. 볶지 않은 들기름. 오메가 3가 굉장히 많이 들어 있다고 하죠? 이 생 들기름에다가 은행을 넣어서 같이 볶아요. 몸에 좋은 오메가 3가 많은 생 들기름에 마늘하고 은행을 이렇게 달달 먹기 좋게 익혀서 먹는 거죠."

마늘에 열을 가할 때는 1분 내외의 짧은 시간 동안 볶아야 한다고 한다. 열에 약한 알리신 성분의 파괴를 최대한 줄일 수 있기 때문이다.

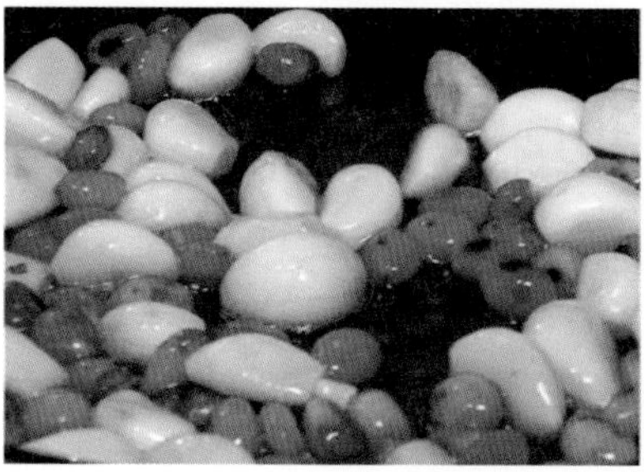
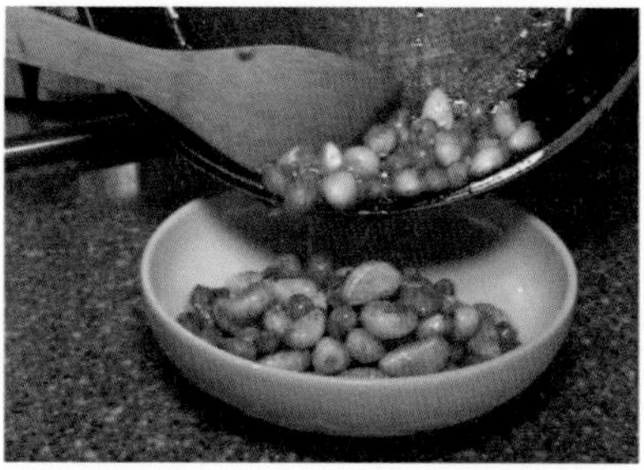

| 생 들기름에 볶은 마늘

이번에는 마늘 튀김이다. 우선 마늘을 껍질째 씻는다. 보통은 마늘을 껍질째 구워 먹지만 그녀는 조금 다른 조리법을 택했다고 한다. 바로, 껍질째 마늘을 튀겨내는 것이다.

"제가 통마늘 튀김을 하거든요. 그런데 껍질을 까서 튀기면 겉은 타고 속은 안 익고 그래요. 그런데 이렇게 껍질째로 튀기면 속까지 골고루 튀겨지거든요."

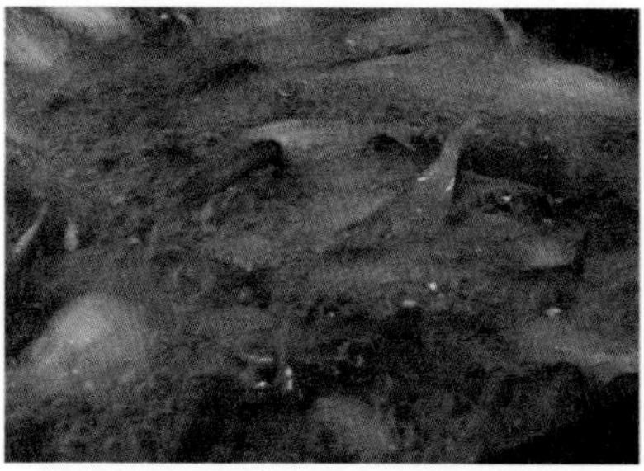
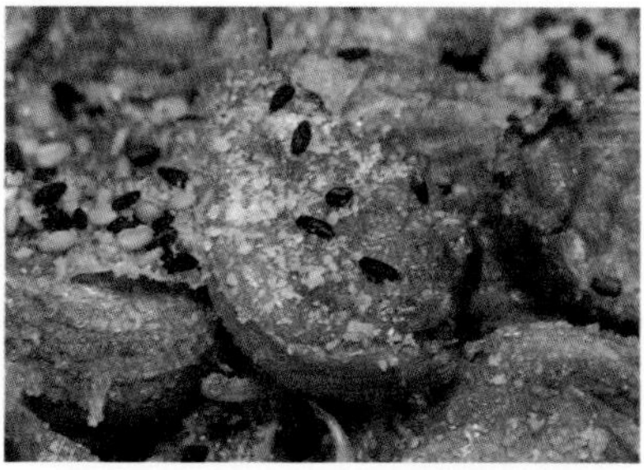

| 껍질째 튀긴 마늘

깨소금을 뿌려 먹으면 맛이 더욱 좋아진다는 통마늘 튀김. 볶은 마늘과 함께 이것들이 바로 이옥자 씨의 건강 간식이다.

"늘 시간 날 때마다 한 쪽씩 먹으면서 '그래, 이 마늘 한 쪽에 암세포 하나가 죽을 거야.' 저 스스로 최면을 걸었어요. 자칭, 마늘을 먹고 다시 탄생한 제2의 인생을 살고 있는 웅녀라고 해요. 제 스스로."

성낙주 교수의 마늘 먹는 비법

마늘이 몸에 좋다는 건 모두 다 알지만, 사실 그 특유의 향과 매운맛 때문에 즐겨 먹기는 쉽지 않다. 그렇다면 좀 더 맛있고 건강하게 마늘을 즐길 수 있는 비법은 없을까?

경남 진주에 위치한 한 대학. 우리는 이곳에서 과일과 채소, 약초, 향신료 등 식품학을 연구하고 있는 성낙주 교수를 만났다.

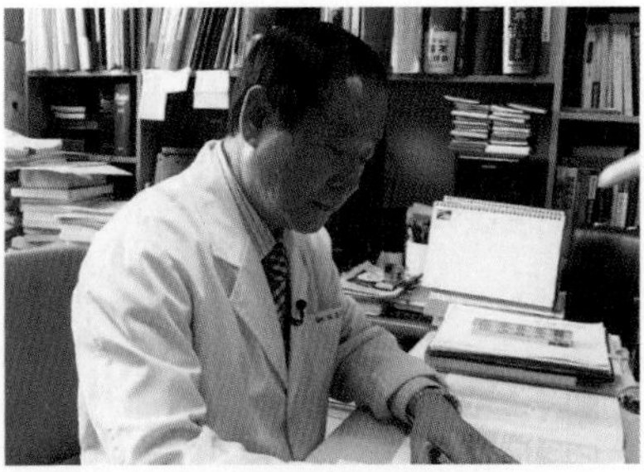
| 마늘에 남다른 관심이 있는 성낙주 교수

그는 20년 동안 200여 개의 식품에 대한 논문을 집필하고 있는데, 그 중에서도 마늘에 대한 관심이 남다르다고 했다.

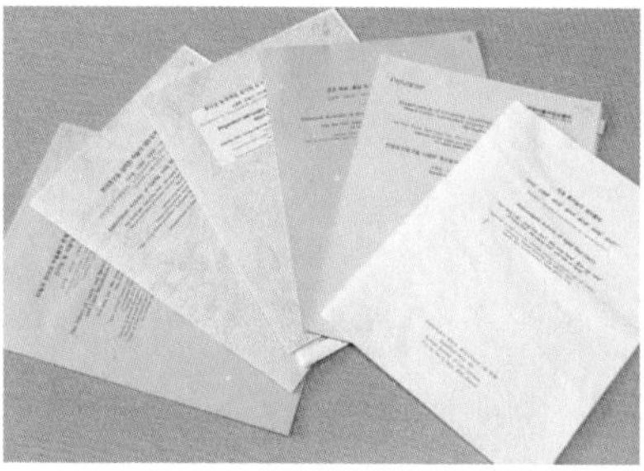

| 성낙주 교수의 마늘 관련 논문

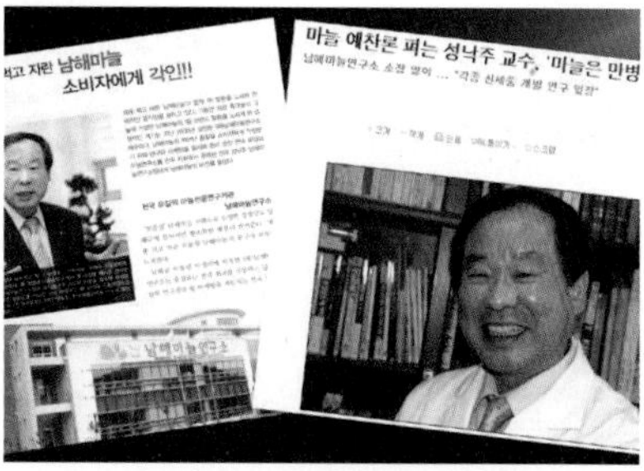

| 성낙주 교수가 소개된 기사

"제가 주로 관심을 가지고 있는 것은 생리기능성이 뛰어난 마늘을 원료로 한 여러 가지 실험입니다."

성낙주 / 경상대학교 식품영양학 교수

〈천기누설〉 10대 건강식품 중 6위로 선정된 마늘의 주 효능에 대해 연구해온 그에게는 남다른 사연도 있었다.

"실은 화장실에 아주 자주 가고 해서 병원에 갔더니 대장이 좋지 않다는 지적을 받았습니다. 그래서 제가 자료를 찾는 과정 중에 마늘이 대장에 좋다는 것을 알게 됐습니다. 그래서 제가 마늘을 좀 열심히 먹었어요. 먹었더니 대장이 아주 좋아질 뿐만 아니라, 그다음에 술을 많이 마시고 났을 때 숙취 해소 이런 데도 도움이 되고, 간 기능 회복에도 도움이 되고 또 피로 회복에 아주 좋습니다."

성낙주 / 경상대학교 식품영양학 교수

실제 마늘은 대장암 개선에 도움이 된다는 연구 결과가 있었는데, 성낙주 교수는 이 결과를 토대로 마늘을 먹은 자신 또한 대장건강이 호전되었다고 한다. 그렇다 보니 현재 그는 마늘 관련 연구소장을 역임하면서 마늘의 우수성을 대중적으로 알리기 위해 노력하고 있다.

그렇다면 성낙주 교수는 마늘을 어떻게 섭취하고 있을까? 그런데 식당에서 갑자기 도시락을 꺼내는 성낙주 교수.

"밥이 있는데 도시락을 따로 싸온 겁니다. 이게 바로 마늘 도시락. 저는 마늘 도시락을 가지고 다닙니다."

그가 싸왔다는 도시락 속에는 조리되지 않은 생마늘이 가득했다. 하루에 20알 정도의 생마늘을 꼭 먹는다는 성낙주 교수.

"아침, 점심, 저녁 때 이렇게 생마늘을 먹습니다. 그런데 이 생마늘을 먹기가 곤란한 사람의 경우는 조리할 때 찌개라든지 된장국이라든지 이런 데 넣어서 먹으면 되는데, 가능하면 생마늘이 바람직하다는 얘기죠."

성낙주 / 경상대학교 식품영양학 교수

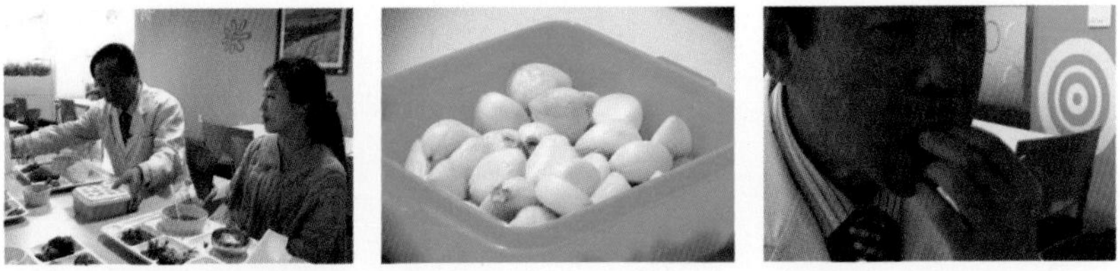

| 마늘 도시락을 먹는 성낙주 교수

통마늘 그대로 먹어라

생마늘을 반찬처럼 먹는다는 성낙주 교수. 그런데 마늘을 생으로 먹는 것이 왜 좋은 것일까?

"통마늘을 먹어야 하는 이유는 씹는 데 있습니다. 통으로 먹어 입에서 적당하게 씹으면 그때 알리신이 분해가 됩니다. 알리신을 최대한으로 섭취하기 위해서 이렇게 생 거, 통마늘을 먹는 게 가장 좋죠. 조리를 할 때 국이라든지, 찌개 이런 데 마늘을 넣게 되면 가열에 의해서 여러 가지 성분이 파괴될 수 있어요. 또 오래 가열하게 되면 마늘에 있는 휘발성 물질, 이런 것들이 증기와 같이 휘발이 되니까 그래서 통마늘을 먹는 게 가장 좋습니다."

성낙주 / 경상대학교 식품영양학 교수

마늘을 가열하게 되면 마늘의 대표적인 항암 성분인 알리신이 파괴된다는데. 또한 흔히 마늘을 다져서 냉장고에 저장을 하는데, 마늘을 다지게 되면 알리신 성분이 분해돼 소멸되기 때문에 저장할 때는 반드시 통마늘 그대로 저장하는 게 좋다고 한다.

또한 마늘과 먹으면 영양 궁합이 잘 맞는 음식이 따로 있다는데, 육류가 그 대표적인 식품이라고 한다.

"마늘이 육류에 들어 있는 지방의 분해를 촉진시키는 역할을 합니

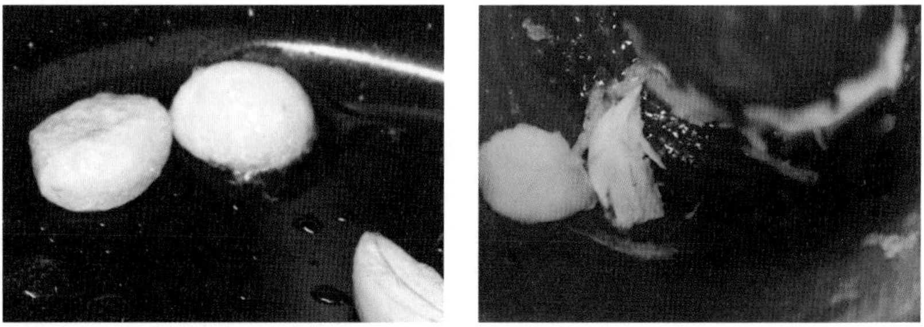

| 마늘을 가열하거나 다지면 항암 성분이 파괴된다

다. 그래서 유익하고, 마늘과 나물 같은 걸 같이 먹게 되면 나물이나 채소에 들어 있는 페놀콤파운드라는 물질에 의해서 마늘이 상승작용을 하게 되죠. 그럼 훨씬 더 '효과가 배가된다'라고 얘기를 할 수 있습니다."

성낙주 / 경상대학교 식품영양학 교수

마늘의 하루 섭취량은 10~12알 정도. 이렇게 꾸준한 섭취는 암 발생률을 절반이나 줄일 수 있는 좋은 방법이라고 한다.

우리 몸에 해독작용을 하고 항균작용을 하는 건강식품 마늘. 올바른 보관과 섭취법을 실천한다면, 성인병과 암으로부터 우리 몸을 지키는 건강 파수꾼이 될 것이다.

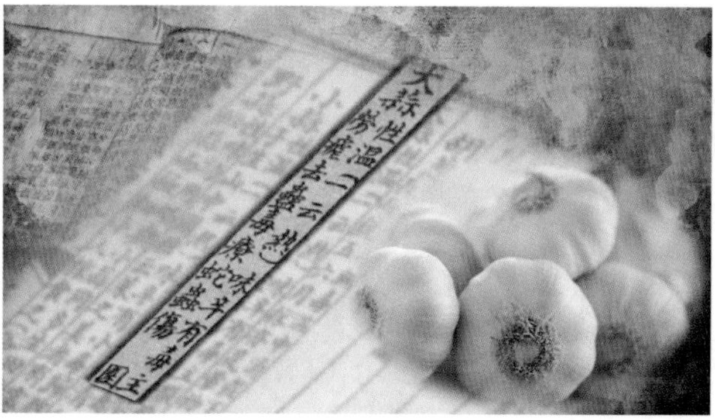

Chapter 06
5위 블루베리

블루베리

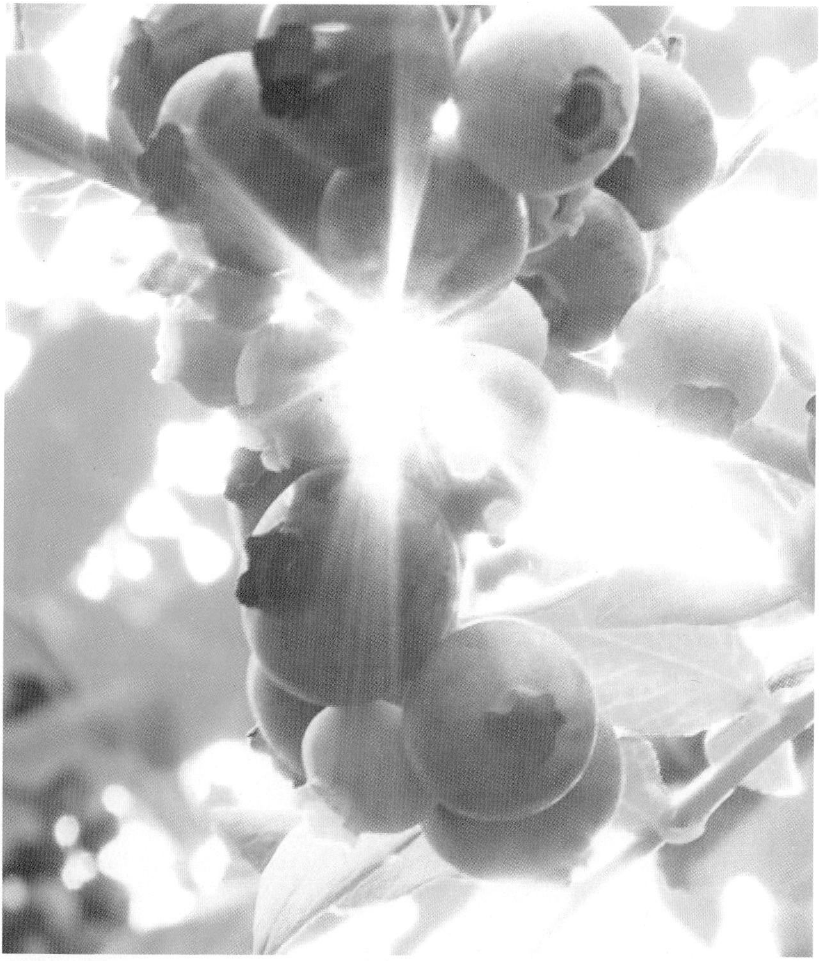

항노화의 기적을 부르는 보랏빛 열매

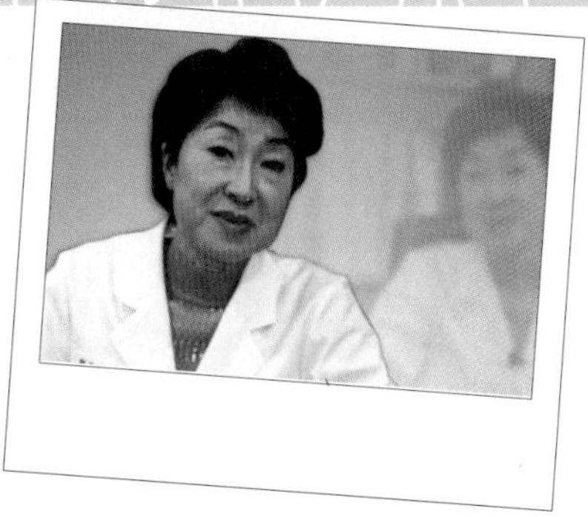

서울 성동구에 위치한 70대 노부부의 집. 부부는 〈천기누설〉을 1회부터 챙겨 본 열혈 시청자다. 방송을 시청하는 데만 그치지 않는다는 아내 이정숙 씨. 집 안 곳곳 그 흔적을 엿볼 수 있다.

"이거는 당근 말린 거고요, 이거는 바나나. 이거는 콜라비, 이게 제일 맛있어요. 그러고 이거는 마."

평소 즐겨 먹는다는 말린 채소는 〈천기누설〉에서 그 효능을 확인한 뒤 더욱 열심히 먹게 되었다고 한다. 〈천기누설〉에 소개되었던 천연 식초로 다양한 초절임 음식을 만든 것은 물론, 직접 만들었다는 각종 과일 식초

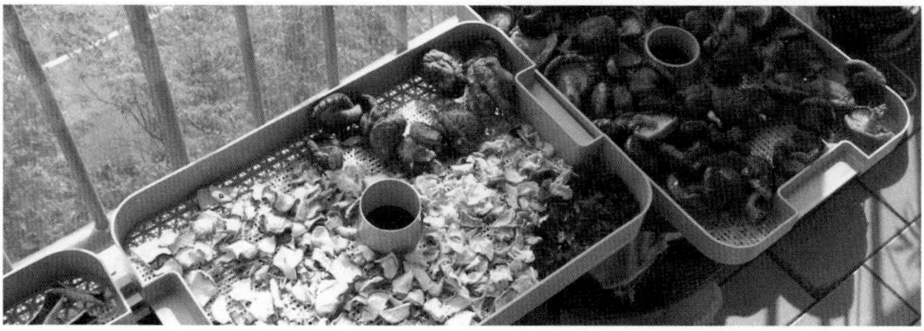

| 베란다에 말려놓은 채소들

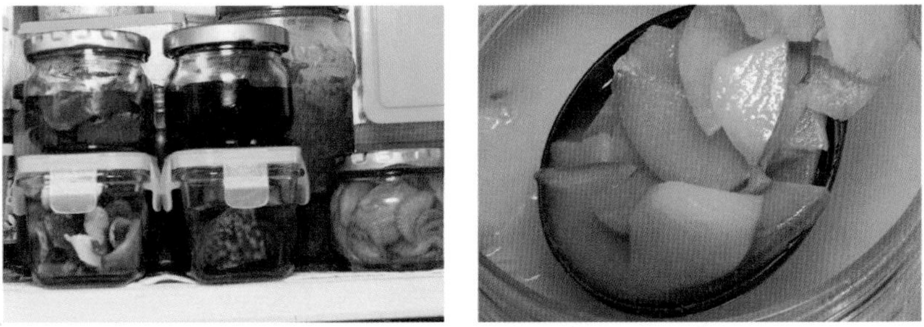

| 초절임과 식초

들이 눈길을 끈다.

그런데 그녀는 대체 왜 이렇게 〈천기누설〉의 비법들에 관심을 갖게 된 것일까?

"30년 넘게 당뇨병을 앓다 보니까 당뇨를 극복하려는 마음이 움직여서 자연요법에 관심을 갖게 됐어요."

한창 일할 때인 40대에 처음 당뇨병 진단을 받았다는 이정숙 씨.

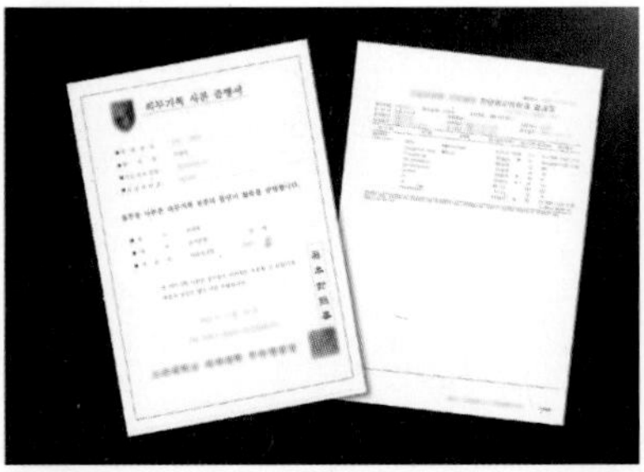

| 당뇨병 진단서

"인슐린 주사를 맞고 직장에 나가서 회의 같은 거 하다 보면, 천장이 돌아요. 그리고 막 진땀이 나고 까라져서 쓰러져요. 그게 지금 생각하니까 저혈당이었던 거 같아요. 그래서

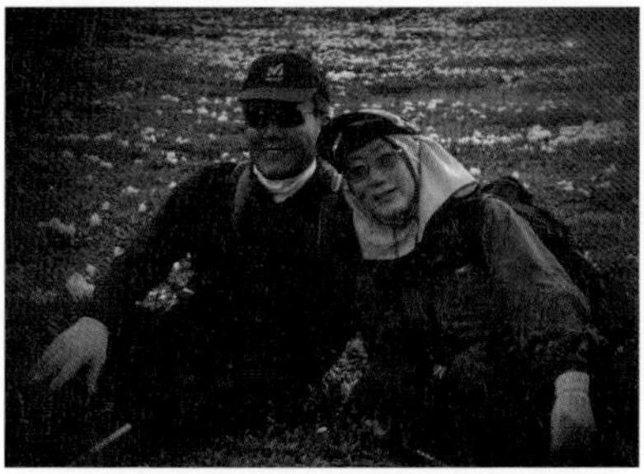

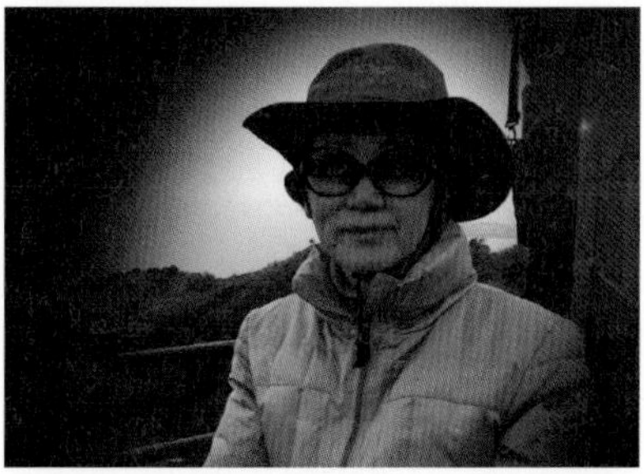

| 과거 사진들

내가 이 인슐린 주사를 가지고 병을 고치게 되면 죽겠다 싶었어요. 아직은 금방 하루아침에 죽는 병이 아니니까, 어디 한번 식이요법으로 고쳐보자고 생각했어요."

이정숙 씨는 15년 전부터 당뇨병 약을 줄이고 민간요법을 활용해 건강을 관리하고 있었다. 그녀의 노력은 서재에서도 느껴진다.

"제가 건강에 관심이 있으니까, 여기 라인이 전부 다 그런 건강과 관계 있는 책이에요."

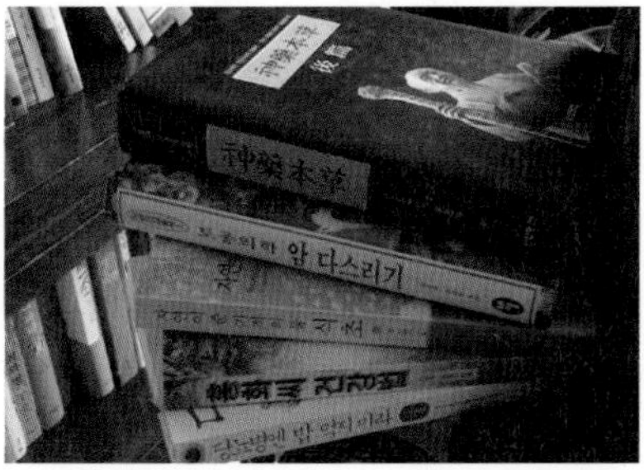

| 건강 관련 책들

이정숙 씨는 평생을 관리해야 하는 당뇨병이 때론 형벌처럼 느껴졌다고 한다.

“사람들은 암이 무섭다고 그러는데 저는 당뇨병이 더 무섭다고 생각하는 여자예요. 암은 암 하나 가지고 집중 공격을 하면 되는데, 당뇨병은 이거 완전히 핵폭탄, 방사능 터진 거예요. 뭐 발가락이 아프다, 무릎이 아프다, 손가락이 아프다 하는 증상이 많으니까.”

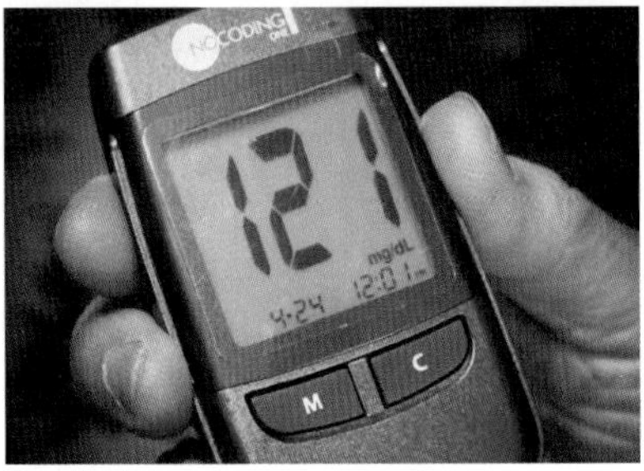

| 혈당기로 잰 혈당 수치

그런데 현재는 약을 복용하고 있지 않은데도 정상 범위를 벗어나지 않는다는 혈당 수치.

혹시 방금 전, 그녀가 제작진에게 소개한 식품들 중에 그 비법이 있는 것일까?

“비법이 있지요. 이 많은 것 중에 제가 아주 특별히 꼽는 게 있어요.”

책상 위에 놓여 있는 의문의 통 하나. 그녀가 곁에 두고 수시로 먹고 있다는 그녀의 비법이다. 뚜껑을 열어보니 정체불명의 가루가 눈에 들어온다. 당뇨병을 다스리는 데 도움을 주었다는 이 가루는 과연 무엇일까?

“이거요? 그 언젠가 〈천기누설〉에서도 본 건데요, 그 아저씨는 이걸 옥상에다 재배를 해가지고 먹더라고요.”

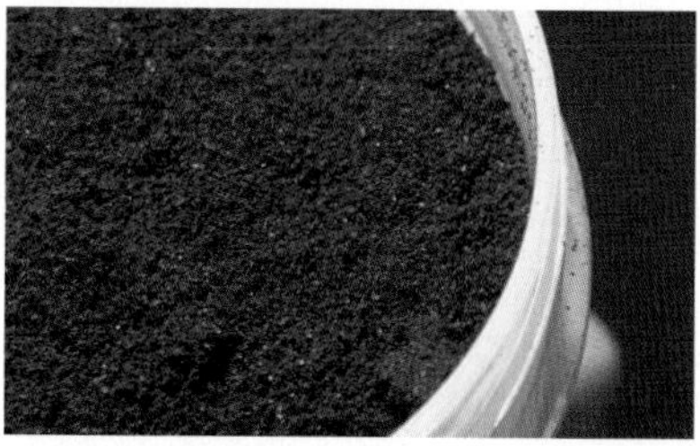

| 블루베리가루

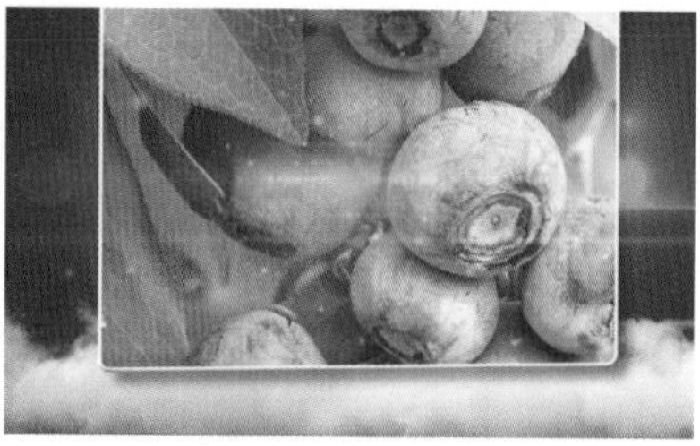

| 블루베리

〈천기누설〉에 방송되었다는 이 가루의 정체는 바로, 블루베리였다.

100인의 전문가가 선정한 10대 건강식품, 5위는 베리!

100인의 전문가가 선정한 〈천기누설〉 10대 건강식품 5위는 바로 블루베리, 아사이베리, 아로니아 같은 베리류였다. 베리 계열의 보랏빛 과일은 최고의 항산화제로 꼽히는 식품이다.

그동안 〈천기누설〉에서는 옥상 텃밭에서 직접 키운 블루베리로 폐결절을 이겨낸 사연을 비롯해, 브라질 아마존의 열대 우림지역에서 자라는 아

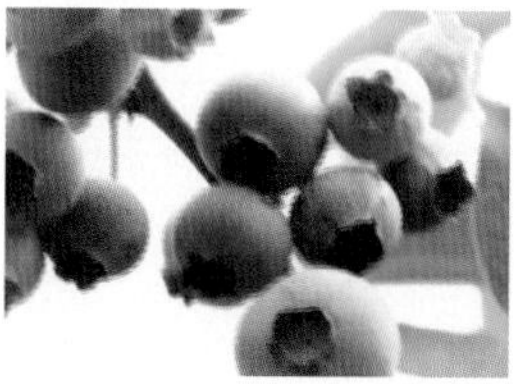

| 블루베리

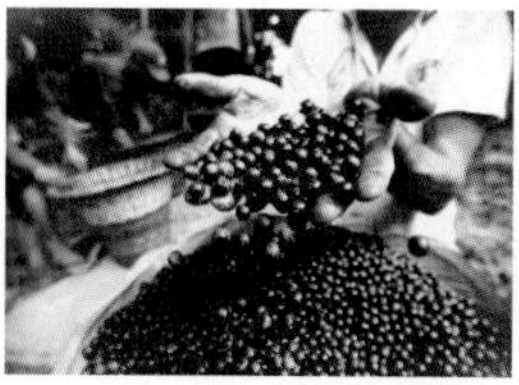

| 아사이베리

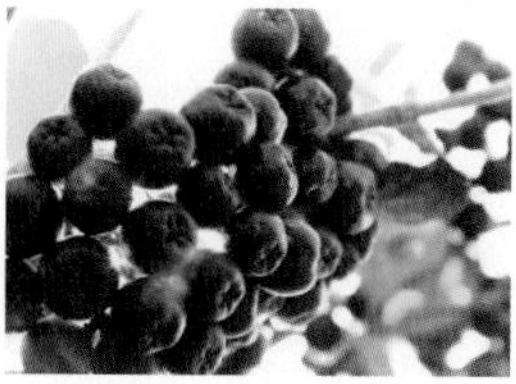

| 아로니아

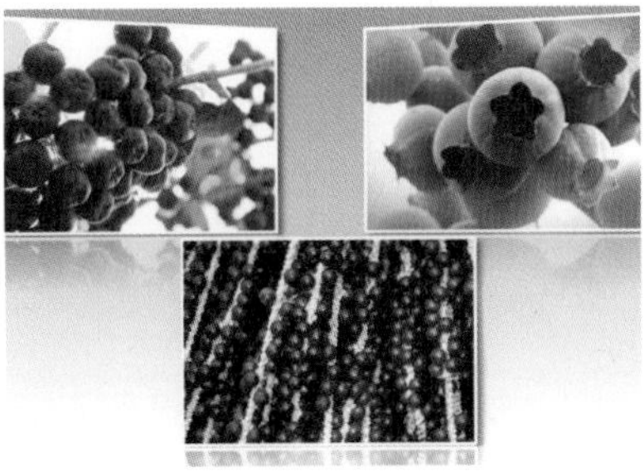

| 다양한 베리들

사이베리로 복부비만에서 탈출한 사례, 그리고 블랙초크베리로 불리는 아로니아로 뇌출혈 후유증으로 생긴 뇌병변 장애를 극복한 사연을 통해 보랏빛 베리 식품의 다양한 효능을 소개해왔다.

"요즘 베리류가 각광을 받고 있죠. 여기에는 항산화물질이 들어 있어요. 안토시아닌이라는 물질도 있고 비타민 C, 비타민 E가 풍부하기 때문에 산화물질로부터 피부가 노화되거나 암이 발생하는 것도 억제시킬 수 있는 거죠. 그래서 블루베리를 단연 톱으로 꼽았습니다."

임이석 / 피부과 전문의

그렇다면 30년째 당뇨병을 앓고 있다는 이정숙 씨는 블루베리를 어떻게 먹기 시작했을까?

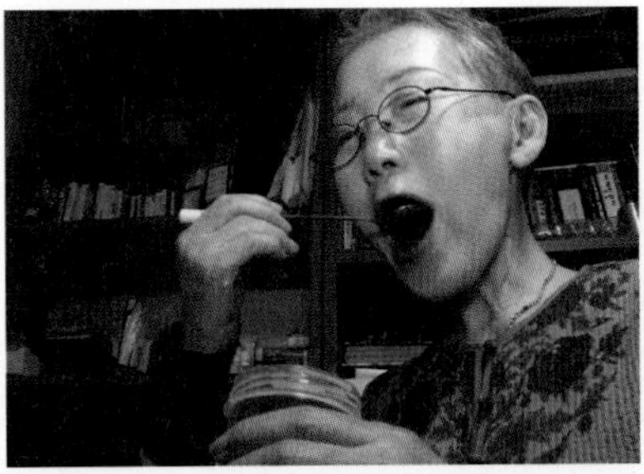

| 블루베리 가루를 떠먹는 이정숙 씨

"아들이 어버이날 선물이라고 가져왔는데 무슨 시커먼 이런 것을 가져왔더라고요. 먹어보라고 해서 지금처럼 이렇게 떠먹어보니까 먹을 만해요. 그래서 맛있게 먹기 시작했어요."

10년 동안 꾸준히 블루베리를 먹고 있다는 이정숙 씨, 그런데 그녀가 먹고 있는 블루베리는 일반 블루베리와 차이점이 있다고 한다.

"제가 먹는 블루베리는 조금 특별나고 유별난 블루베리에요. 재배가 아니고, 자연산 야생 블루베리에요."

야생 블루베리가 있다

"야생 블루베리가요, 누가 재배하지 않고 그냥 자연으로 혼자 큰 건데요, 제가 블루베리를 처음 만났을 때 이 야생 블루베리를 만난 거죠. 그리고 그때는 우리나라에 블루베리가 안 알려졌을 때에요. 그래서 수입산밖에 없었어요. 이건 핀란드에서 수입된 거예요."

핀란드에서 자라는 야생 블루베리는 낮 길이가 18시간 이상 지속되는 백야현상 때문에 많은 일조량과 추운 기온의 척박한 환경 속에서 자란다

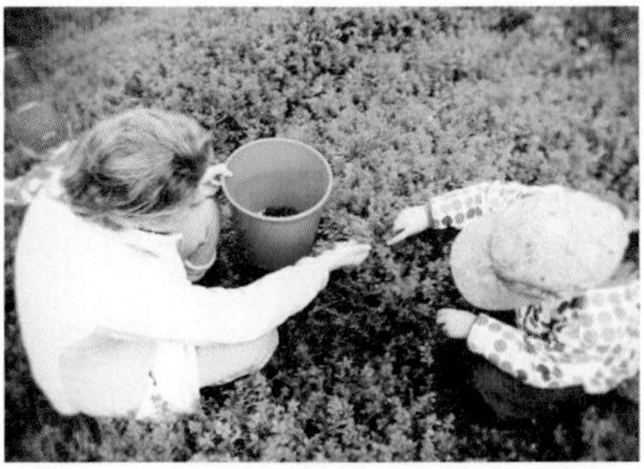
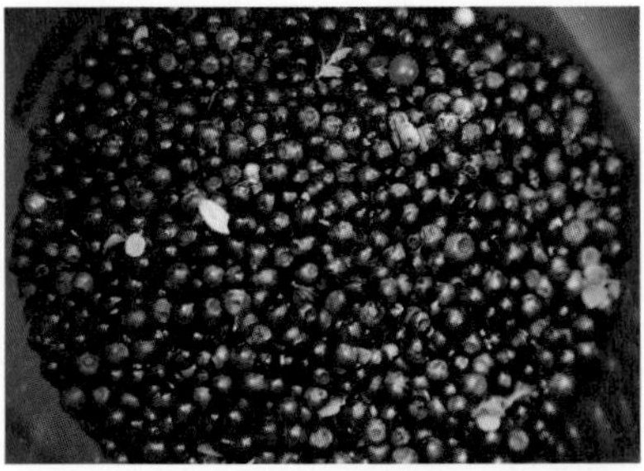

| 핀란드의 블루베리

고 한다. 그렇다면 재배 블루베리와는 어떤 점이 다른 걸까?

"야생이라는 조건은 추위나 더위 때문에 식물이 자라기 매우 어려운 환경입니다. 이런 환경에서 자라나는 블루베리는 스스로 자신을 보호하기 위한 색깔을 많이 만들게 되는데, 이 색깔에는 안토시아닌이라고 하는 항산화물질이 많이 포함되어 있습니다. 이 항산화물질이라는 것은 우리 몸에서 산화에 의한 손상을 억제하면서 노화를 예방하는 효과가 있습니다."

오한진 / 가정의학과 전문의

한 연구에 따르면 야생 블루베리의 안토시아닌이 재배 블루베리에 비해 5배 이상 높은 것으로 나타났다.

이정숙 씨는 블루베리가루를 틈날 때마다 수시로 먹을 뿐만 아니라 음식에도 다양하게 활용한다. 특히, 부침가루에 섞어서 요리하거나 심지어 된장에 섞어 먹을 정도로 블루베리 사랑이 대단하다.

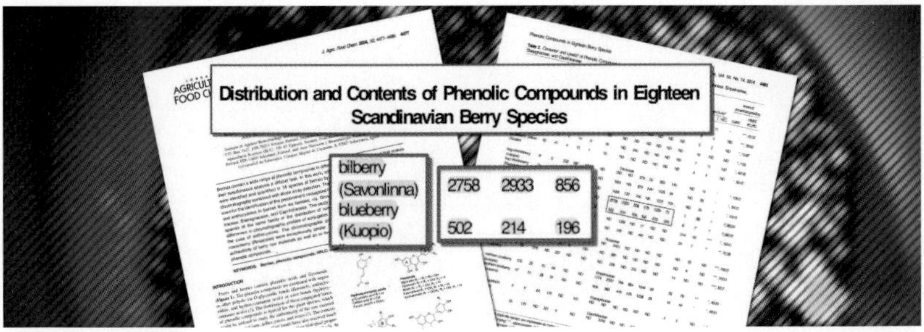

| 야생과 재배 블루베리의 비교 논문

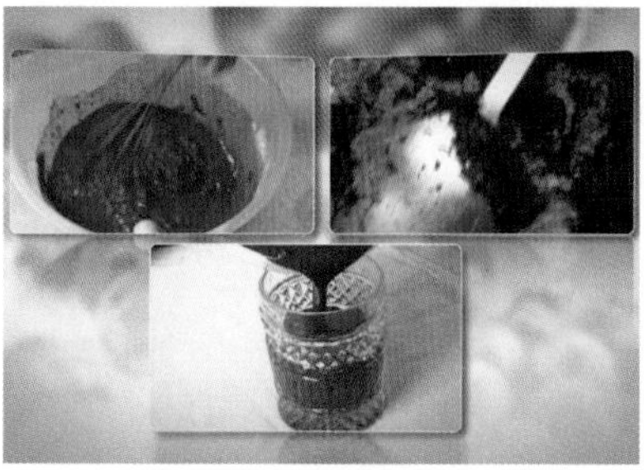

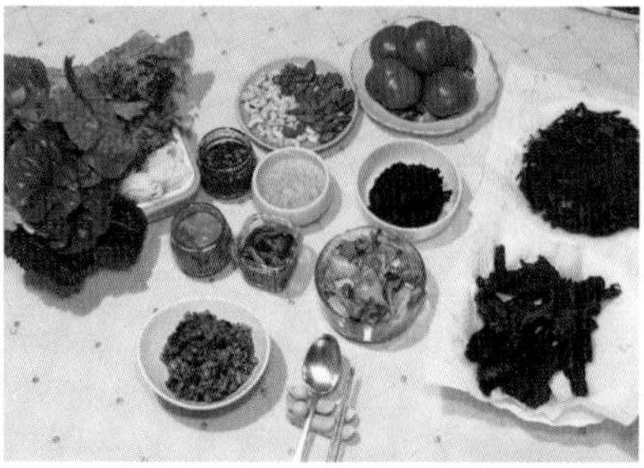

| 이정숙 씨의 건강 식단

“우리 식단이에요. 블루베리 전하고 블루베리 두릅튀김이요.”

블루베리 덕분에 보랏빛으로 물든 이정숙 씨의 건강 식단. 그녀는 10년 동안 블루베리를 꾸준히 먹어온 덕분에 당뇨병 합병증 없이 건강하게 지내고 있다고 믿고 있다.

“당뇨 수치가 항상 일정하게 나와요. 고저가 없어요. 그건 내가 괜찮은 상태에서 건강이 유지되고 있는 거라고 생각해요.”

미국 시사주간지 〈뉴욕타임스〉도 블루베리를 슈퍼푸드로 선정하며 그 효능에 주목했다.

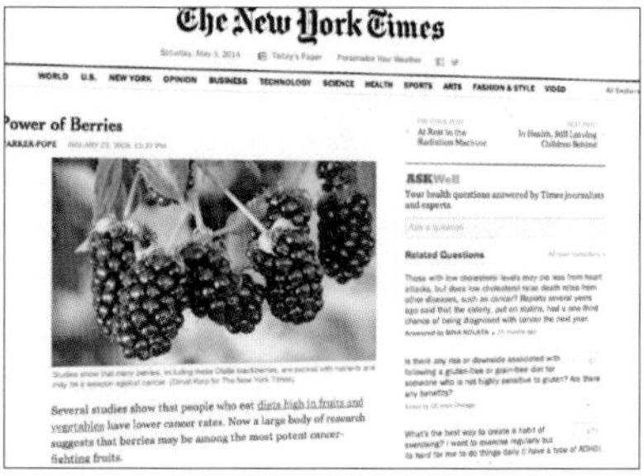
The New York Times

WORLD U.S. NEW YORK OPINION BUSINESS TECHNOLOGY SCIENCE HEALTH SPORTS ARTS FASHION & STYLE VIDEO

Power of Berries

Several studies show that people who eat diets high in fruits and vegetables have lower cancer rates. Now a large body of research suggests that berries may be among the most potent cancer-fighting fruits.

ASK Well

Your health questions answered by Times journalists and experts

Related Questions

| 〈뉴욕타임스〉 기사

“블루베리가 아무래도 슈퍼푸드에 선정이 된 것은 항염증 · 항암 효과를 가지고 있기 때문이라는 생

각이 들고요. 우리가 흔히 알고 있는 당뇨병이나 고혈압이라든지 동맥 경화성 변화, 그런 부분과 함께 항암 효과를 지니고 있다는 연구 결과들이 최근에 많이 발표되고 있기 때문에 블루베리가 슈퍼푸드로 선정된 것이 아닌가 하는 생각이 듭니다."

이선영 / 가정의학과 전문의

베리로 시력을 관리하는 이왕림 교수

〈천기누설〉 100인의 전문가 중에서도 베리로 건강을 지키고 있는 사람이 있다.

바로, 〈천기누설〉의 의학자문을 맡고 있는 통합의학 분야의 명의, 이왕림 가정의학과 교수. 이왕림 교수는 과연 어떤 베리 식품으로 건강을 지키고 있는 것일까?

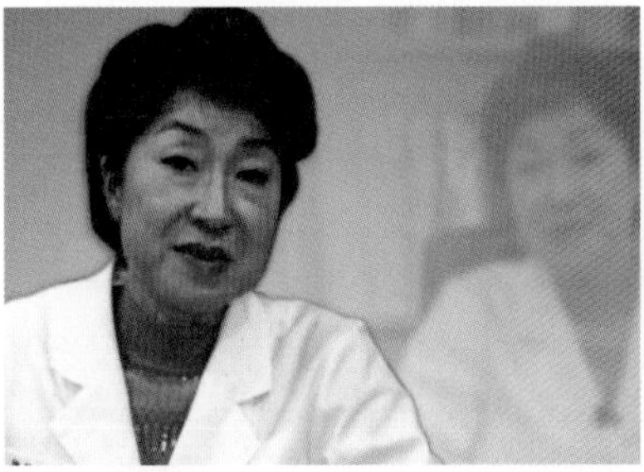
| 이왕림 교수

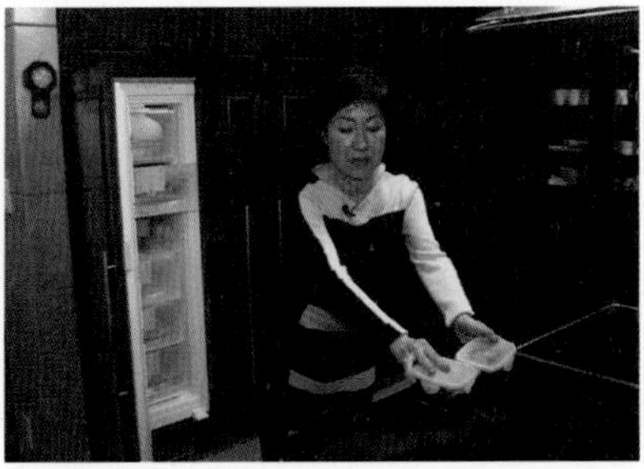
| 다양한 베리를 꺼내놓는 이왕림 교수

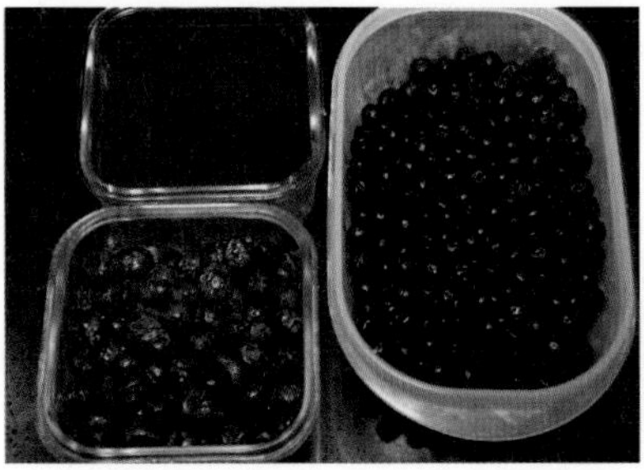
| 3가지 블루베리

| 아사이베리

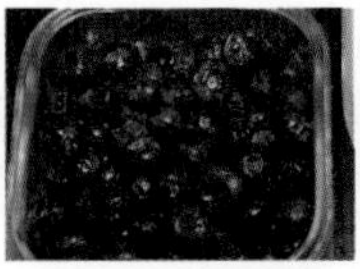
| 블루베리

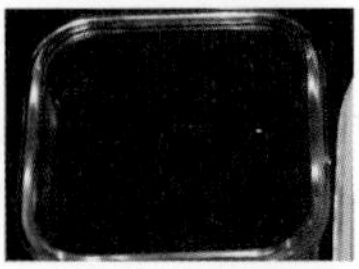
| 아로니아

그런데, 이왕림 교수가 꺼내놓은 베리는 한 가지가 아닌 다양한 종류의 베리다. 과실부터 가루 형태까지 그 종류가 다양하다.

"이건 블루베리. 이건 블랙초크베리인데 아로니아라고 하는 거고요, 이건 아사이베리. 이렇게 저는 한 가지만 먹는 게 아니라 3가지를 고루 고루 돌아가면서, 또 섞어가면서 제 건강을 챙기고 있습니다."

이왕림 / 통합의학 전문의

냉장고에 베리류가 떨어지는 날이 없다는 이왕림 교수. 여기엔 그녀만의 남다른 사연이 있다.

"제가 사실 어릴 때부터 눈이 굉장히 나빴어요. 저는 유전적으로 녹내장이 있고 또 고도 근시가 아주 심합니다. 그래서 어릴 때부터 눈 건강에 대해서 신경을 많이 썼는데 마침 제가 해독과 항노화, 항산화제를 전문으로 연구를 하다 보니까 베리 계통을 알게 됐어요."

이왕림 / 통합의학 전문의

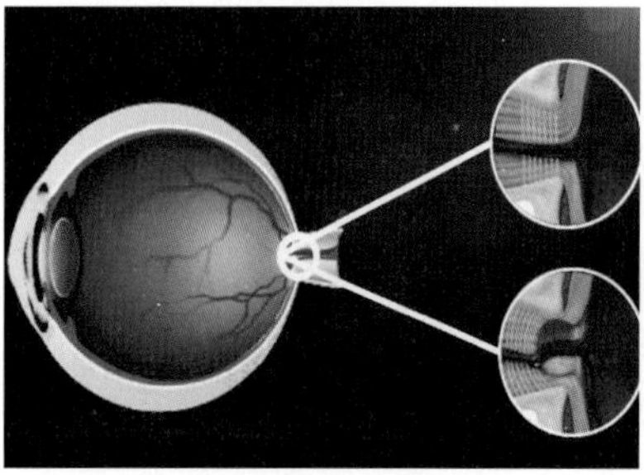

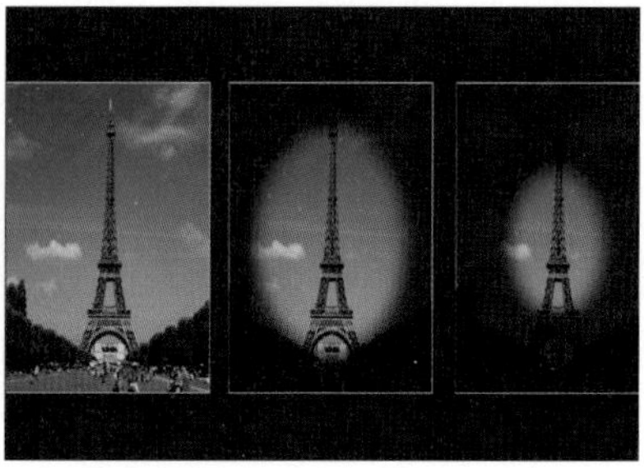

| 녹내장과 점점 좁아지는 시야

녹내장은 안압 상승으로 시신경이 눌리거나 혈액 공급 장애로 시야가 점점 좁아지는 질환으로, 고도 근시가 있을 경우 녹내장이 발생할 확률이 일반인의 14배에 이른다고 한다. 하지만 이왕림 교수는 평소에 안경을 쓰지 않고도 일상생활에 큰 불편이 없다.

"저는 하드렌즈를 40년 정도 사용했기 때문에 각막에 홈이 파일 정도로 안구 건조증과 여러 가지 합병증이 많았어요. 우리가 눈이 나쁘면 군대에 못 가잖아요. 그렇게 군대에 가지 못하는 시력 기준보다 제가 2배나 나빴습니다. 다시 말해서, 시력검사를 하면 제일 위에 있는 글씨가 안 보일 정도니까요."

이왕림 / 통합의학 전문의

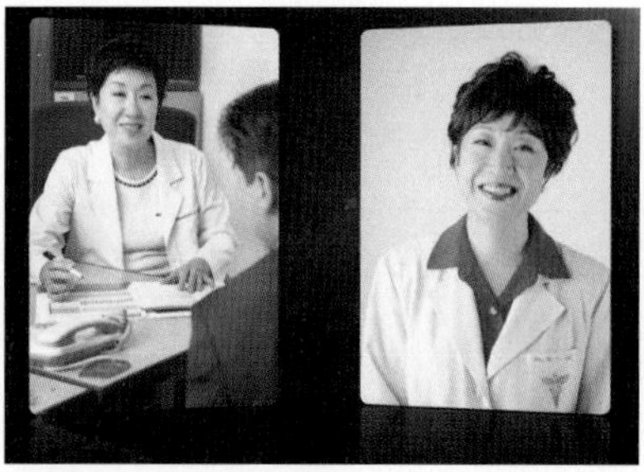

| 이왕림 교수

그렇다면 이왕림 교수는 어떻게 베리류를 챙겨 먹게 된 것일까?

"최근 들어서 한국에도 베리 열풍이 굉장히 불고 있는데요, 저는 사실 10년 전에 외국 학회에 나가보니까, 아무튼 온통 그 매장이 보랏빛으로 물들어 있었어요. 캡슐에, 용액에 베리 계통 제품이 굉장히 많아서 그 효능을 살펴보니까 눈에 좋다는, 시력 개선에 특출한 안토시아닌이 소개됐습니다. 그래서 제가 관심을 갖고 그때부터 베리 계통을 먹게 됐습니다."

이왕림 / 통합의학 전문의

베리의 뛰어난 항산화력

미국 농무부에서 발표한 자료에 따르면 블루베리, 아사이베리, 아로니아의 항산화력이 다른 과일에 비해 월등히 뛰어나다는 것을 알 수 있다.

또한 2차 세계대전 중 영국 공군 조종사들이 베리 식품을 섭취한 후 야간비행을 하면 공격목표가 선명하게 보인다고 보고한 일화도 전해지고

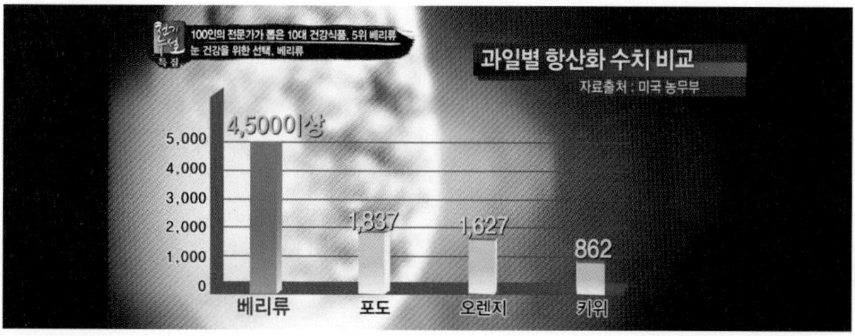

ㅣ과일별 항산화 수치 비교

있다. 이는 바로 베리류에 들어 있는 보랏빛 천연 색소인 안토시아닌의 효능 때문이라고 한다.

"안토시아닌은 우리 몸에는 눈과 관련되어 있어요. 눈에는 로돕신이라는 성분이 있는데, 시력과 관련되어 있습니다. 그래서 안토시아닌이 로돕신의 재생을 돕고, 또 눈의 피로라든지 눈에 질환이 생기는 것을 예방할 수가 있고요. 눈의 피로를 조금 덜어주는 그런 효과를 가지고 있습니다."

이선영 / 가정의학과 교수

3가지 종류의 베리 식품들, 맛과 성분에 차이점은 없을까?

"과일마다 맛이 각각 다 다릅니다. 블루베리는 그나마 굉장히 좀 단맛이 있어서 대중적이고요. 아사이베리는 오메가 3라는 지방산이 있기 때문에 기름의 느끼한 맛이 있습니다. 아로니아, 즉 블랙초크베리는 쓴맛과 떫은맛이 있습니다. 그건 녹차에 들어 있는 카테킨이 여기에도 많이 들어 있기 때문에 그렇습니다."

이왕림 / 통합의학 전문의

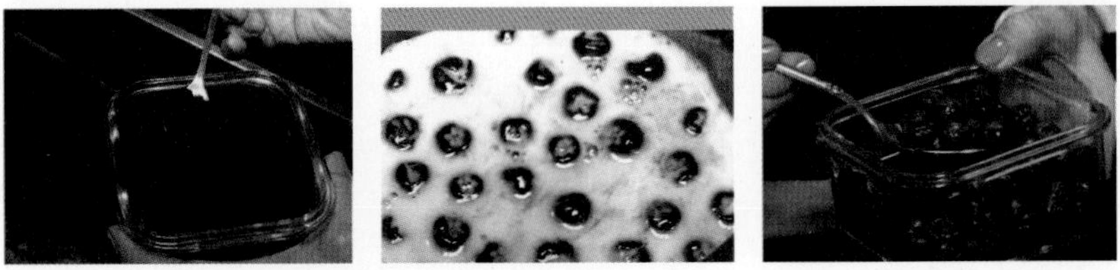

| 먹는 법을 달리하는 3가지 베리

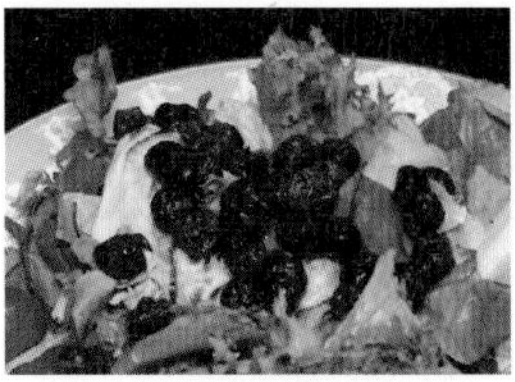

ㅣ샐러드로 즐겨 먹는다

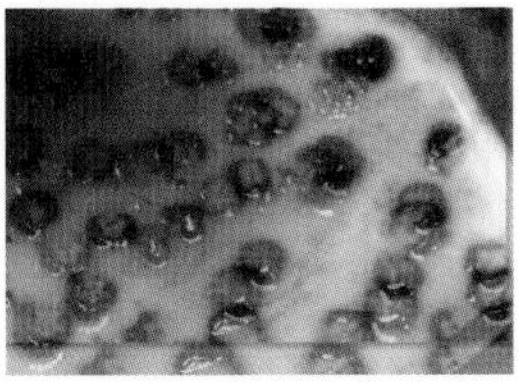

ㅣ요구르트에 섞어 마신다

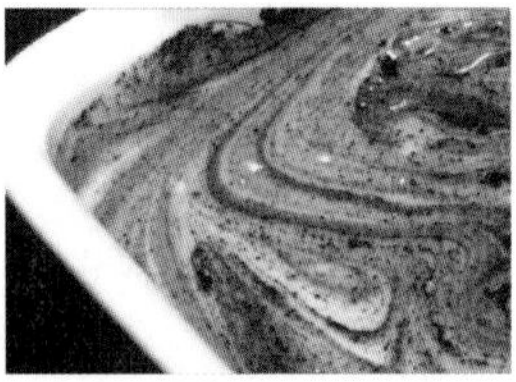

ㅣ우유와 함께 갈아 마신다

따라서 각각 맛에 따라 먹는 법을 달리하면 좋다고 하는데, 단맛이 강한 블루베리는 그대로 샐러드로 즐기기에 좋으며 느끼한 맛의 아사이베리는 가루를 요구르트에 섞어 먹으면 그 맛이 중화된다고 한다. 떫은맛이 강한 아로니아는 우유와 함께 갈아서 마시면 맛은 물론 영양 면에서도 좋다고 한다.

"아무래도 열매에는 항산화제는 많이 있지만 단백질은 많이 들어 있지 않으니까 양질의 단백질을 우유로 보충해주는 게 좋죠. 그리고 떫은맛이라든지 좀 좋지 못한 맛도 희석이 되고, 영양학적으로도 좋고, 시각적으로도 예쁘죠."

이왕림 / 통합의학 전문의

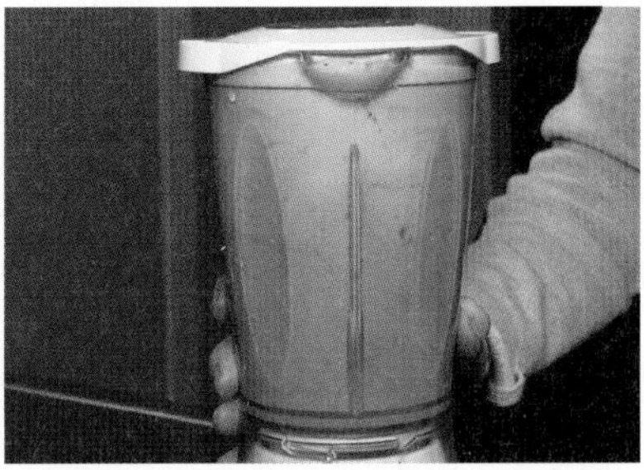

ㅣ우유와 함께 가는 아로니아

10년간 눈건강을 위해 블루베리, 아사이베리, 아로니아를 고루 섭취해 왔다는 이왕림 교수, 이런 베리 식품들이 퇴행성 질환인 녹내장을 개선하는 데 도움이 되었을까?

"녹내장은 결국 시력을 잃는다고 해서 제일 무서운 병의 일종이지 않습니까. 녹내장이 있으면 다 나빠지죠. 그런데 저는 전혀 더 나빠지지 않고 조금 미세하게 좋아지고 있다고 할까요? 아무튼 그런 경우입니다."

이왕림 / 통합의학 전문의

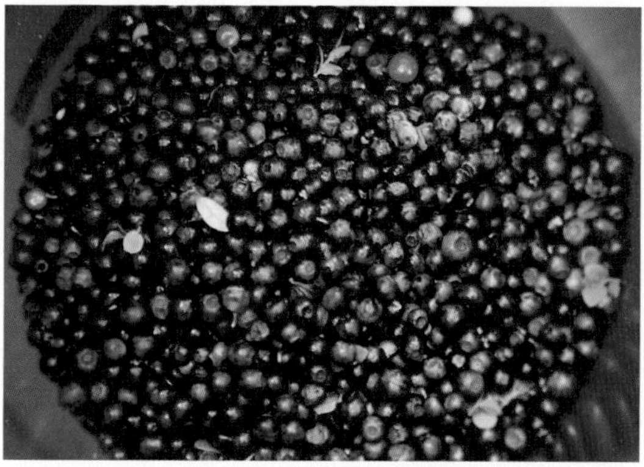

Chapter 07
4위 토마토

토마토

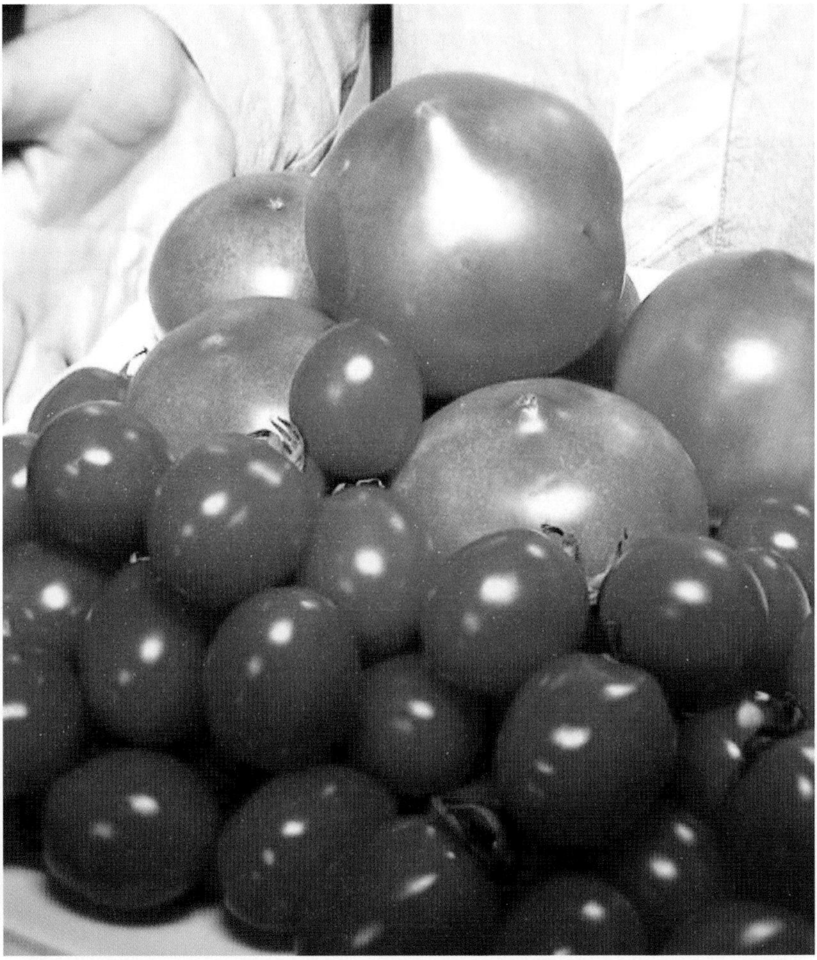

재발 암 물리치는 붉은 열매

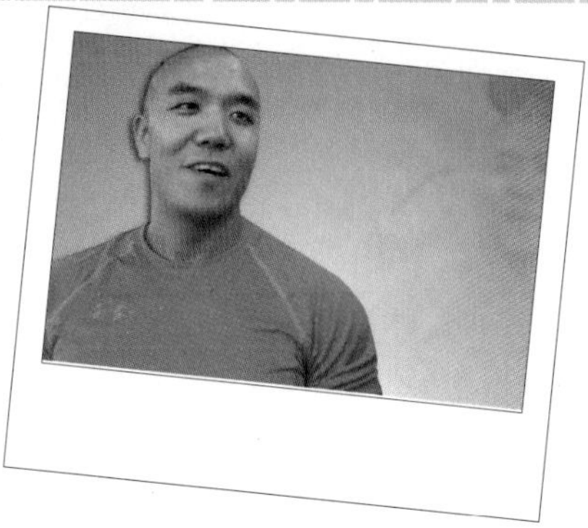

베리류에 이은 〈천기누설〉 10대 건강식품 4위는 과연 무엇일까? 4위에 선정된 식품으로 건강을 지키고 있다는 주인공을 만나기 위해 찾은 충북 청원.

그런데, 어디선가 들려오는 음악소리. 제작진은 이곳에서 기타 연주에 심취해 있는 한 남자를 만날 수 있었다. 최근 인생의 2막을 펼치고 있다는 박종호 씨.

"봄날인데, 날씨도 좋고 꽃도 많이 피어 있고 해서 정원에서 '봄의 세

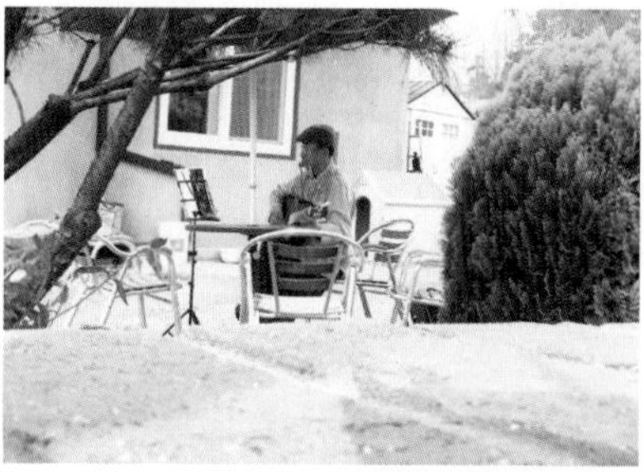

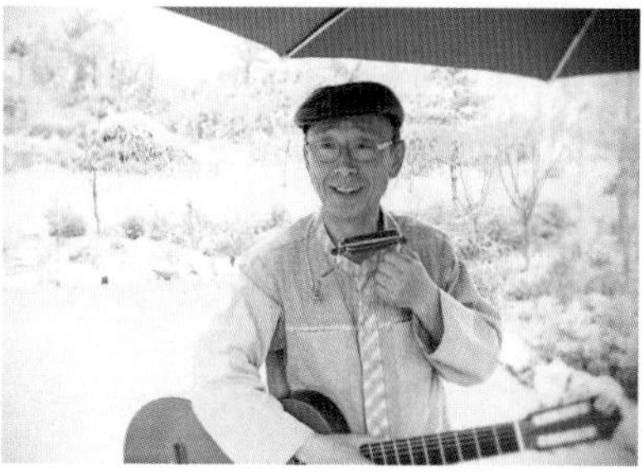

| 연주 중인 박종호 씨

레나데'라는 곡을 기타와 하모니카로 연주해봤습니다."

몇 년 전만 해도 이렇게 여유로운 삶은 상상도 못 했다는 박종호 씨. 항상 일에 쫓겨 스트레스가 심했던 탓에 약을 달고 사는 생활이 몇십 년간 계속되었다고 한다.

"옛날에는 한 20년 전에 고혈압이 와서 20년 동안 혈압 약을 먹었고, 또 불면증이 와서 수면제를 15년 동안 먹고, 그 뒤에 여러 가지 병들을 앓다가 최근 3년 전엔 암 선고까지 받았습니다."

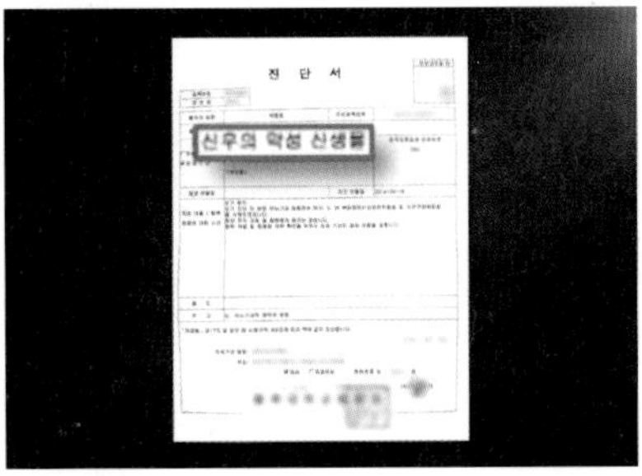
진 단 서

신우의 악성 신생물

| 진단서

박종호 씨는 2010년에 신장암으로 우측 신장을 절제했다.

"여기가 옛날에 신장암 수술을 한 수술 부위입니다. 이쪽으로 흔적이

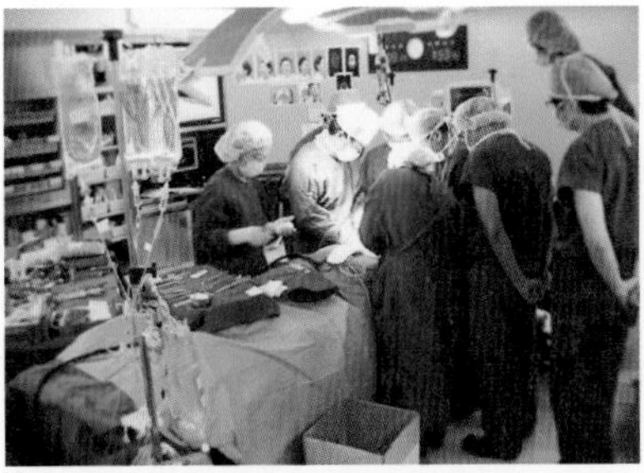
| 신장 절제 수술을 한 박종호 씨

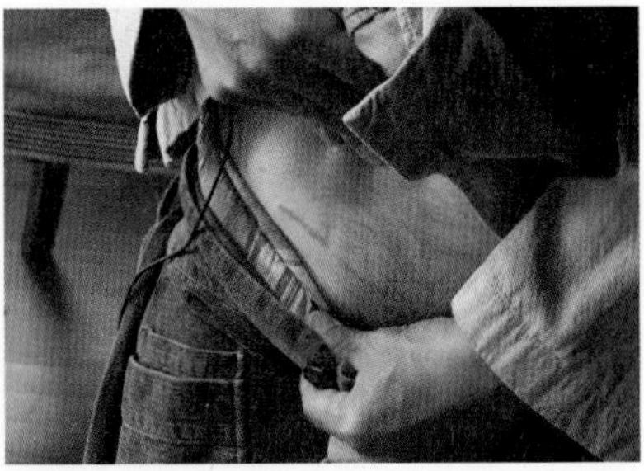
| 수술 자국

있죠."

수술 후 통증 때문에 불면증에 시달리자 그 고통을 다시 술로 달래기 시작했고, 그의 몸은 다시 망가지기 시작했다.

"늘 술 마시고 절제되지 않은 생활을 하고 담배를 태우고, 밤늦게 잠자고 아침 늦게 일어나고 음식을 이것저것 마구 집어넣고 그러다가 1년 뒤에 3개월마다 검사를 했었거든요. 1년 뒤에 방광암이 재발되었다는 선고를 또 받았습니다."

1년 만에 재발한 암

방광암이라는 두 번째 암 선고를 받은 박종호 씨. 한 번도 견디기 힘든 암 수술을 두 번이나 받으면서 그는 몸도 마음도 지쳐갔다.

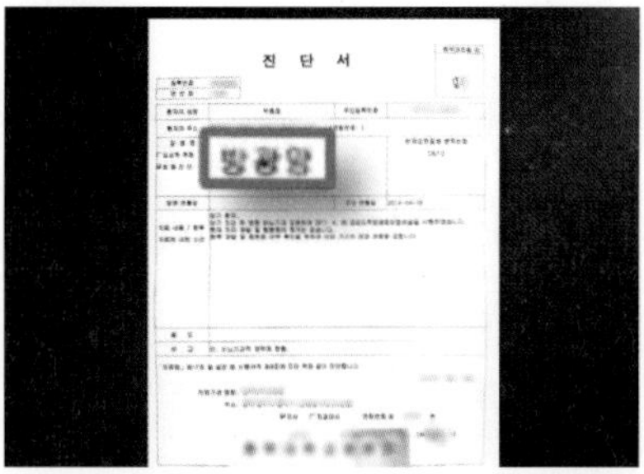

| 진단서

"그리고 또 수술을 하고 이제는 돌이킬 수 없는 지경으로 가족들도 저를 거의 포기했다고 하고, 잠자리에서 일어나 보면 침대 시트가 식은땀으로 흥건히 젖어 있고 얼굴이 점점 수척해지고…. 막판에는 현관에서 대문

까지 걸어가지 못할 정도가 되었습니다."

두 번의 암 선고를 받은 충격으로 삶의 의지도 희망도 없었다는 박종호 씨. 하지만 가족과 지인의 도움으로 조금씩 생활습관을 바꿔나가기 시작했다고 한다.

"지금은 아프기 전에 건강할 때보다도 더 건강합니다."

암 투병 중인 지금이 더욱 건강하다?

그 비법을 보여주겠다는 박종호 씨. 병 안에 들어 있는 의문의 주황색 액체. 이 액체의 재료가 바로, 〈천기누설〉 10대 건강식품 중 하나라고 하는데.

"제 식습관에 혁명을 일으킨 것이 이겁니다. 바로 토마토입니다."

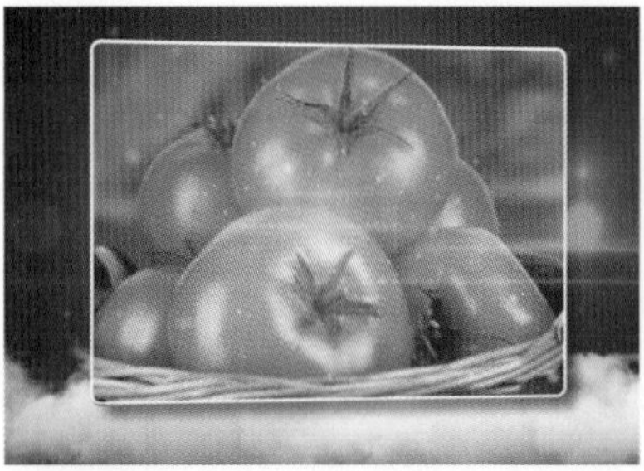
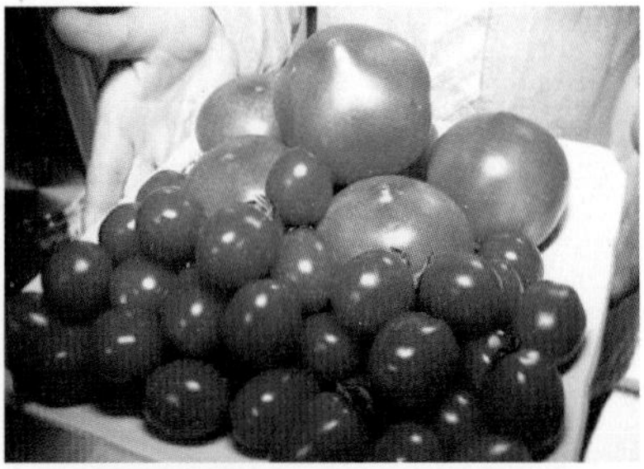

| 토마토

100인의 전문가가 선정한 10대 건강식품, 4위는 토마토!

토마토로 식습관에 혁명을 일으켰다? 강렬한 붉은빛에 항암 · 항산화 성분을 풍부하게 함유하고 있는 세계적인 슈퍼푸드 중의 하나인 토마토.

지난 〈천기누설〉 방송에서도 토마토의 우수한 효능에 주목한 바 있는데, 토마토 양념으로 담근 김치로 간경화를 극복한 사연과 구운 토마토로 녹내장을 개선한 사례를 통해 그 다양한 효능을 소개했었다.

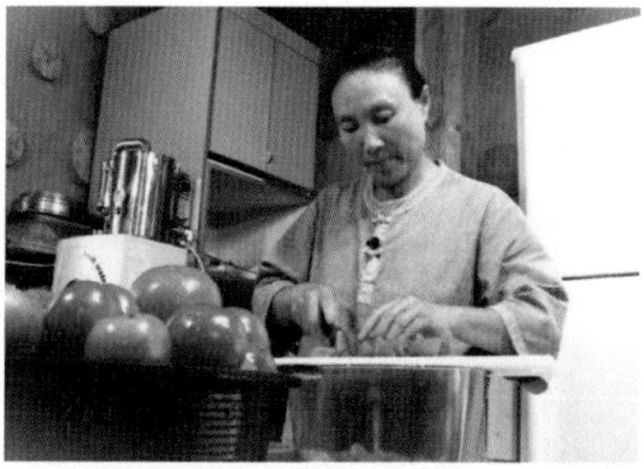
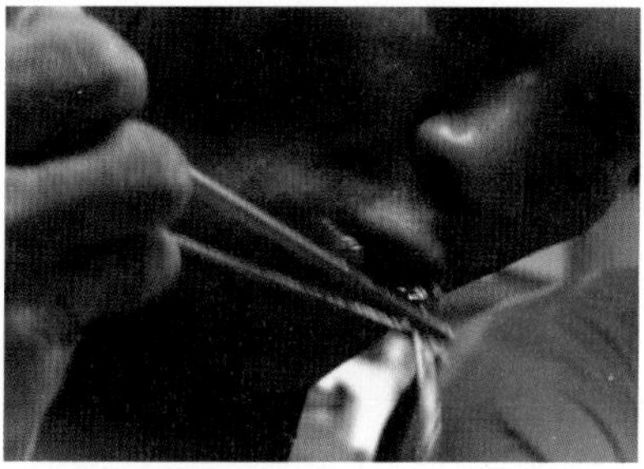

| 지난 방송의 사례자들

"제가 선정한 건강식품은 토마토인데요, 이 토마토에는 카로티노이드와 라이코펜 등 항산화 효능이 뛰어난 생리활성물질이 풍부하게 들어 있어서 활성산소를 효과적으로 줄일 수 있기 때문에, 노화라든지 암 그리고 심혈관 질환과 같이 요즘 현대인들이 염려하고 있는 여러 질병들을 예방하는 데 효율적이기 때문입니다."

임경숙 / 수원대학교 식품영양학과

토마토로 건강을 되찾은 박종호 씨

그렇다면 박종호 씨는 어떻게 해서 토마토를 먹게 되었을까?

"이탈리아에 가면 이런 속담이 있다고 그럽니다. 토마토가 빨갛게 익으면 의사의 얼굴이 파랗게 변한다고 해요. 사람들이 토마토를 많이 먹으면 건강해져서 병원 갈 일이 없으니까 의사가 망한다는 뜻이라고 합니다."

이탈리아에서는 숙취 해소를 위해 토마토를 즐겨 먹으며, 영국에서는 토마토를 사랑의 과일이라고 부를 정도로 예로부터 정력에 좋은 음식으로 여겨왔다.

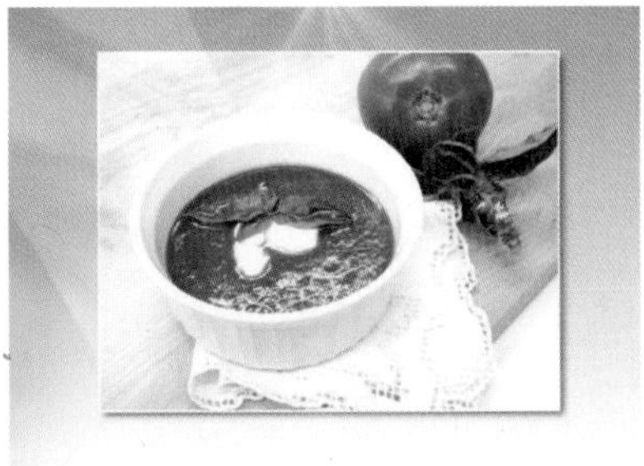
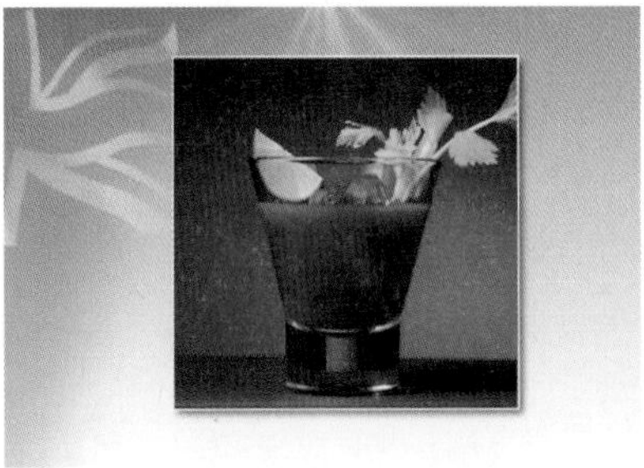

| 각국의 토마토 요리

그런데 박종호 씨에게는 토마토를 먹는 자신만의 방법이 있다. 우선 좋은 토마토를 고르는 것이 가장 중요하다.

“토마토를 고를 때는 저만의 방법이 있습니다. 저는 가장 빨간 것을 고릅니다. 그 빨간 성분 속에 라이코펜이라는 성분이 가장 많이 들어 있다고 합니다.”

토마토는 푸른빛이 감도는 것보다 붉은색의 완숙 토마토가 라이코펜 성분을 더욱 풍부하게 함유하고 있다고 한다.

붉은색의 잘 익은 토마토를 골랐다면, 적당한 크기로 썬 뒤 믹서기에 살짝 간다. 그런 다음 토마토의 라이코펜 성분을 더욱 높이기 위해 한 가지 과정을 더 거쳐야 하는데, 바로 토마토를 한 번 끓여주는 것! 이 과정

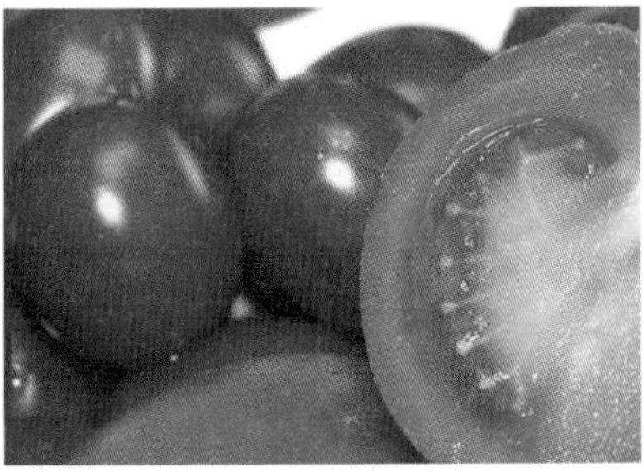

| ① 좋은 토마토를 고른다

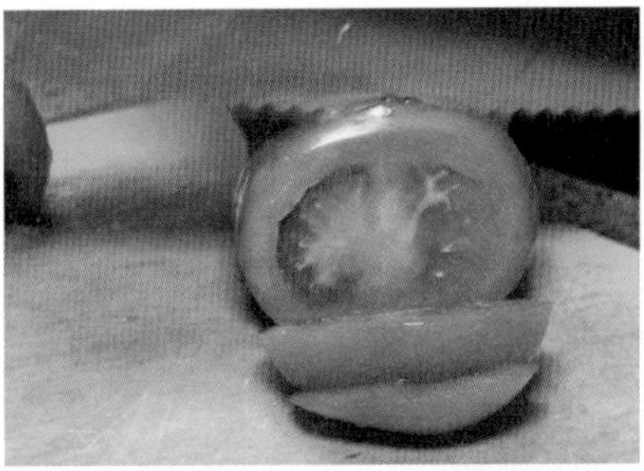

| ② 토마토를 썬다

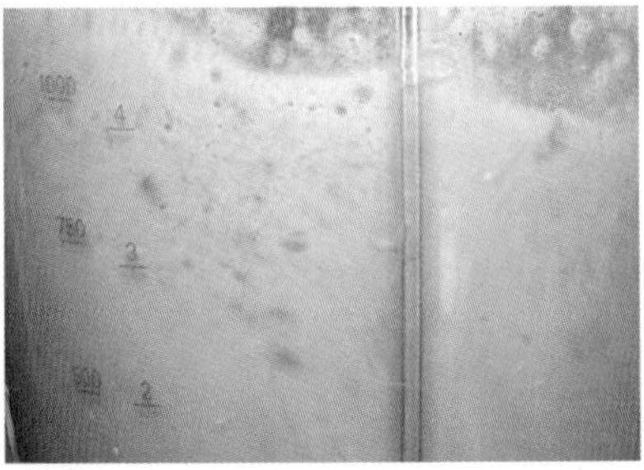

| ③ 믹서기에 간다

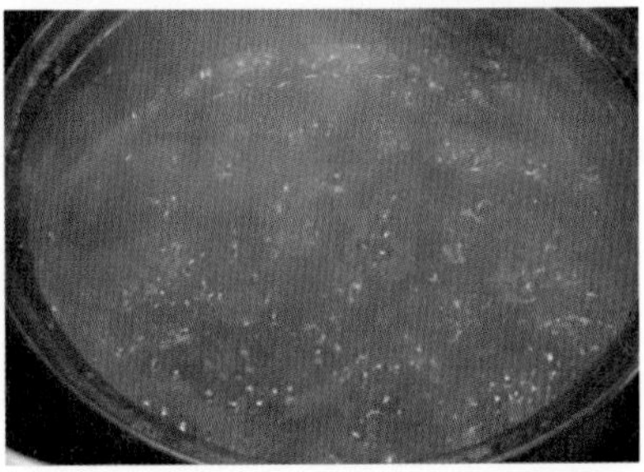

| ④ 끓인다

을 통해 라이코펜 성분이 증가한다고 한다.

"토마토에는 섬유소도 있고 항산화 효과를 가지는 라이코펜도 있습니다. 그런데, 섬유소의 소화 · 흡수가 굉장히 어렵습니다. 그래서 이 사이에 있는 라이코펜도 흡수가 떨어지는데, 가열을 하면 섬유소가 흐물흐물해지면서 라이코펜 흡수율이 높아집니다. 대략 3배 정도 늘어난다고 하고요, 다만 토마토를 가열하면 비타민 D, C가 파괴됩니다. 따라서 비타민 흡수 효과를 보시려면 생으로 드시고 항산화 효과와 라이코펜의 효과를 보시려면 가열해 드시는 것이 좋습니다."

김성훈 / 내과 전문의

1년 내내 토마토를 먹는 법

하나 더, 박종호 씨에게는 제철 토마토를 1년 내내 두고 먹는 그만의 방법이 있다. 토마토를 병조림 형태로 보관해두는 것이다. 그런데 토마토 병조림을 만들기 전에 그가 반드시 하는 중요한 것이 있다고 한다.

"먼저 이걸 삶아야 해요. 아주 중요합니다."

냄비 안에 들어 있는 건 다름 아닌 각종 조리기구들. 그는 주방용품을 삶고 있었다.

"병조림을 만드는 유리병과 깔때기, 심지어 병뚜껑, 국자까지도 물에 팔팔 삶아야 돼요. 완전 멸균을 시켜서 이렇게 작업을 하게 되면 몇 년을 두고 상온에 보관을 해도 상하지 않게 먹을 수가 있습니다."

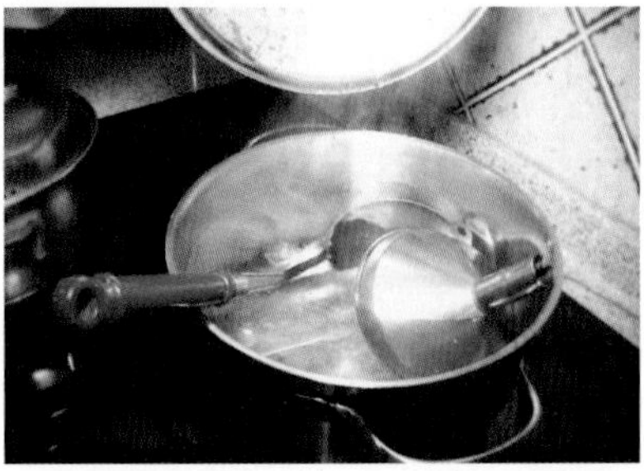

| 삶고 있는 주방용품

조리기구는 물론, 토마토를 보관할 병까지 100도의 끓는 물에서 멸균해야 한다고 한다. 그런 다음 끓여놓았던 토마토를 병에 넣는데, 이렇게 1년에 한 번 작업해놓으면 사계절 내내 제철 토마토의 신선한 맛을 즐길 수 있다고 한다.

"완전 멸균 처리한 상태이기 때문에 보관도 냉장보관이 아니라 상온에 보관할 수 있습니다. 3년이고 5년이고 아무 지장이 없어요. 병 속이 진공으로 처리된 거라서. 그리고 이걸 이용해서 온갖 채식 요리를 할 수 있는

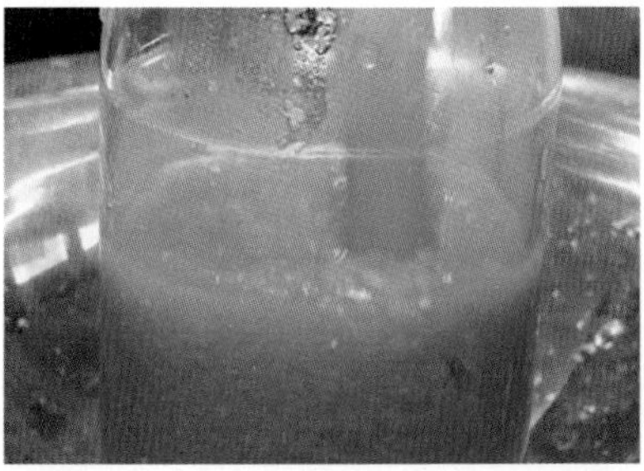

| 병에 담은 끓인 토마토

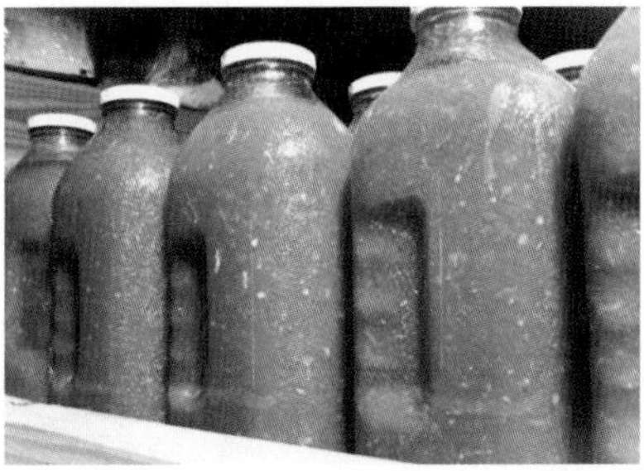

| 상온에 보관해둔 토마토

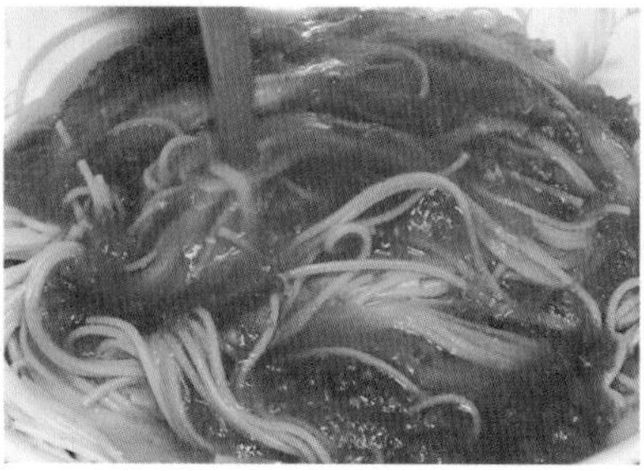
| 토마토 통밀국수

데, 궁합이 잘 맞습니다."

박종호 씨는 이 병조림 토마토를 다양하게 활용하고 있었다. 특히 샐러드와 토마토 통밀국수는 그가 가장 즐겨 먹는 메뉴 중 하나다.

토마토로 차려진 박종호 씨의 건강 식단. 그런데 그가 갑자기 꺼내는 모래시계! 이건 어떤 용도일까?

"제가 그전에는 식사를 좀 빨리하는 버릇이 있었습니다. 아시다시피 이 모래시계는 30분짜리거든요. 그 30분 동안에 꼭꼭 씹어서, 천천히 오래 먹을 수 있도록 하기 위해서 저만의 식사비법으로 이런 방법을 선택하고 있습니다."

이렇게 채소 위주의 식습관과 토마토를 먹으면서 현재 박종호 씨는 암

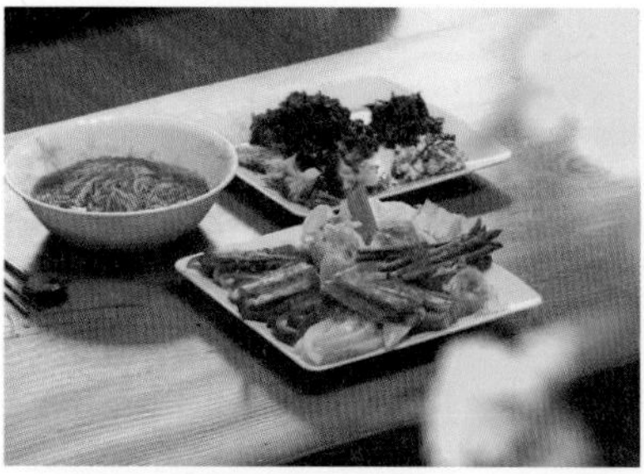
| 토마토로 차려진 건강 식단

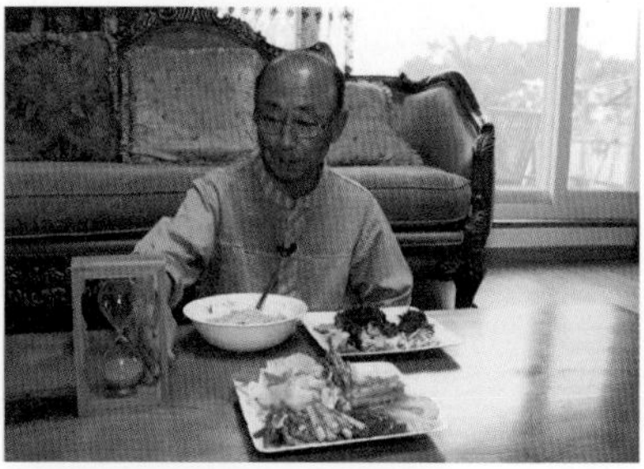
| 모래시계를 꺼내는 박종호 씨

재발 소견 없이 건강한 생활을 이어가고 있다.

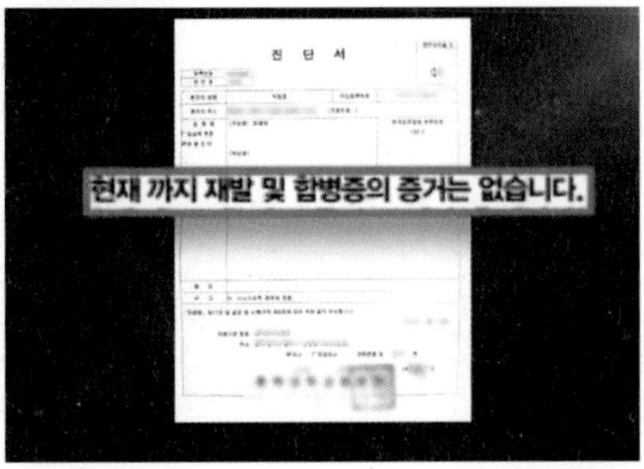

| 진단서

토마토에서 항암작용을 하는 것은 바로 붉은색의 천연 색소인 라이코펜 성분인데, 이 성분이 특히 전립선암 억제에 효능이 뛰어나다는 연구도 보고된 바 있다.

스타 트레이너 숀리의 토마토 사랑

토마토의 뛰어난 효능을 몸소 체험하고 있다는 또 다른 사람을 만나기 위해 찾은 서울의 한 헬스장. 많은 사람들 가운데 유독 힘이 넘치는 한 사람이 눈에 띄었는데, 건강한 근육질 몸매를 자랑하는 낯익은 얼굴. 바로

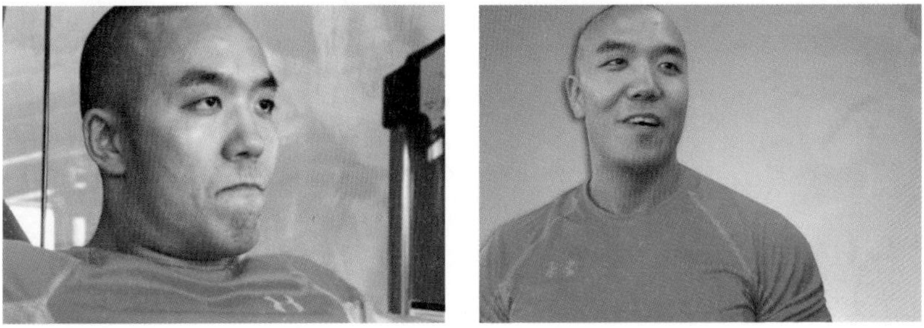

| 숀리

연예인을 비롯한 고도비만 환자들의 다이어트를 성공시킨 스타 트레이너, 숀리!

누구보다 식습관이 철저한 헬스트레이너인 그는 토마토를 즐겨 먹는다.

"저는 하루에 토마토를, 최소 큰 토마토를 10개 정도 먹는 것 같습니다. 하루에 아침, 점심, 저녁으로 먹는데요, 한 번에 3개 정도 갈아서 숀리 토마토 파워주스를 만들어서 먹습니다."

숀리가 이처럼 토마토를 즐겨 먹게 된 데에는 그만의 이유가 있다.

"사실, 제가 지금은 이렇게 건강해 보이지만 예전에는 약골이었습니다. 근육량도 없었고 키 180cm에 몸무게 58kg. 정말 약골이었는데 근육을 키우기 위해 웨이트 트레이닝을 하면서 '단백질 고기를 먹어서 근육을 키워야 되겠다.' 그런 생각 때문에 고기만 많이 먹었어요. 그러다 보니까 콜레스테롤도 올라가는 것 같고 속이 부대끼면서 여러 가지로 몸이 안 좋

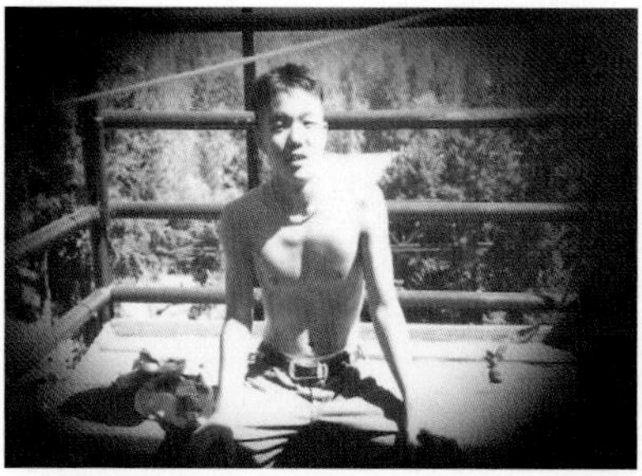
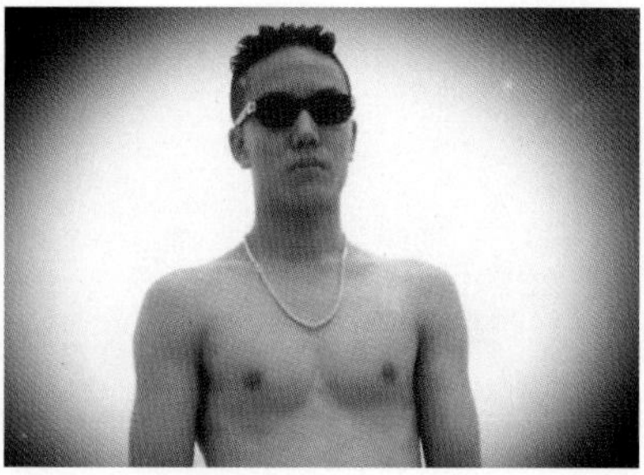

| 숀리의 과거 모습

아지는 거예요."

토마토는 건강하게 살을 찌우고 몸을 만들기 위한 그만의 건강비법이었다.

"많은 분들은 제가 고기, 닭가슴살, 달걀, 고구마만 먹고 산다고 생각하시는데 그건 잘못된 생각이고요. 운동 전이나 운동 후에 저 같은 경우 토마토 주스를 마십니다. 특히 운동 전에 한 잔 마시면 포만감이 유지되면서 체력이 지치지 않더라고요."

숀리에게 지치지 않는 힘을 주는 토마토 파워주스

숀리의 토마토 파워주스는 만드는 과정이 간단해서 누구나 따라 할 수 있다. 우선 토마토를 적당한 크기로 잘라서 믹서기에 넣고 우유를 부은 뒤 기호에 따라 꿀을 첨가한다. 그리고 또 한 가지, 빠져서는 안 될 중요한 재료가 있다.

"토마토 파워주스에 꼭 들어가야 할 것이 바로 올리브유입니다. 큰 숟가락으로 반 스푼 정도, 티스푼으로는 한 스푼 정도를 넣어주시면 토마토의 라이코펜 성분을 흡수시키는 데 도움을 줍니다."

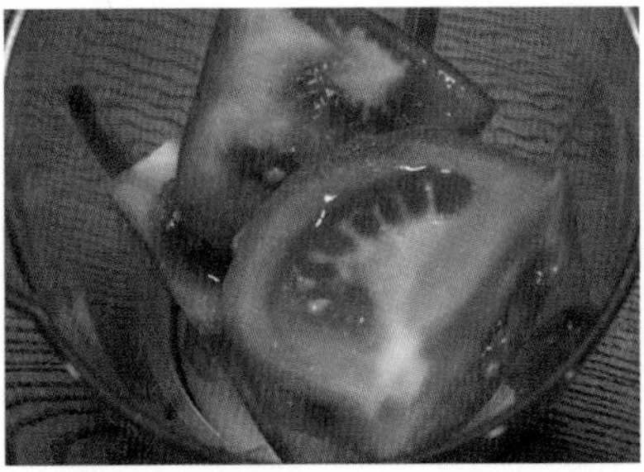

| ① 자른 토마토를 믹서기에 넣는다

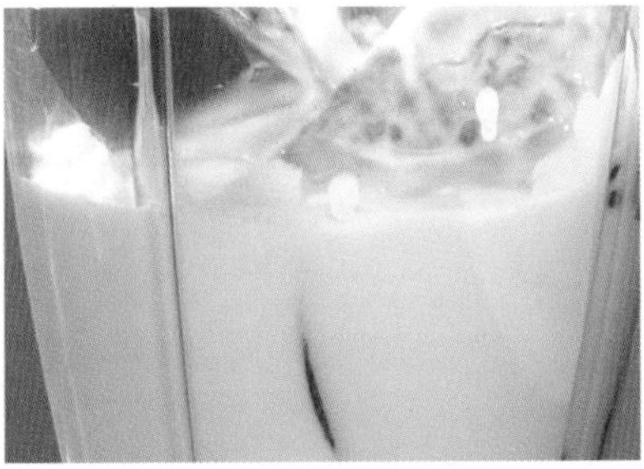

| ② 우유를 붓는다

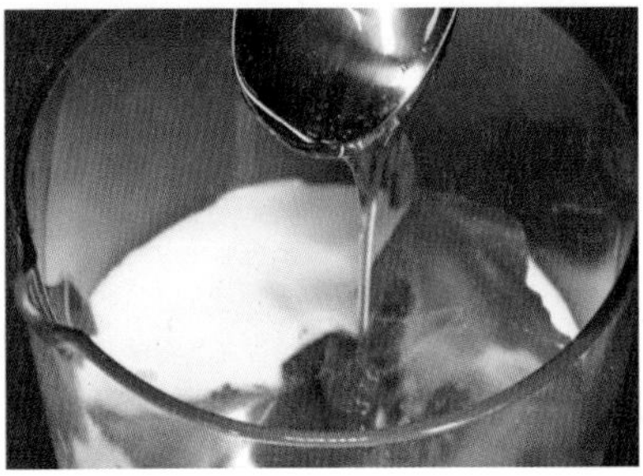

| ③ 꿀을 넣는다

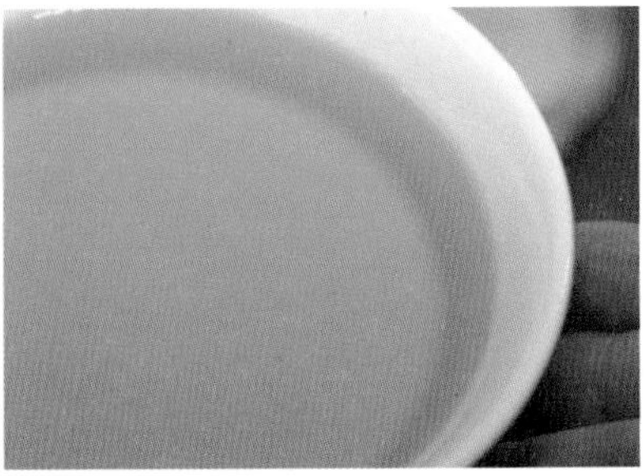

| ④ 올리브유를 넣고 간다

토마토에 올리브유를 곁들이면 기름에 녹는 라이코펜 성분의 체내 흡수율이 4배가량 높아진다고 한다.

"토마토의 라이코펜 성분은 기름에 잘 녹는 지용성입니다. 그래서 올리브유나 불포화지방산이 포함된 기름에 섞어 먹거나 볶아 먹으면 소화흡수율이 늘어나는데, 대략 9배까지 늘어난다고 합니다. 항산화 물질인 라이코펜의 흡수율을 높이려면 토마토를 기름에 볶거나 토마토에 기름을 첨가해서 먹으면 더욱 큰 효과를 볼 수 있습니다."

김성훈 / 내과전문의

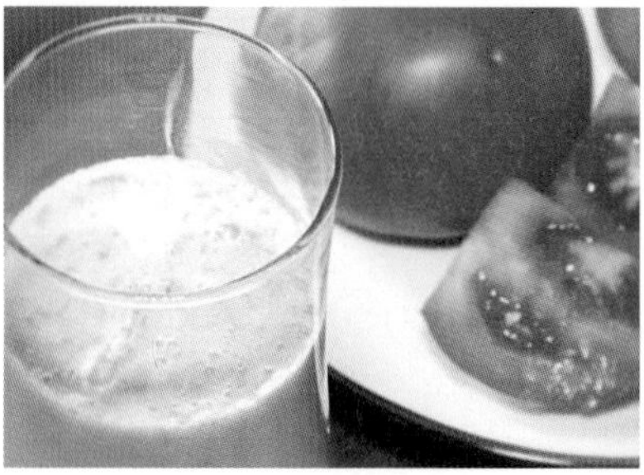 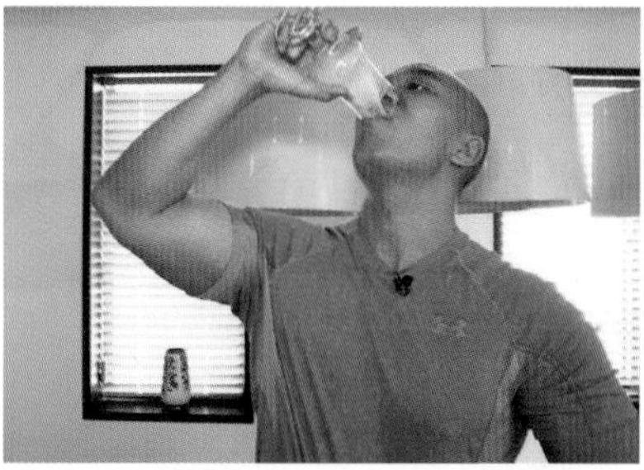

| 토마토 파워주스를 마시는 숀리

이렇게 재료를 모두 넣고 갈아주면 토마토 파워주스가 완성된다.

"색깔도 예쁘고 냄새도 좋아요."

숀리가 운동 전후에 에너지 보충을 위해 한 잔씩 마신다는 토마토 파워주스. 우유가 들어가서 포만감이 좋기 때문에 다이어트를 하는 사람들에게도 도움이 된다고 한다.

"운동 끝나고 마시는 토마토 파워주스가 제일 맛있는 것 같아요. 영양분을 꽉 채워주면서 마치 막 근육을 나오게 하는 그런 기분입니다. 좋습니다! 모두 한번 드셔보세요. 오늘부터."

Chapter 08
3위 현미

현미

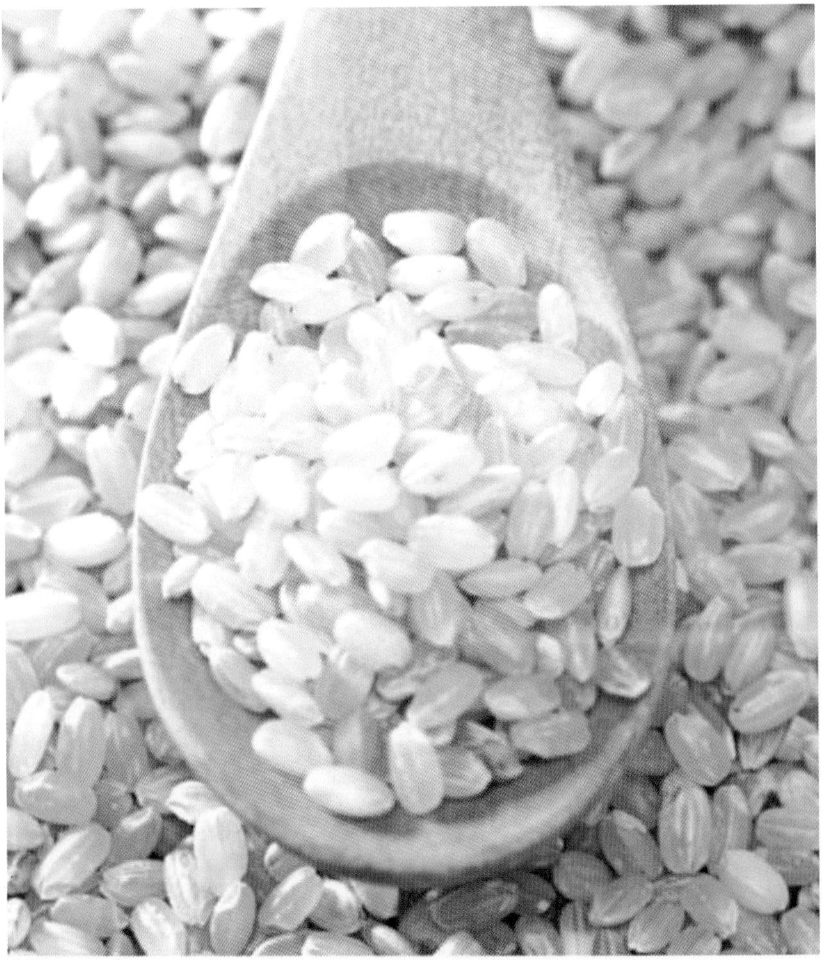

건강한 곡물, 그중의 으뜸 곡물

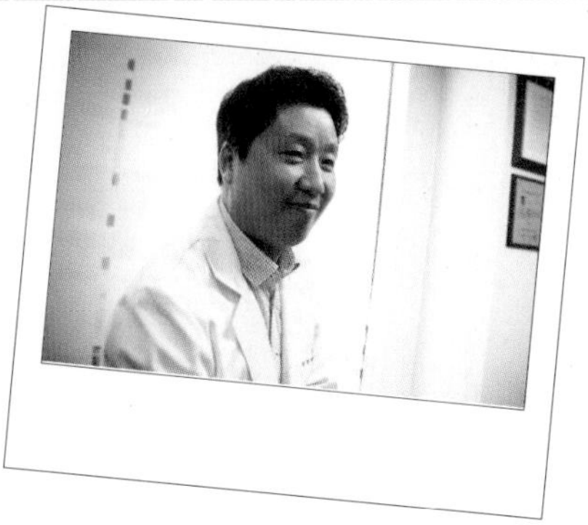

4위 토마토에 이은 〈천기누설〉 10대 건강식품 3위를 만나기 위해 찾아간 곳은 부산.

공인중개사인 이수영 씨는 5년 전 갑작스럽게 찾아온 고통을 아직도 생생히 기억하고 있다.

"맨 처음에는 사실 등이 좀 아팠고 그다음에 손발이 많이 저렸어요."

처음엔 중풍 증상인 줄로 알고 바로 병원을 찾았다.

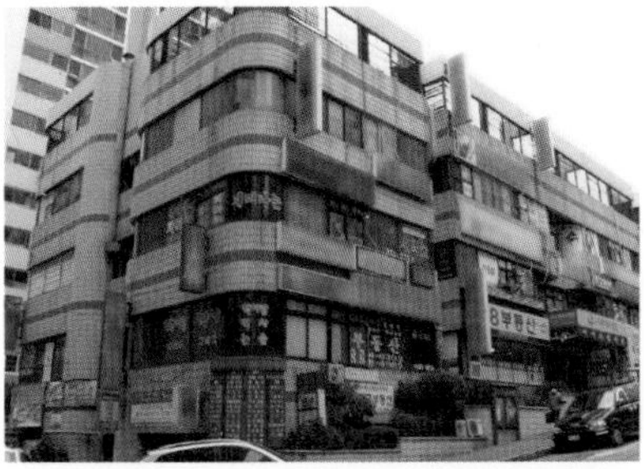

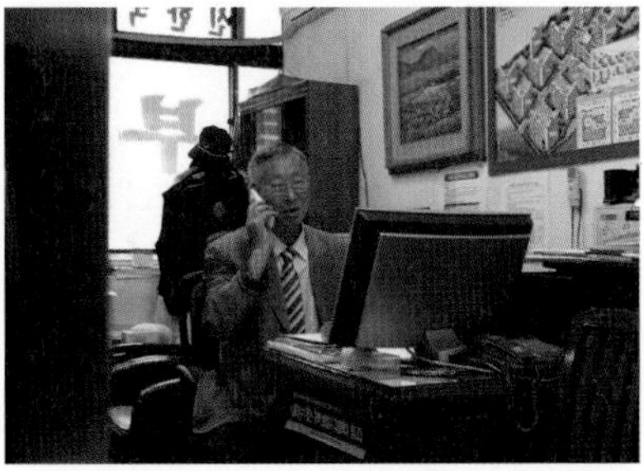

| 부산의 이수영 씨

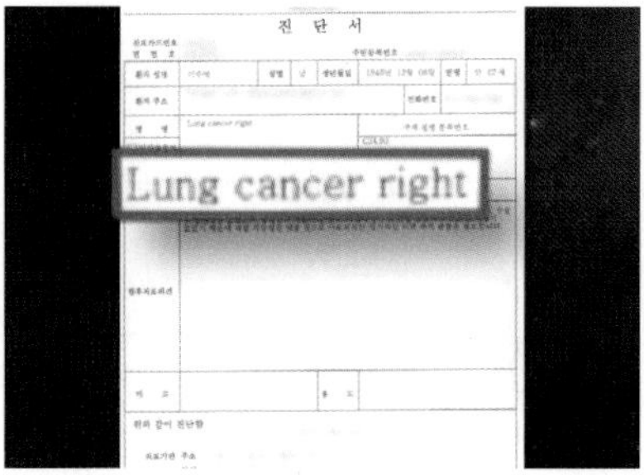

| 진단서

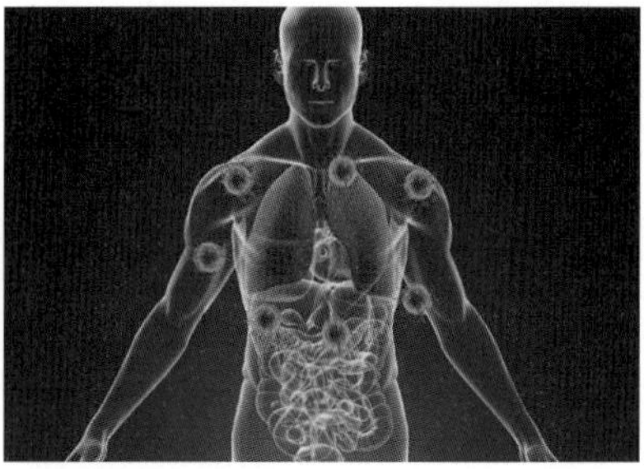

| 폐암

“병원에 가서 검사를 해보니까 척추에 조금 문제가 있는 것 같은데, 이제 그거는 아무런 문제가 없는데 폐에 곰팡이균 같은 게 있는 것 같다고 하시더라고요.”

폐에서 곰팡이균이 발견됐다? 그러나 검사 결과, 곰팡이균이 아닌 폐암이었다.

“여기서 오진 한 줄 알았어요. 왜냐하면 내가 폐에 어떤 이상이 생길 정도의 관련된 업무를 한 번도 해본 적이 없어요. 거기다가 담배도 안 피우고 술도 별로 안 하거든요. 그리고 그전에 마라톤 같은 데를 참가할 정도로 건강이 좋았어요.”

여성이나 비흡연자에게 많이 발생하는 폐암의 종류인 선암은 최근, 그 발생률이 증가 추세에 있다. 이수영 씨 역시 선암성 폐암으로 2009년 수술을 받았다.

오른쪽 폐의 절반을 절제한 흔적이 아직도 몸에 깊게 남아 있었다. 그리고 그는 수술의 상처가 열어질수록 더욱 간절하게 기다려지는 날이 있다고 한다.

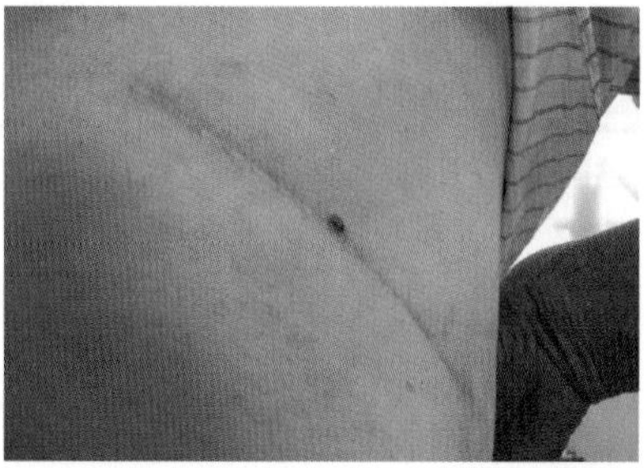

| 수술 자국

"제가 달력에 21일, 여기에다 동그라미를 쳐놓았는데요. 이 21일이 저한테는 가장 중요한 날입니다. 이때가 제가 암 수술을 받은 지 만 5년이 되는 날이거든요. 이때가 어떻게 보면 제가 다시 생명을 얻는 귀중한 날이죠."

며칠 뒤, 서울의 한 대학병원. 가족과도 동행하지 않고 홀로 담담하게 병원으로 들어가 검사 결과를 들었다.

"결과가 아주 잘 나왔어요. 아주 아주 잘 나왔어요. 모든 게 이상이 없

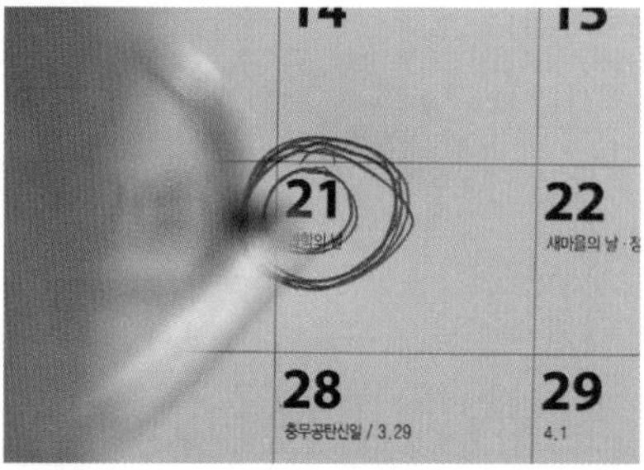

| 달력에 표시된 날짜

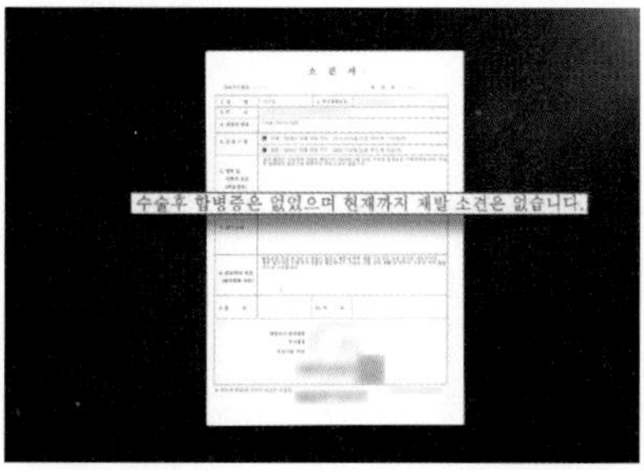

| 완치 판정 진단서

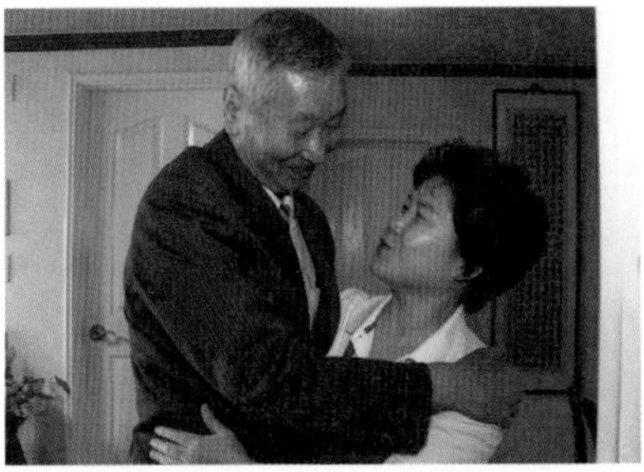

| 이수영 씨 부부

다고 해요. 더군다나 다른 이상 같은 게 하나도 발견이 안 됐다고 하고 관리만 잘하면은 이상이 없다고 합니다."

지난 5년간 이수영 씨의 노력이 고스란히 담긴 진단서. 5년이 지난 지금까지 재발 소견이 없다는 진단이었다.

하루 종일 기다리며 마음을 졸였던 아내도 이제야 마음을 놓는다.

"너무 좋죠. 복권 당첨된 것보다 더 좋아요. 진짜 처음에 남편이 폐암이다, 했을 때는 혼이 나간 것 같이 정신이 없었는데 완치 판정이 났다니까 너무 기쁘고 좋아요."

이수영 씨가 암을 극복하는 데는 아내의 눈물겨운 노력이 있었다.

"우선 남편을 위해서 특별히 해준 게 있어요. 뭐냐면 식단을 완전히 바꿨어요."

이수영 씨가 암 진단을 받고 바꿨다는 식단! 견과류부터 각종 채소까지 한눈에 봐도 건강 밥상인 것을 알 수 있다. 이 중에서도 그가 최고로

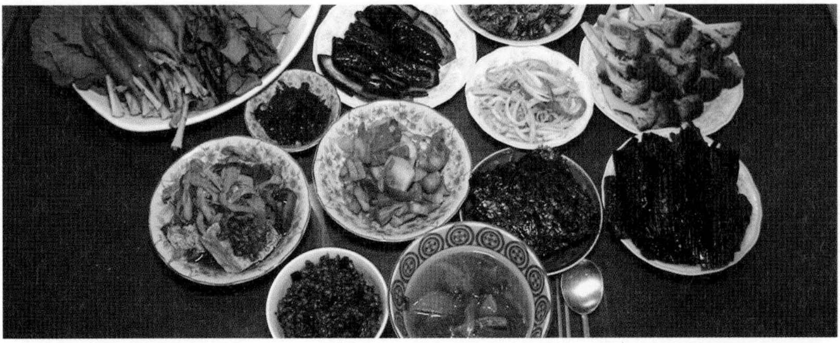

| 이수영 씨의 식단

꼽는 건강비법이 한 가지 있다고 한다. 과연 그 정체는 무엇일까?

"우리 식단에는 비밀이 있어요. 우리 식단은 오색 채소를 위주로 해서 구성이 되어 있고, 그리고 그보다 더 중요한 것은 저는 항상 현미밥을 먹고 있다는 사실입니다. 이게 아마 제 건강을 지켜주지 않았을까, 이런 생각을 하고 있습니다."

현미밥이 최고의 건강비법이다?

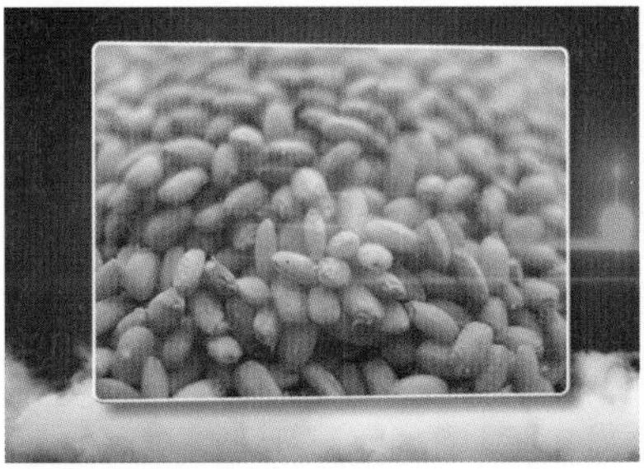

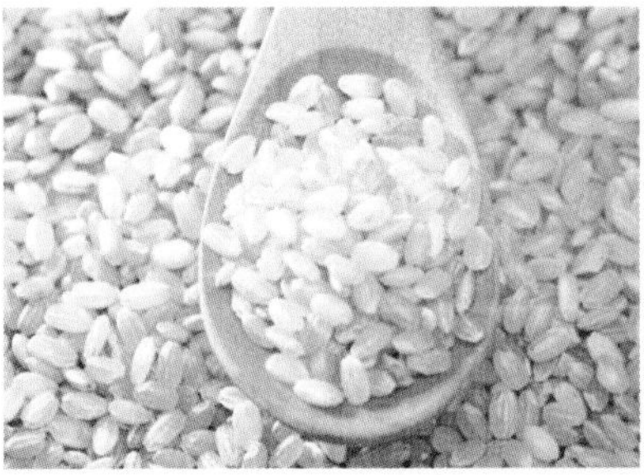

| 현미

100인의 전문가가 선정한 10대 건강식품, 3위는 현미!

성인병과 암 예방에 탁월한 효험을 지닌, 곡물의 으뜸이라고 할 수 있는 현미. 지난 〈천기누설〉 방송에서는 현미밥, 발아현미, 현미식초 등으로 당뇨병, 고혈압과 같은 성인병은 물론 말기 암을 극복한 사례를 통해 그 우수한 효능을 여러 차례 소개했다.

그렇다면 〈천기누설〉 100인의 전문가들이 현미에서 주목한 효능은 무

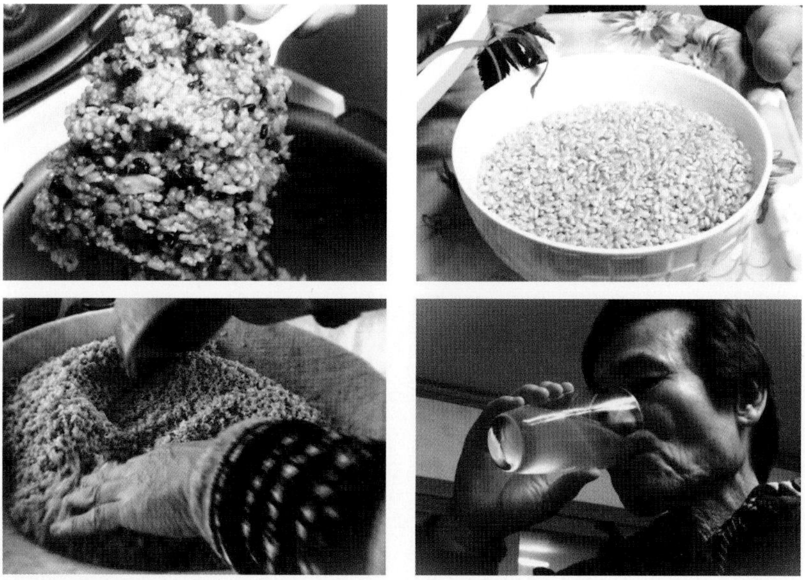

| 지난 방송 사례자들

엇일까?

“제가 선정한 건강식품은 현미입니다. 현미는 대개 껍질째 같이 먹기 때문에 그 안에 아주 훌륭한 식이섬유가 많이 포함되어 있습니다. 이 식이섬유는 변을 많이 만들어내는 데 도움이 됩니다. 따라서 배변 활동도 굉장히 쉽게 돼서 대장암이나 직장암에 예방 효과가 있습니다. 그래서 현미를 건강식품으로 뽑았습니다.”

오한진 / 가정의학과 전문의

이수영 씨는 현미에 잡곡을 조금씩 섞어 먹는다고 하는데, 현미를 기본으로 칼슘이 풍부한 차조, 콜레스테롤을 낮추는 율무, 활성산소를 제거하는 수수, 해독작용이 있는 팥과 검은콩을 넣은 현미잡곡밥을 5년 동안 꾸준히 먹어오고 있다.

그렇다면 이수영 씨는 현미식을 하면서 몸에 어떤 변화를 느꼈을까?

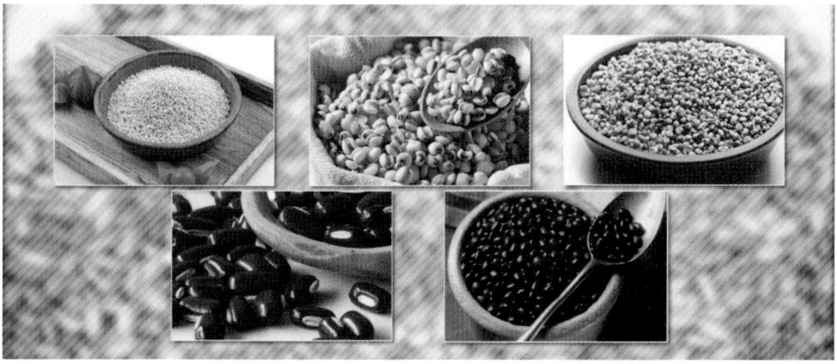

| 이수영 씨가 먹는 잡곡들

"저는 이것 외에는 다른 약을 쓴 적이 없는데, 제가 아직까지 재발이나 이런 것 없이 잘 치유되고 있는 걸로 봐서 현미식이야말로 암 예방에 절대적인 좋은 역할을 하는 영양소를 갖지 않았는가, 이런 생각을 합니다."

과연 그의 믿음대로 현미가 암 극복에 도움이 되었을까?

"현미에는 일반 백미에 없는 식이섬유가 풍부하게 함유되어 있어요. 그리고 약간의 항염증과 항암 효과를 일으킬 수 있는 피틴산이 함유되어 있는데, 이것이 같이 작용하면서 잠재적으로 발암물질로 작용할 수 있는 여러 가지 독성물질을 몸 밖으로 배출하는 그런 효과를 도왔을 것으로 생각합니다."

김종우 / 가정의학과 전문의

실제로 현미의 활성산소를 억제하는 항산화 효능이 연구를 통해 밝혀지기도 했다.

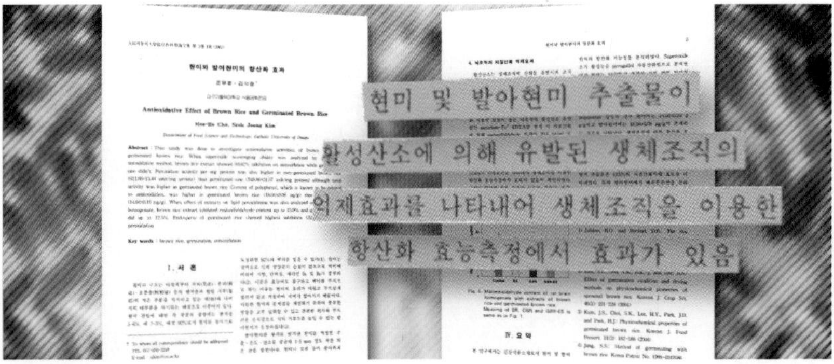

| 현미의 항산화 효능에 대한 논문

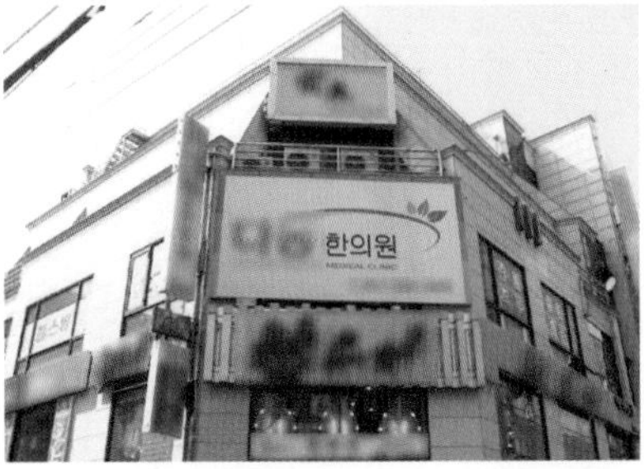

| 병원 외경

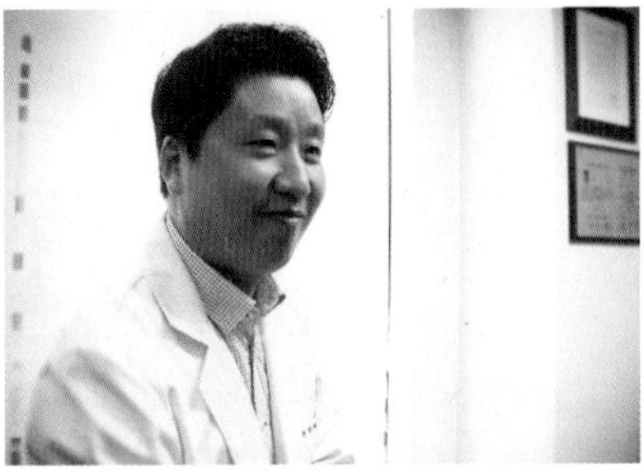

| 배한호 한의사

배한호 한의사의 현미 치료식

천안에 위치한 한 한의원에는 현미식을 치료에 적극 활용하는 의사가 있다. 바로 배한호 한의사.

그는 한의원을 찾는 환자들에게 현미밥을 적극 권장한다.

"치료는 침 치료나 한약을 하기 이전에 기본적으로 현미밥, 잡곡밥, 현미채식 위주로 식사하시면서 침 치료를 병행하시면 더 효과가 좋을 거예요."

배한호 / 한의사

한의원의 점심시간. 그런데, 배한호 한의사의 점심은 조금 특별하다. 직접 밥솥에 현미밥을 해 먹는 것이다. 그 역시 평소에 현미식을 직접 실천하고 있었다.

"저희는 이렇게 현미식으로 먹습니다. 그냥 현미잡곡밥에다가 집에서 가져온 나물반찬 해서 여기서 간단히 먹은 지가 꽤 됐습니다."

배한호 / 한의사

배한호 한의사 역시 현미에 잡곡을 섞어서 먹고 있었는데, 현미를 절반 정도 넣고 조, 수수, 콩, 보리, 기장과 같은 잡곡을 섞어서 현미와 잡곡의 비율을 5:5로 맞춘다고 한다.

이수영 씨의 현미잡곡밥과 비교해볼 때, 들어가는 잡곡의 종류는 다르지만 모두 현미를 기본으로 하고 있었다.

그런데 이 모든 잡곡들 중에 현미를 최고의 건강식품으로 꼽는 이유는 무엇일까?

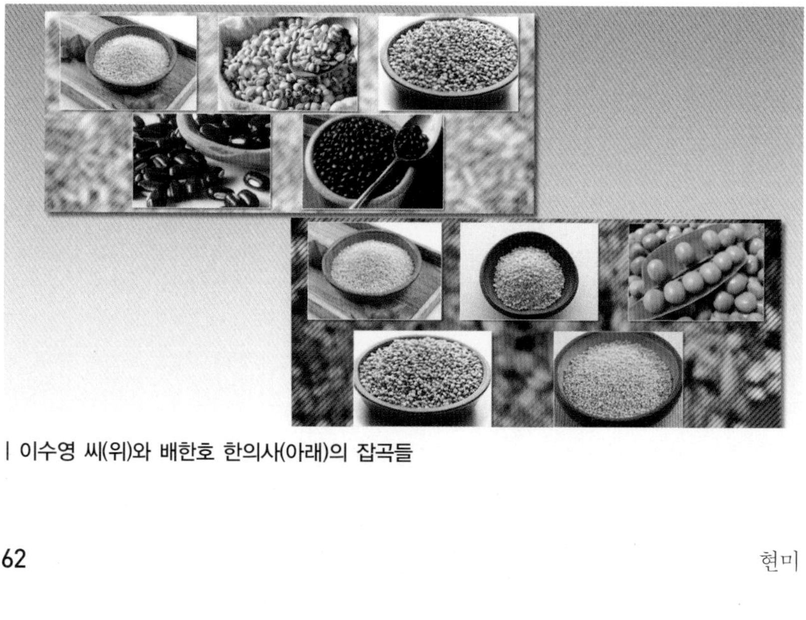

| 이수영 씨(위)와 배한호 한의사(아래)의 잡곡들

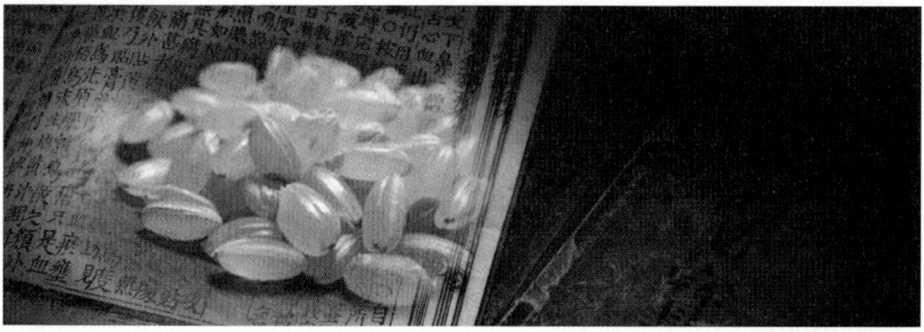

| 탕액편의 현미

"지금 가장 중요한 건 사실은 현미죠. 〈동의보감〉 편제상 가장 중요한 것이 앞쪽에 나오고 중요하지 않은 것이 뒤쪽에 나와 있는데요, 〈동의보감〉 탕액편, 한약을 다루는 편에 나오는 가장 첫 번째 류가 곡류입니다. 곡류 중에서도 현미가 가장 앞쪽에 나와 있습니다. 그만큼 전통적으로도 현미의 중요성을 언급한 겁니다."

배한호 / 한의사

〈동의보감〉에서 가장 좋은 보약으로 꼽은 현미밥! 특히, 간이 나쁠 때는 현미와 채소를 주식으로 하라고 기록돼 있다.

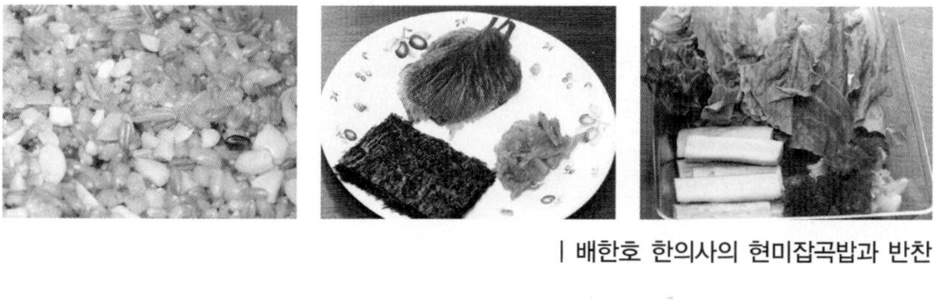

| 배한호 한의사의 현미잡곡밥과 반찬

배한호 한의사는 현미잡곡밥에 채소와 해조류 발효식품을 골고루 먹는 현미채식을 실천하고 있었다.

약이 되는 현미밥 짓는 법

"밥은 기본적으로 현미밥 50%에다 조, 수수, 기장, 귀리 잡곡을 50% 넣은 거고요. 그리고 지금 점점 날씨가 더워지기 때문에 상추 쌈 같은 거, 오이, 브로콜리 이렇게 해서 발효식품인 고추장과 된장을 같이 먹는 겁니다."

배한호 / 한의사

20여 년 전 처음 현미채식을 시작했다는 배한호 한의사. 당시 건강에 큰 변화를 경험했다고 한다.

"저는 현미채식을 섭취한 20대 초반에, 6개월 정도 현미채식을 했었

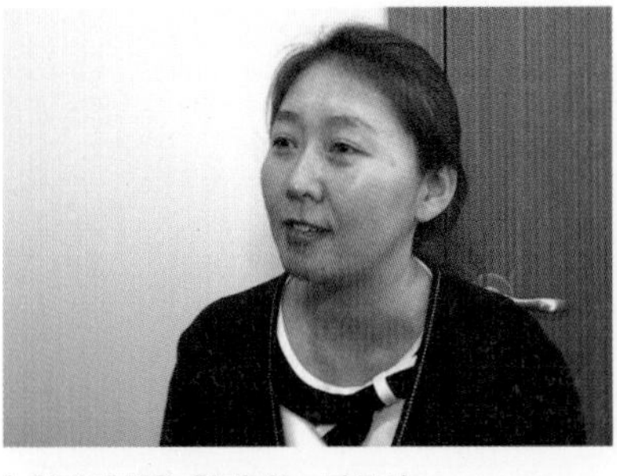
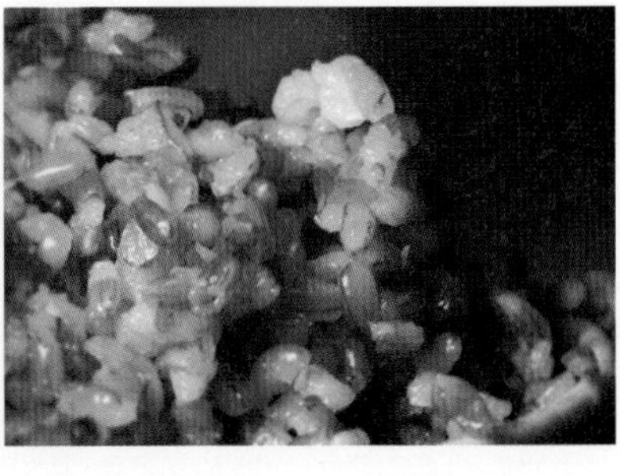

| 현미채식을 함께하는 간호사

는데요, 장의 활동량이 많아지고 배변량이 많아지면서 몸이 가벼워지고 체중이 10kg 정도 빠지면서 당시에 있던 요통이 없어졌습니다."

배한호 / 한의사

한의원에서 먹는 소박한 자연 밥상. 현미 전도사가 된 배한호 한의사 덕분에 함께 일하는 직원 역시 현미채식을 실천하게 됐다.

"저도 현미채식을 해서 많이 좋아졌는데요, 우리 간호 선생님도 현미채식을 하면서 많이 좋아졌습니다."

배한호 / 한의사

"저도 많이 좋아졌습니다. 현미채식은 한 6개월 정도 했고요. 체중은 한 8kg 정도 감량되었어요. 변비도 좋아졌고요."

간호조무사

하지만 현미밥을 먹을 때 한 가지 주의해야 할 점이 있다고 한다.

"찰기가 많은 찹쌀 같은 경우에는 오래 복용했을 경우에 팔다리의 힘을 떨어뜨리고 기운을 빠지게 하는 작용을 합니다. 그래서 현미밥을 드실 때 멥쌀 현미밥을 드셔야지 찹쌀 현미밥으로 오래 드시게 되면, 오히려 체력이 떨어지고 몸이 차지고 팔다리에 힘이 빠지는 현상을 경험하실 수 있습니다."

배한호 / 한의사

Chapter 09
2위 양파

양파

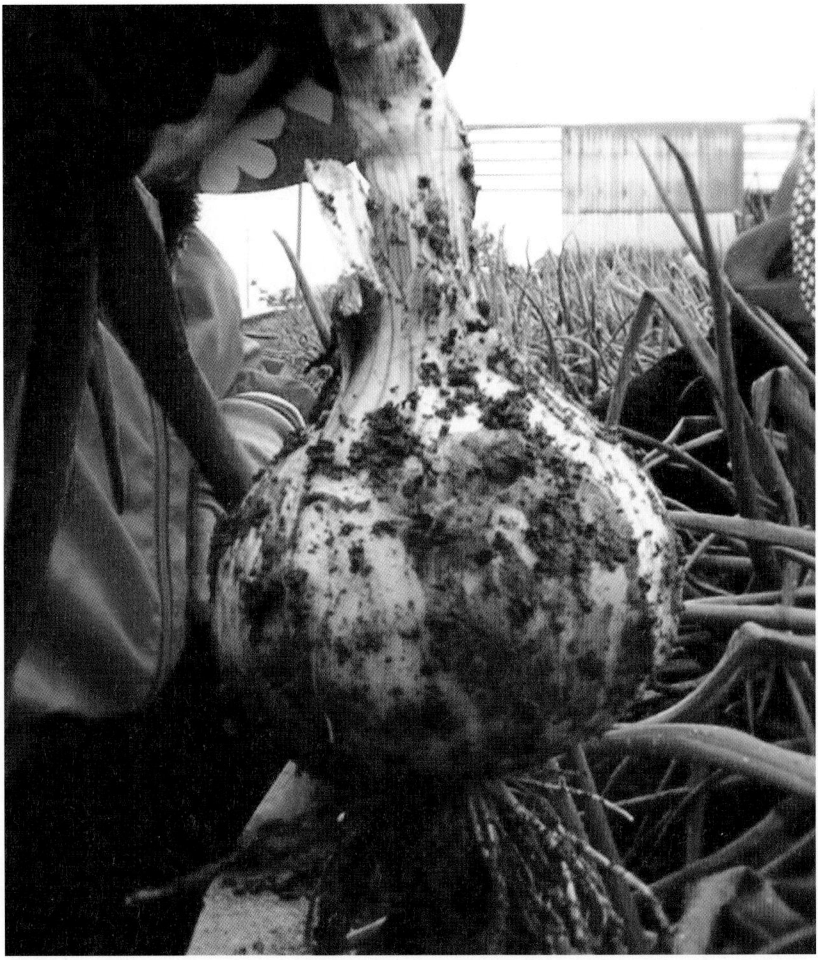

세계 3대 채소, 21세기 불로초

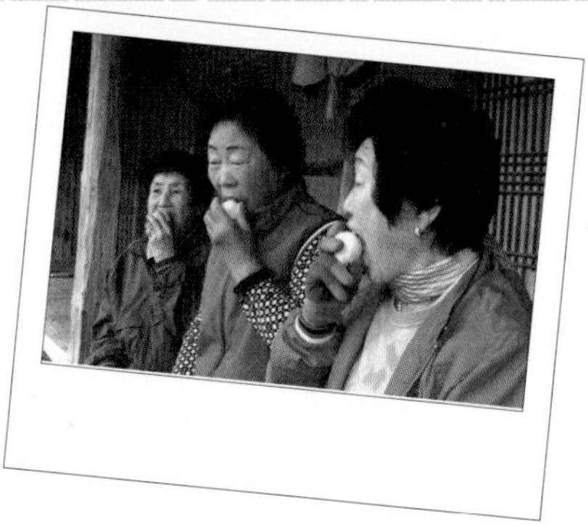

〈천기누설〉이 뽑은 10대 건강식품, 2위를 소개할 주인공을 찾아간 곳은 전라남도 무안군. 일명 '장수마을'로 소문난 이곳에는 주민들이 즐겨 먹는 특별한 건강식품이 있다.

삼삼오오 모여 뭔가를 먹고 있는 주민들. 대체 이들이 먹고 있는 이 음식의 정체는 무엇일까?

"이게 우리 마을에서 나오는 과일이에요. 이거 먹으면 장수해요. 아플 때마다 먹고요, 음식에 안 들어가는 데가 없어요. 오메 단 것~"

몸에도 좋고 맛도 좋기 때문에 매일 챙겨 먹는다는 건강식품. 그 정체는 무엇일까?

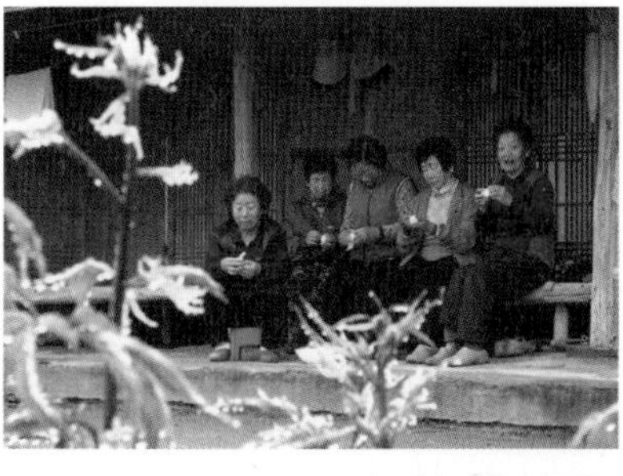

| 장수마을 주민들

"이 앞에 나가면 밭에 천지예요. 저 앞으로 갑시다."

밭에서 자라는 작물 중 하나라는 건강식품.

그런데 주민들이 가리킨 곳을 살펴보니, 과일과는 상관없어 보이는 초록색 이파리들만 가득하다. 그 생김새는 마치 파 같아 보이는데.

"잎을 잡고 뽑으면 밑에 열매가 나오고 맛있습니다. 우리 마을의 보물식품, 최고 건강식품입니다."

땅속 깊은 곳에 숨겨져 있다는 작물. 드디어 모습을 드러내는 건강식품은? 다름 아닌, 식탁에서 흔히 볼 수 있는 식재료 중 하나인, 양파였다!

100인의 전문가가 선정한 10대 건강식품, 2위는 양파!

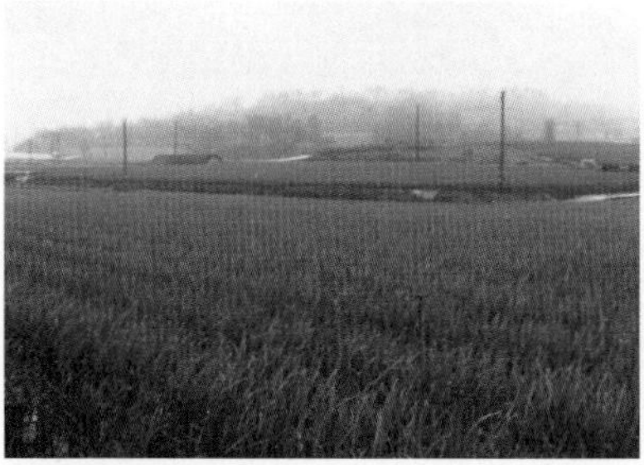

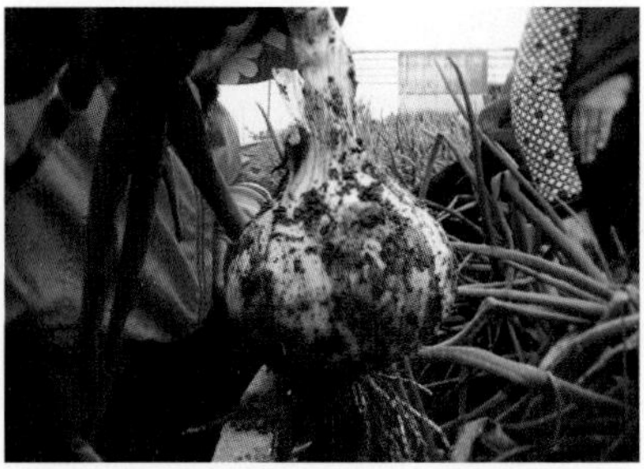

| 밭에서 뽑은 양파

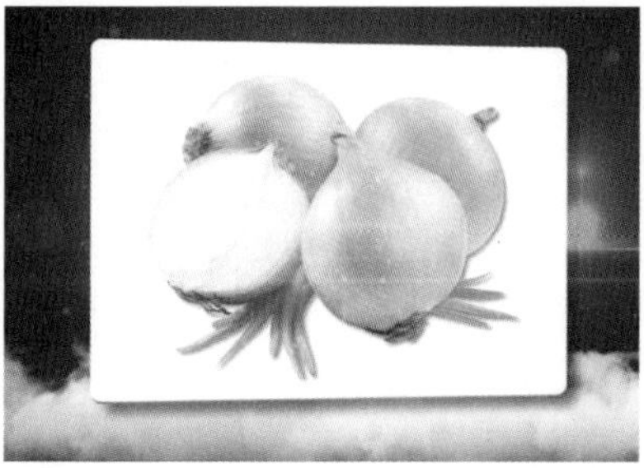

| 양파

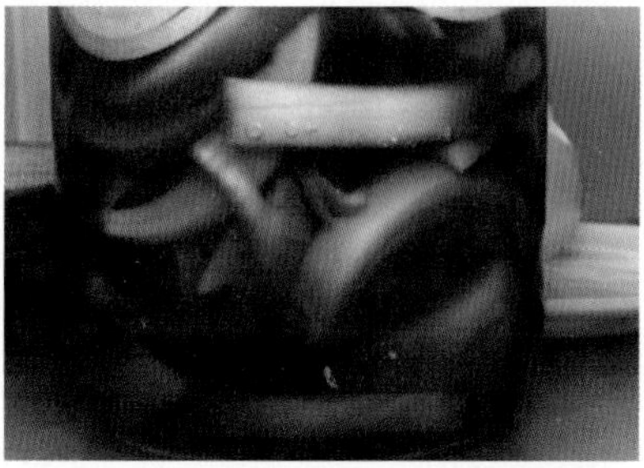

| 지난 방송에 소개된 양파와인

'21세기 불로초'라 불리는 양파! 고혈압과 동맥경화 등 성인병을 예방하는 것으로 알려진 양파는 세계 3대 채소 중 하나다. 이렇듯 다양한 양파의 효능은 그동안 〈천기누설〉을 통해서도 여러 차례 소개된 바 있다. 그중 양파와인으로 관절염을 극복한 사례는 큰 화제가 되기도 했었다.

그렇다면 양파를 선정한 전문가들은 어떤 이유로 양파를 최고의 건강식품으로 꼽은 것일까?

"양파는 전 세계적으로 재배 역사가 4000여 년이 되고요, 우리나라에 들어온 것은 조선 후기에 들어와서 부업을 책임진 향신료로 사용되었죠. 양파는 쉽게 설명하면 혈관 청소부, 혈관 강화제의 역할을 해요. 또 피로를 풀고 간을 해독하는 효능들이 있습니다. 그리고 유황아릴이나 비타민 B_1 같은 비타민 성분이 있어서 피로를 풀고 에너지를 만들어내는 데도 많은 효능이 있습니다."

한동하 / 한의사

"황화아릴 성분도 있고 그다음에 헤미셀룰로스 성분도 있고, 여러 가지 무기질이라든가 비타민도 많이 들어 있어요. 특히, 양파에는 퀘르세틴이라는 그런 색소가 있는데 껍질 부분에 집중해서 있긴 하지만 양파 자체는 얇은 껍질막만을 제외하고 나머지는 전량을 다 먹을 수가 있습니다. 그렇기 때문에 버릴 게 하나도 없는 좋은 식재료라고 할 수 있죠."

한귀정 박사 / 농촌진흥청 농업연구관

고대 그리스에서는 올림픽에 출전하는 선수들의 체력을 위해 양파를 갈아 마시고 몸에 바르는 등 보양식품으로 각광받았다고 한다.

특히 날씨가 따뜻한 전라도 일대에서 자라는 양파는 바닷가에서 자라 해풍을 맞았기 때문에 해충에 강하고, 황토의 게르마늄 성분이 많은 것이 특징이다.

한 대학의 연구팀에서는 전라도 무안에 사는 70세 이상 장수 노인들

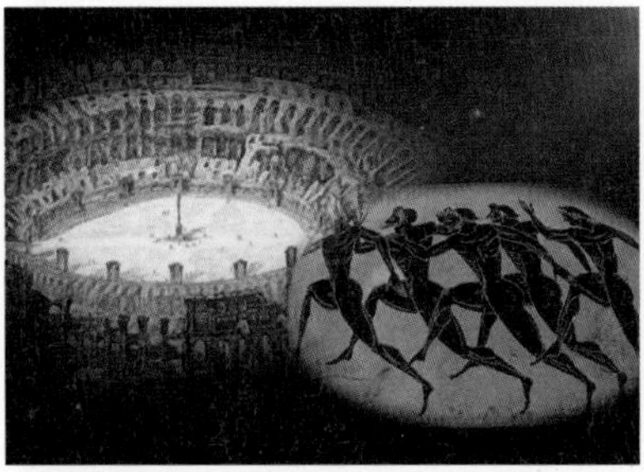

| 올림픽 출전 선수의 체력을 도운 양파

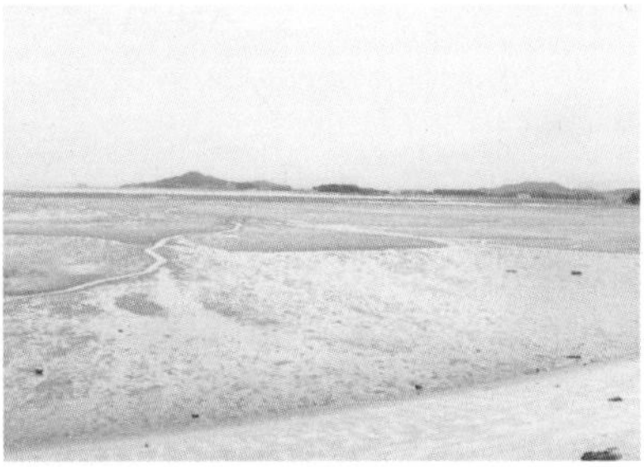

| 해풍 맞은 양파가 해충에 강하다

중 78%의 노인들이 양파를 즐겨 먹는다는 것을 발표하기도 했다.

양파로 고혈압과 당뇨,
두 마리 토끼를 잡다

햇양파를 캐는 이맘때가 가장 분주하다는 마을 주민들. 우리는 이곳에서 올해 83세의 김봉옥 씨를 만났다.

80세가 넘은 고령의 나이에도 잔병치레 없이 건강하다는 어르신은 양파로 인해 제2의 인생을 살고 있다고 한다.

"제가 예전에 몸이 굉장히 많이 아팠거든요. 그래서 이것저것 먹어봐도 그냥 그랬는데 양파를 먹으니까 내 몸이 스스로 느끼게 되어가지고, 지금은 양파를 계속 먹고 있습니다. 양파 없으면 못 살아요."

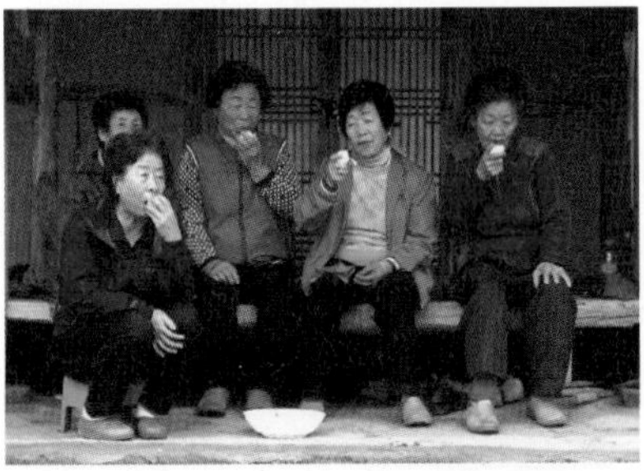

| 양파 애호가 김봉옥 씨

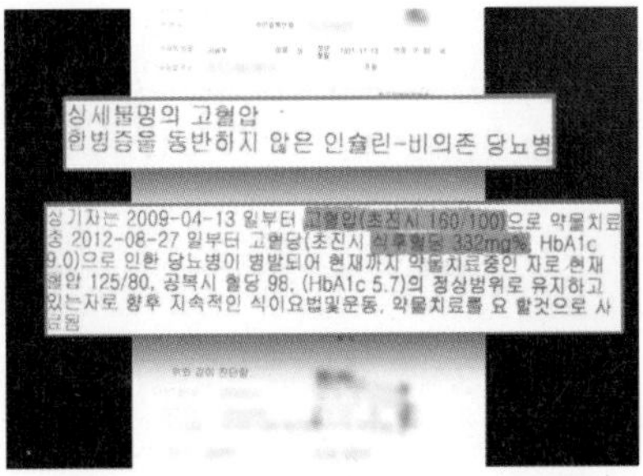

| 진단서

스스로 양파 애호가라고 하는 김봉옥 씨는 어떤 남다른 사연이 있었던 것일까?

"이거는요, 옛날에 병원에 다녔던 진단서거든요."

2009년 고혈압과 당뇨병 진단을 받았다는 김봉옥 씨의 혈압은 160, 혈당은 300이 훨씬 넘는 위험한 상태였다.

"제가 혈압, 당뇨가 있기 때문에 약을 먹어도 계속 그랬는데 어느 날 밭에서 일을 하다가 쓰러져버렸어요."

어느 날부터 손발 저림을 시작으로 두통과 어지러움 증세까지 생겼다는데, 급기야 방에 가만히 누워 있는 것조차 괴로웠다고 한다.

평소 건강했던 어머니였기에 처음에는 대수롭게 생각하지 않았던 가족들도 점점 악화되는 상황에 대책을 마련할 수밖에 없었다.

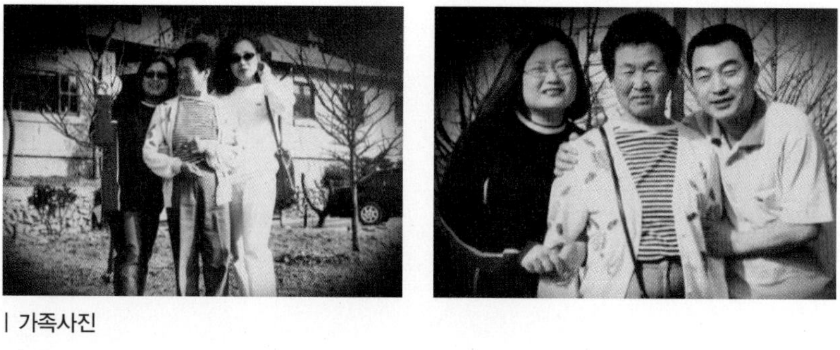

| 가족사진

"병원에 다니고 그래서 걱정을 별로 안 했었는데, 약을 드시면서도 쓰러지시고 하니까 저희는 너무 놀라서 좋은 게 뭐가 있을까 하고 찾아보다 보니까 양파가 가장 흔하고 또 몸에도 좋다고 해서 권하게 됐어요."

조순금 / 딸

비싸지도 않고, 흔하지만 효능은 뛰어나기에 선택했다는 양파! 그렇다면 김봉옥 씨는 양파를 어떻게 섭취했을까?

"이 단지에 양파가 들어 있어요."

김봉옥 씨의 특별 건강비법이라는 도자기 단지. 그 안에 어떤 양파가 숨겨져 있을까?

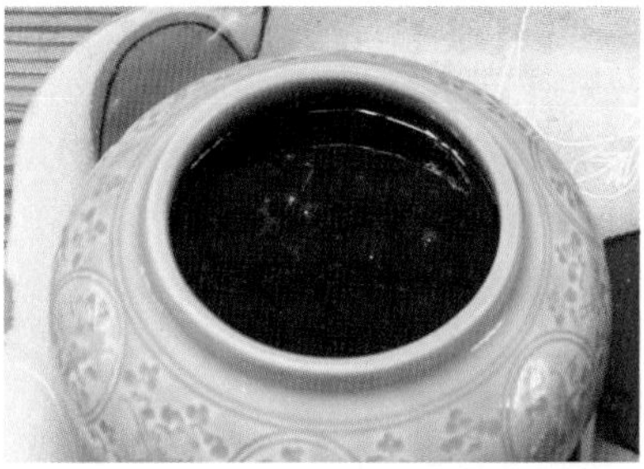

| 양파가 든 단지

그런데 단지를 열어보아도 양파는 보이지 않는다.

"이 속에 양파가 많이 들어 있어요. 양파조청이거든요."

양파로 만든 조청

김봉옥 씨는 이 양파조청에 떡을 찍어 먹기도 하고 뜨거운 물에 타서 차처럼 마시기도 한다는데, 과연 양파조청은 어떤 맛일까?

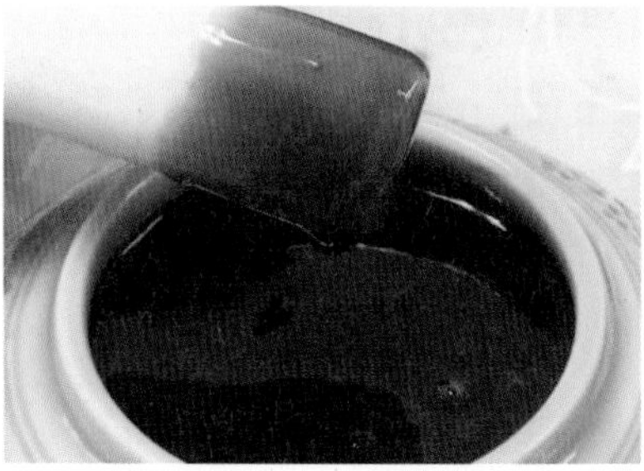

| 양파조청

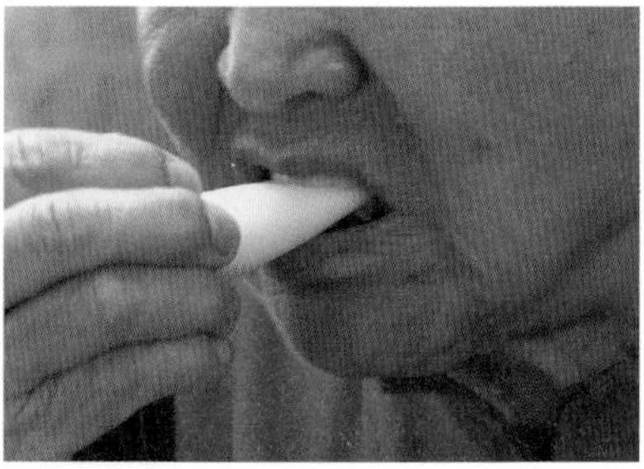

| 양파조청에 떡을 찍어 먹는 모습

"양파 냄새가 나긴 해도 다른 조청처럼 단맛이 강하지 않으니까 맛있어요."

양파조청은 양파의 달달한 맛이 고스란히 스며들어 건강한 단맛을 지니기 때문에 당뇨병 환자인 김봉옥 씨에게도 부담이 없다고 한다.

그렇다면 양파조청은 어떻게 만들까?

"먼저 밥을 고두밥을 짓고요. 그런 다음에 밥하고 나서 엿기름하고 밥하고 섞어요. 밥이 2면 엿기름 1로 2:1로 섞으면 돼요."

집에서도 쉽게 만들 수 있다는 양파조청. 먼저, 되게 지은 밥에다가 식혜를 만들 때 사용하는 엿기름을 2:1 비율로 섞어준다. 그리고 가장 중요한 것은 물의 양인데, 일반 밥물을 맞추듯이 밥솥의 3분의 1 정도만 부어준다. 그런 다음 밥솥에 안치면 되는데, 여기서 또 한 가지 중요한 것이 일반 밥을 짓듯 취사를 누르면 안 된다는 것이다.

“보온으로 해야 돼요. 취사로 하면 넘치고 하니까. 보온으로 하룻밤 이렇게 재워놓으면 돼요.”

보온 상태의 밥솥에서 하루 정도 시간이 지나면 밥과 엿기름이 익으면서 식혜처럼 물이 생기게 된다. 여기에 양파조청을 만들기 위해서 건더기를 천에 거른 뒤 물만 짜내어 사용한다. 이 물 자체만으로도 엿기름이 들어갔기 때문에 소화와 숙취 해소, 설사 등에 도움이 된다고 한다.

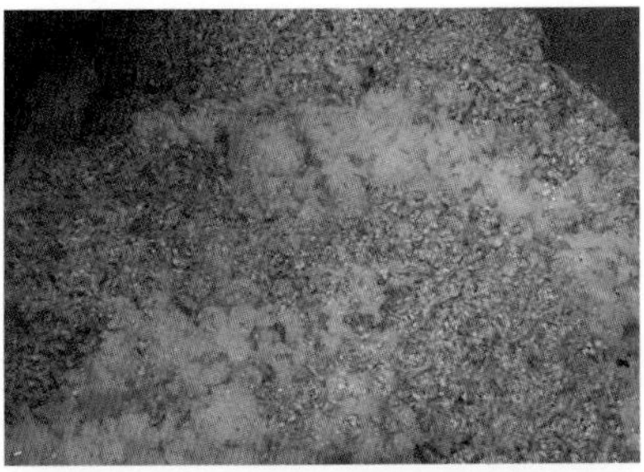

| ① 밥과 엿기름을 섞는다

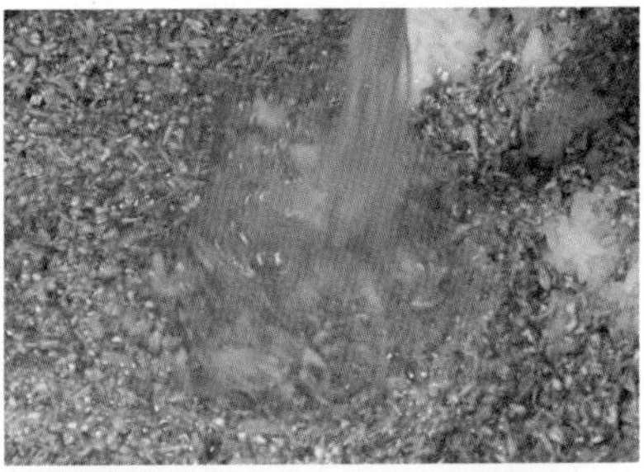

| ② 물을 붓는다

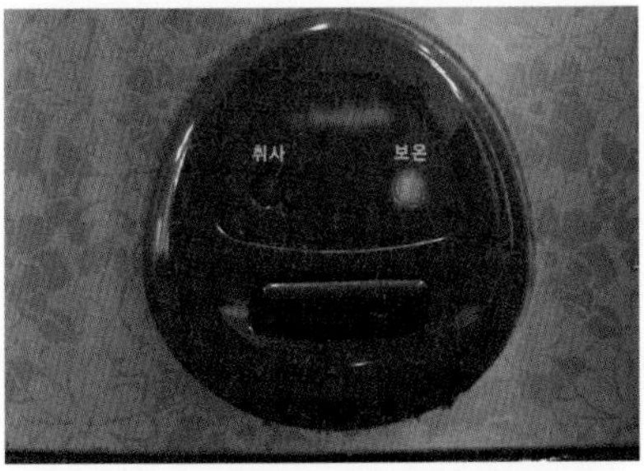

| ③ 밥솥에 안쳐 보온으로 맞춘다

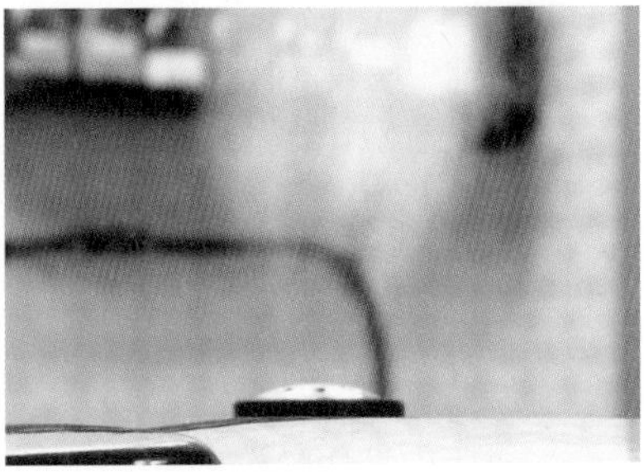

| ④ 하룻밤 재운다

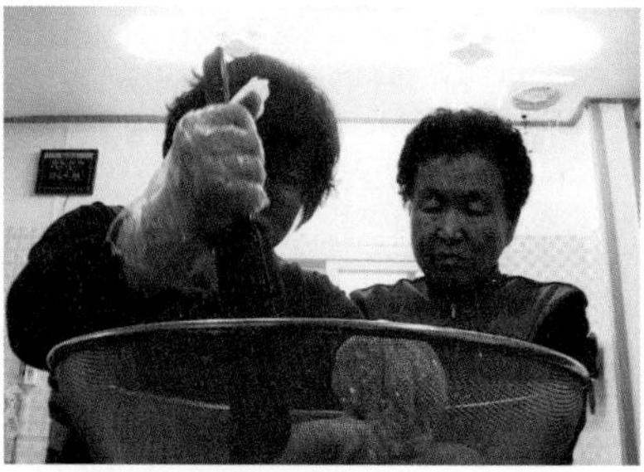

| ⑤ 천에 거른다

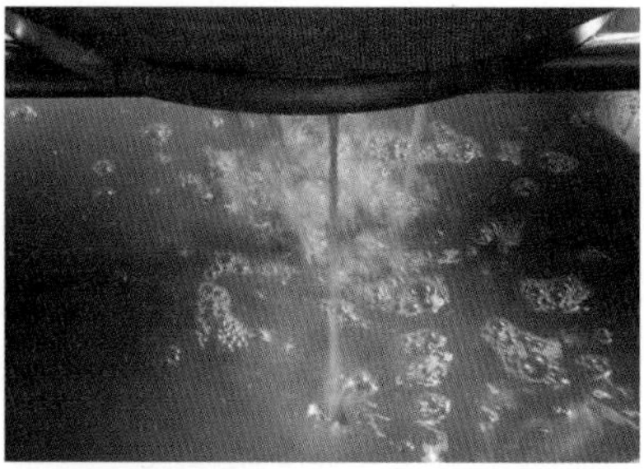

| ⑥ 즙을 짜낸다

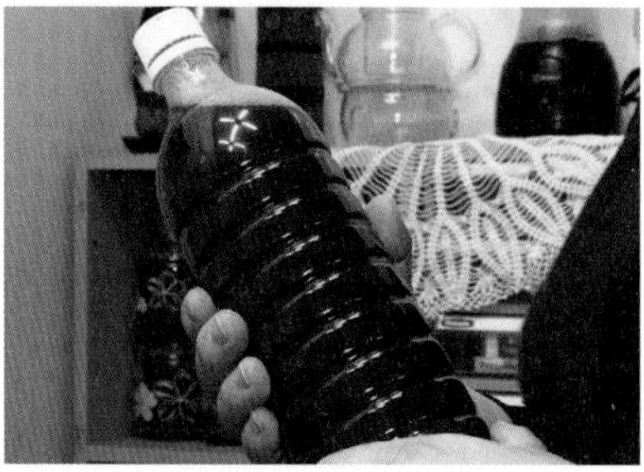

| ⑦ 양파즙을 준비한다

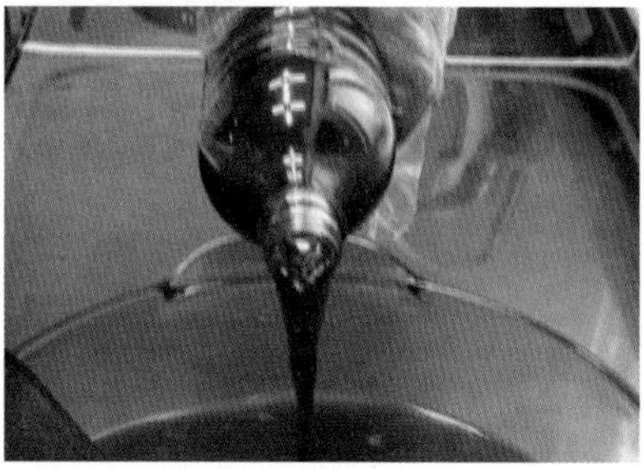

| ⑧ ⑥에 양파즙을 붓는다

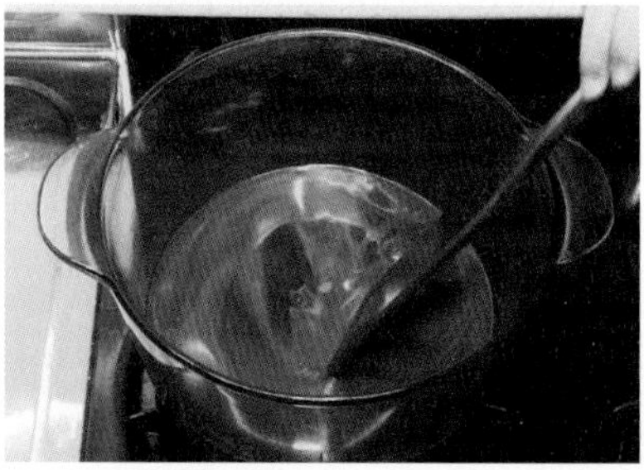

| ⑨ 약한 불에 졸인다

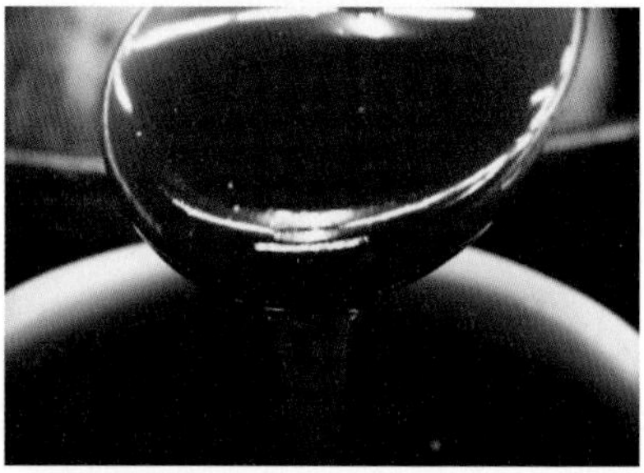

| ⑩ 완성

이제 마지막으로 중요한 또 한 가지, 냉장고에서 액체를 꺼내 넣는다. 이것이 양파조청을 만드는 핵심 재료라고 하는데, 과연 무엇일까?

"이게 바로 양파즙이에요. 양파즙을 넣고 계속 저어주면서 달이면 양파조청이 되는 거예요."

양파즙을 넣고 약 한 시간 정도 약한 불에 졸여주면 완성되는 양파조청. 양파에는 과당과 포도당 같은 당질 성분이 많기 때문에 설탕을 넣지 않아도 조청 특유의 단맛을 낼 수 있다고 한다.

양파를 그냥 먹기보다 맛과 효능을 높이기 위한 조리법이다.

"당을 가장 낮게 할 수 있는 게 조청이라고 하더라고요. 그래서 양파를 이용해서 양파조청도 드시게 하고요. 또 양파껍질을 모아서 우려서 차도 만들어 드리고요. 그냥 양파도 우리가 먹어보면 맵고 이러니까, 과일처럼 맛있는 게 아니잖아요. 그러다 보니까 자주 먹고 많이 먹을 수 있는 게 뭘까, 하고 연구해서 만들어 드리게 됐어요."

조순금 / 딸

양파껍질 차 만들기

조순금 씨가 어머니를 위해 끓여 드린다는 양파껍질 차.

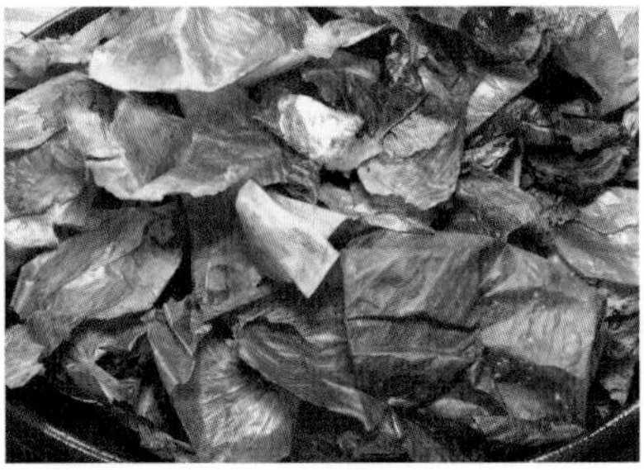

양파의 껍질만 모은 다음, 깨끗이 씻어 3일 정도 햇볕에 말려 차로 끓여 마시는 것이다.

| 양파껍질

보통 채소를 볶거나 물에 끓여 먹으면 주요 성분들이 파괴되는 반면, 양파와 양파껍질은 물에 끓여도 주성분인 퀘르세틴이 손실되지 않고 그대로 녹아나와 흡수율이 더 좋아진다고 한다.

"대부분의 과일이나 채소들이 껍질에 영양분이 굉장히 많이 들어 있습니다. 그중에 대표적인 것이 바로 양파인데요, 실제로 양파껍질에는 퀘르세틴이나 루틴이라는 성분이 굉장히 많이 들어 있습니다. 이 퀘르세틴은 양파 효능의 일부분으로써 피를 맑게 해주고 혈전을 녹여주는 작용을 합니다. 그래서 반드시 양파껍질을 식재료로 같이 이용

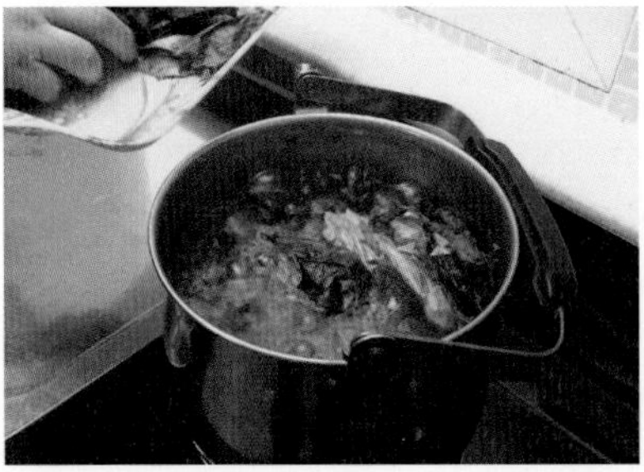

| 양파껍질 차 끓이는 모습

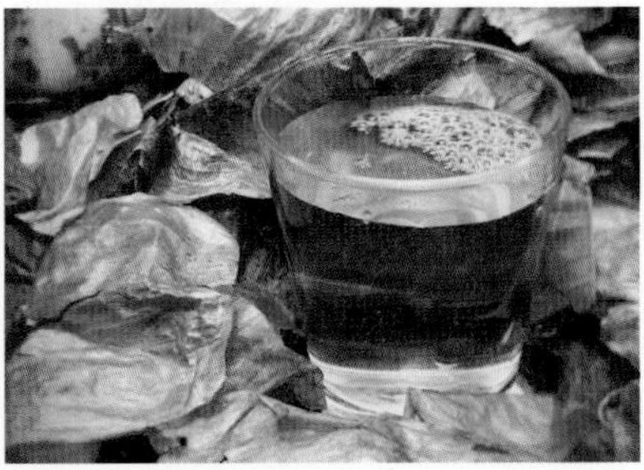

| 양파껍질 차

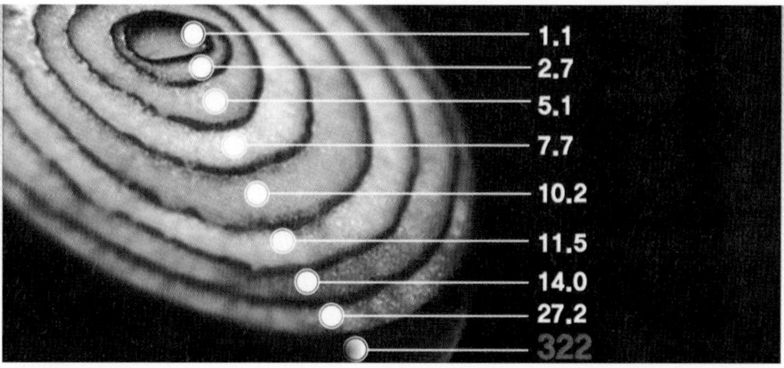

| 양파결별 퀘르세틴 함유량

하시고, 만약 불편하시면 차로 따로 끓여 드셔도 많은 도움을 받을 수 있겠습니다."

한동하 / 한의사

양파의 붉은 겉껍질에는 퀘르세틴 함유량이 속껍질 8겹을 합친 것보다 무려 4배 이상 높다. 이는 고지혈증과 동맥경화 등 성인병 예방에 도움이 된다.

양파소금 만들기

김봉옥 씨에게는 고혈압과 당뇨병을 극복하기 위한 또 다른 양파 활용법이 있다. 이는 매일 사용하는 소금에 양파를 활용하는 비법이다.

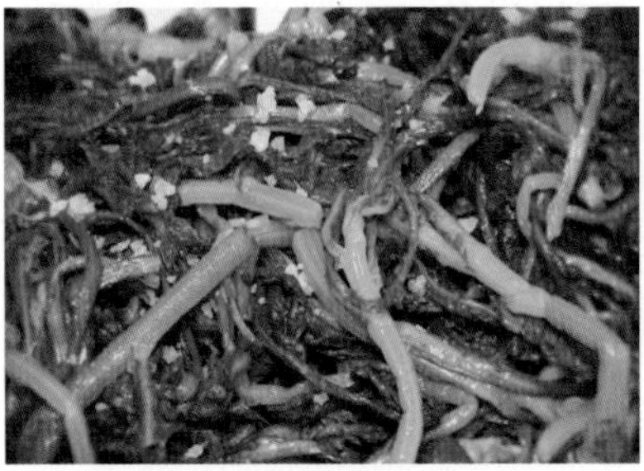

| 양파소금을 사용해 만든 나물

"이것이 조미료 대신 사용하는 양파소금이에요. 천연 소금으로 하면 음식이 써요. 그런데 볶아서 넣으면 조미료 같이 맛이 있어요."

양파소금을 만드는 첫 번째 순서! 먼저 천일염을 물로 두 번 정도 깨끗하게 씻어 천일염에 붙어 있는 불순물을 제거한다.

그런 다음 프라이팬을 중간 불에 놓고 소금에 양파즙을 적당히 부어 약 5분 정도 볶아주면 양파소금이 완성된다.

소금의 짠맛을 나게 하는 글루타민산과 양파의 당질 성분이 합쳐져 약간 단맛이 난다는 양파소금.

"아무래도 안 쓰고 맛있으니까 또 먹게 돼요. 뭐든 달걀프라이나 이런 거 할 때는 다 소금을 넣잖아요. 그런데 우리는 양파소금을 넣고 먹기 때문에 그걸 먹은 뒤로는 다른 소금은 잘 못 먹어요, 써서."

양파조청과 양파소금을 각종 요리 양념으로 사용한다는 김봉옥 씨. 양파를 생으로 먹는 것보다 질리지 않고 흡수도 잘되는 장점이 있다고 한다. 또 생 양파는 주로 새우젓과 섞어 김치를 만들어 먹는다.

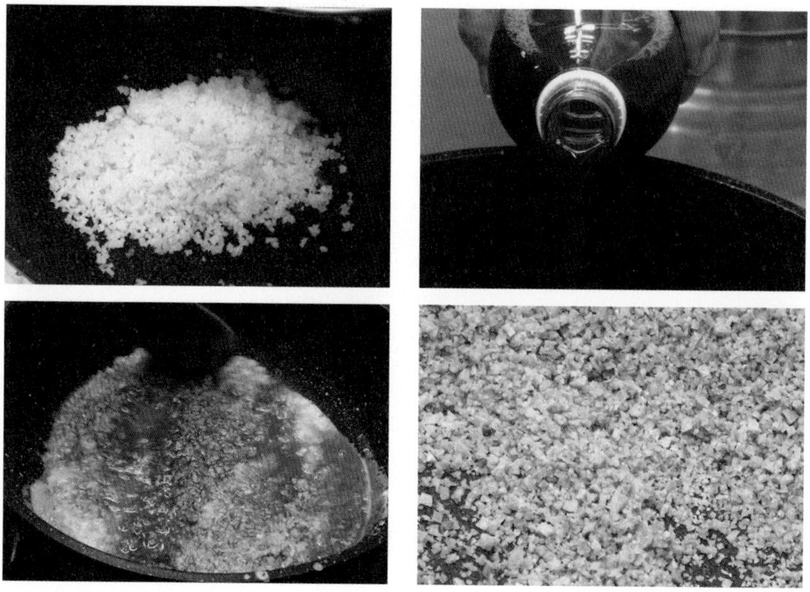

| 양파소금 만드는 법

이렇게 양파를 활용해서 식단을 차린 지가 벌써 3년째. 그런데 양파를 먹고 나서부터 김봉옥 씨의 몸에 놀라운 변화가 생겼다고 한다. 약으로도 다스려지지 않던 고혈압과 당뇨병이 잡히기 시작한 것이다.

“어제 병원에 갔는데 의사 선생님이 ‘혈압도 정상이고 당도 정상이고, 걱정하실 것 없네요.’ 이렇게 말씀하시더라고요.”

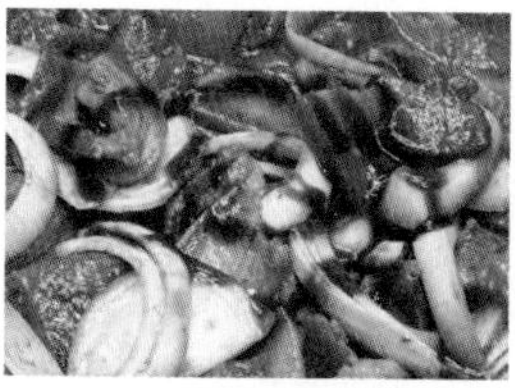

| 양파조청을 넣은 요리

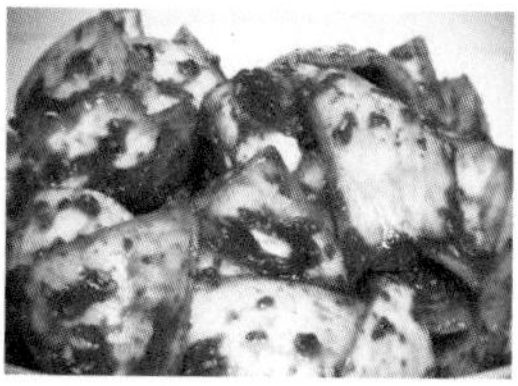

| 양파 김치

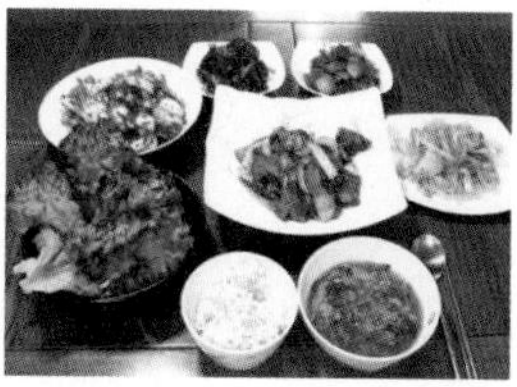

| 양파 밥상

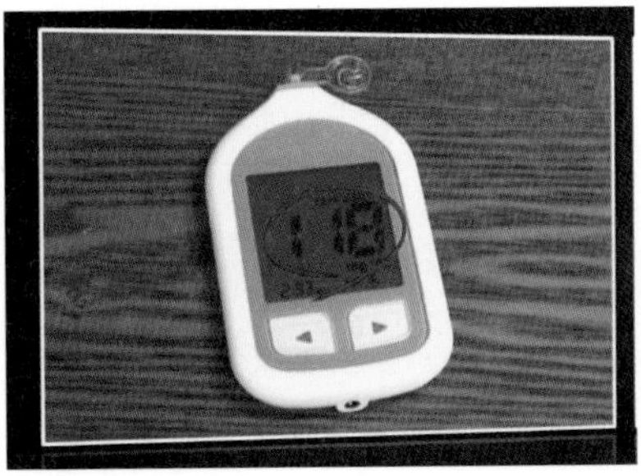

| 혈당

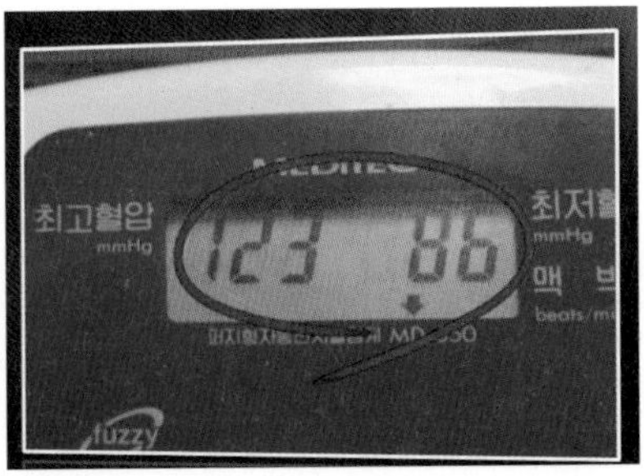

| 혈압

그렇다면 현재 김봉옥 씨의 건강상태는 어떤지 혈당과 혈압을 확인해 보았다.

혈당은 118로 정상 수치였고, 혈압은 정상 혈압인 120에 가까운 수치를 기록했다.

실제로 고혈압, 당뇨병과 같은 성인병에 양파가 좋다는 연구 결과가 나와 있다. 서울의 한 의료원에서 고혈압 환자 62명을 대상으로 양파 달인 물 등 양파를 섭취하게 한 후 확인한 결과, 혈압이 감소하는 효과가 입증됐다.

너무나 평범한 식재료, 그래서 쉽게 지나치기 쉬운 건강식품인 양파는 하루에 50g, 약 4분의 1쪽만 먹어도 성인병과 암 예방에 탁월한 효과가 있다고 한다.

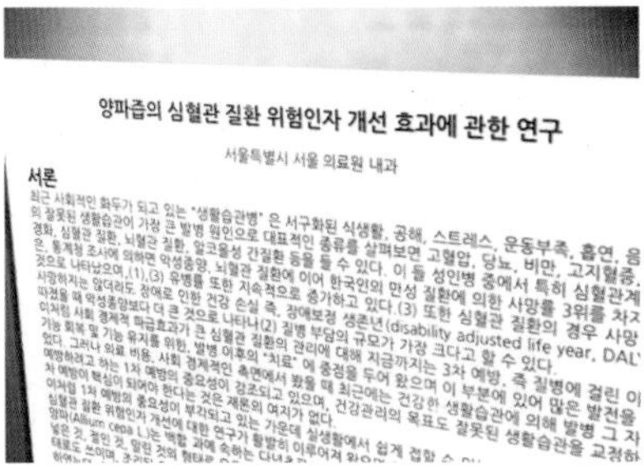

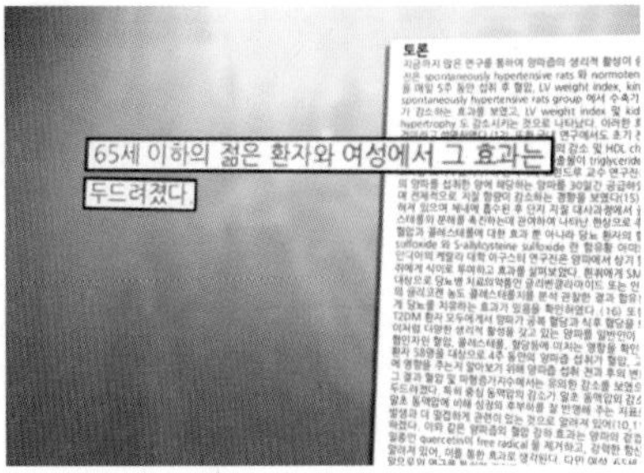

| 양파즙 연구 논문

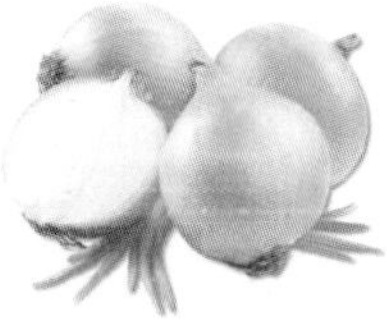

양파 하루 권장량
(양파 4분의 1쪽 = 50g)

Chapter 10
1위 발효 식품

발효식품

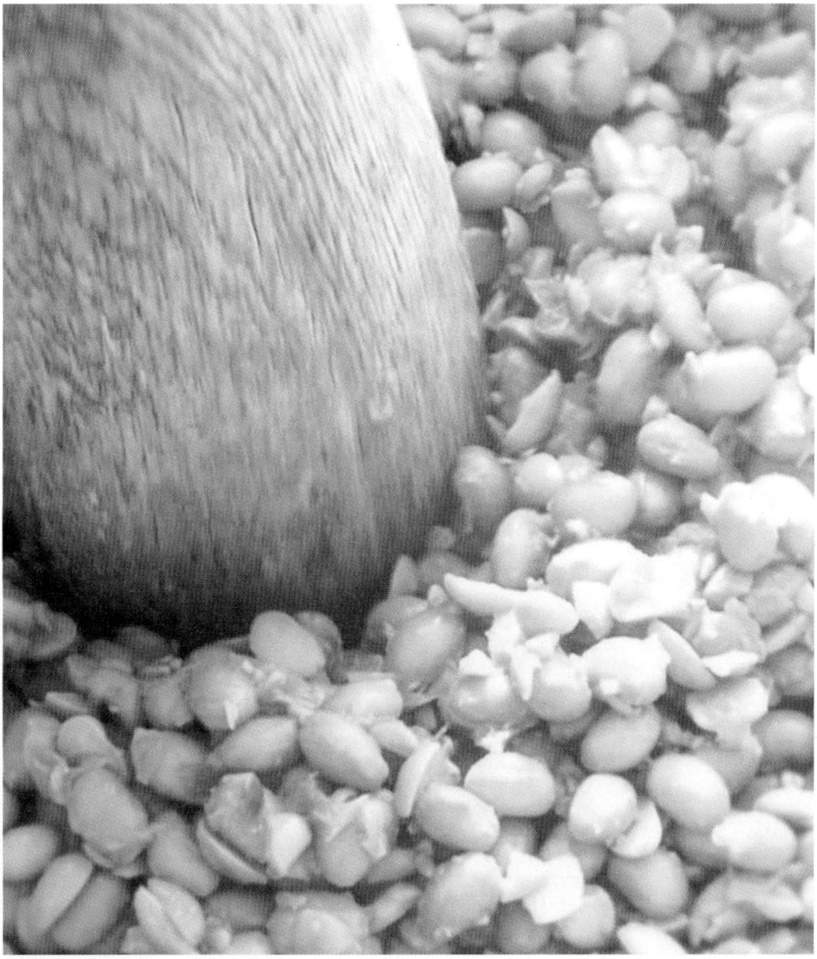

전통의 힘,
시간이 만들어내는 기적

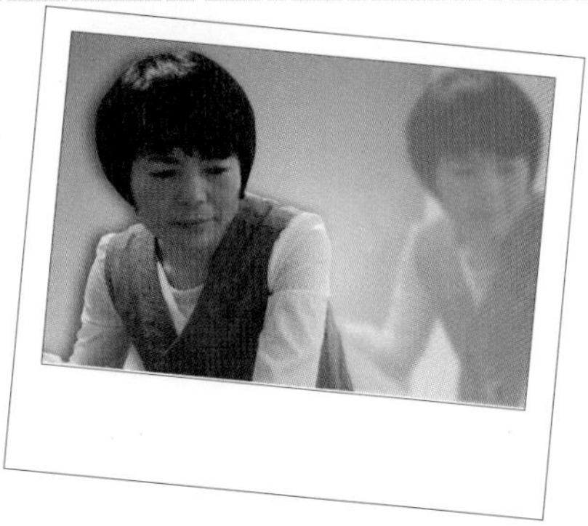

100인의 전문가가 선정한 〈천기누설〉 10대 건강식품! 10위 소식, 9위 물, 8위 견과류, 7위 녹차, 6위 마늘, 그리고 5위에 선정된 베리류, 4위 토마토, 3위 현미, 2위 양파까지! 그렇다면 100인의 전문가들 중에서 가장 많은 사람들이 추천한 최고의 건강식품, 1위는 과연 무엇일까?

공기 맑고 산세 좋기로 유명한 강원도 철원. 봄이 무르익어가면서 지천으로 산나물들이 한창인 요즘, 매일같이 산을 찾는다는 김복순 씨.

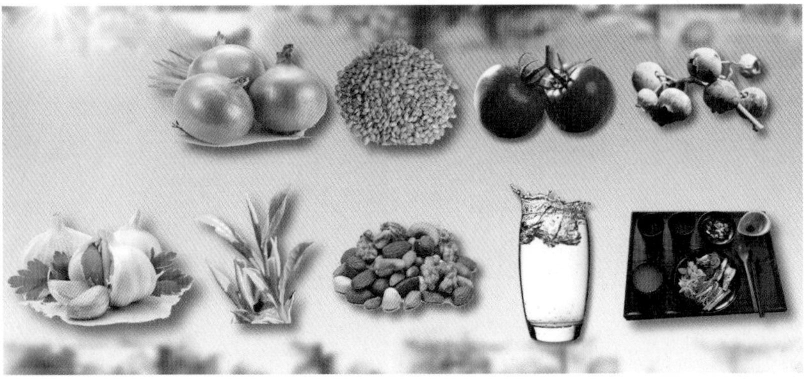

| 10대 건강식품들

"아이고, 세상에 여기 한 움큼 있네. 이게 다 산달래에요. 산달래는 들에서 나는 달래보다 향이 좋고 뿌리가 깊어요. 아이고, 세상에나 향내가 나네."

제철에 나는 나물 종류를 한눈에 꿰고 있다는 그녀. 그녀가 이렇게 무공해 속에서 귀하게 자란 나물과 채소들을 찾아다니는 데는 남모를 속사정이 있다.

과거 끔찍한 질병으로 고통을 겪었다는 김복순 씨. 여전히 그 흔적을 간직하고 있었다.

"제가 유방암 수술을 했어요. 14년 전에 유방암 수술을 해가지고 임파선도 절제하고 유방도 절제하고, 그래가지고 임파선이 없어서 이렇게 팔이 부었어요."

한때 유방암 환자였다는 김복순 씨! 45세의 젊은 나이에 유방암 3기

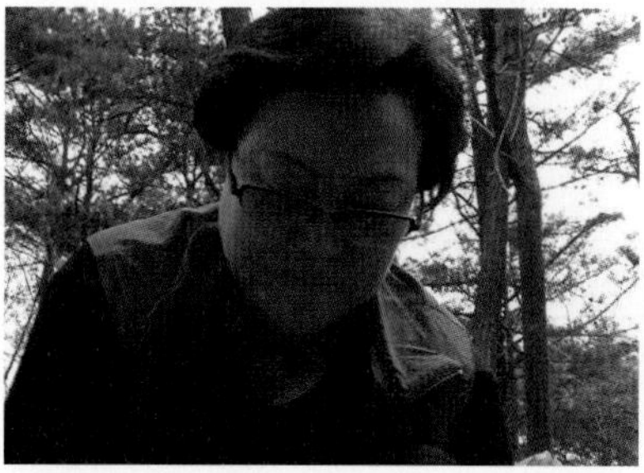
| 나물 캐는 김복순 씨

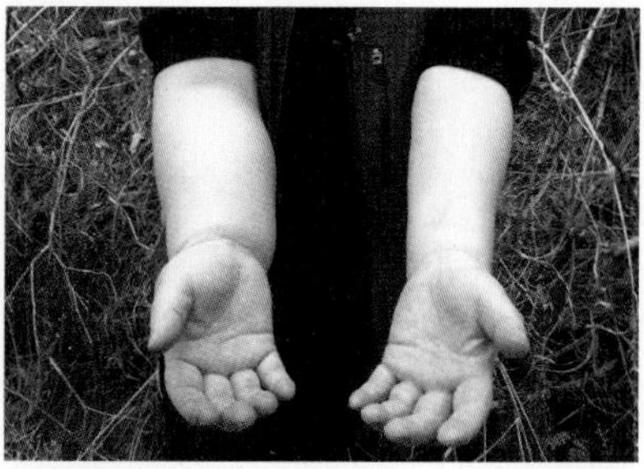
| 부은 팔

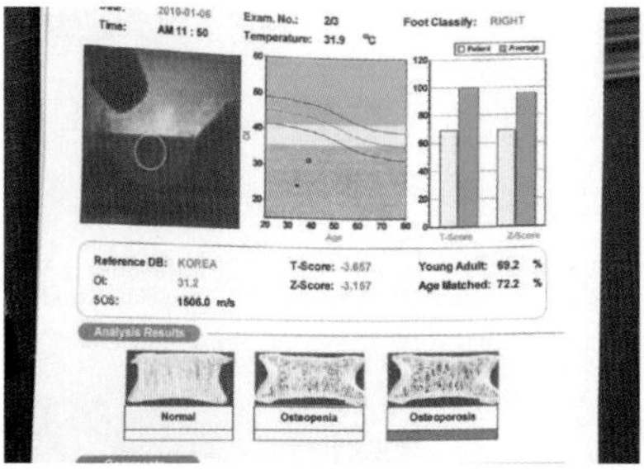

| 진단서

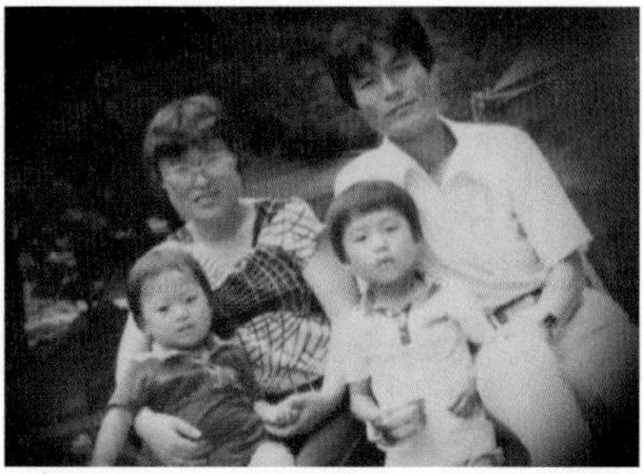

| 가족사진

판정을 받았고, 이미 임파선으로 암세포가 전이된 심각한 상태였다.

재빨리 수술을 받았지만, 한쪽 팔에는 평생을 짊어지고 가야 할 후유증이 남았다.

"이 팔에 상처가 나거나 모기에 물리면 염증이 생겨서 잘 낫지가 않아요. 그래서 관리를 잘 하려고 노력을 하죠."

당시 집안 형편이 어려웠던 탓에 항암치료를 하면서도 생계를 위해 일을 할 수밖에 없었던 김복순 씨. 그러다 보니 그 고통은 더 커졌다.

"머리도 다 빠지지, 얼굴도 각질이 다 벗겨지고 노인네들처럼 검버섯이 생기고 팔에도 다 생기고. 어지럽고, 항암치료 받으니까 토하지 먹지도 못하고. 그러니까 내가 이대로 죽나 보다 하는 마음이 있었어요. 그때 당시에는 죽는 줄 알았어요."

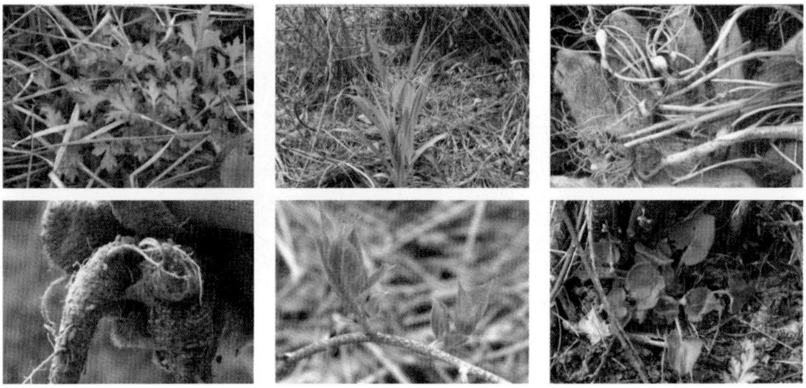

| 산나물들

몸은 아프지만 어려운 형편 때문에 제대로 된 치료를 받을 수도 약을 먹을 수도 없었던 그녀는, 오랜 고민 끝에 주변에 나는 산나물과 약초를 공부하기 시작했다.

"물론 산나물도 그렇고 소나무 숲도 그렇고 공기도 그렇고 해서 좋아진 것도 있지만, 제가 어렸을 때 할아버지가 한약방을 하셨어요. 그래서 저희 친정고모가… 그때는 그걸 암이라고 안 했어요. 그냥 젖병이라고 그랬지. 젖몸살, 그렇게 많이 아팠어요. 그때 당시에 우리 할아버지가 우리 고모에게 해드리는 음식이 있더라고요. 그래서 저도 그거를 늘 집에서 해 먹고 있어요."

그렇게 스스로 자연치유를 시작하면서 놀라운 치유 효과를 경험했다는 그녀. 여기엔 남다른 비법 재료가 있었다는데.

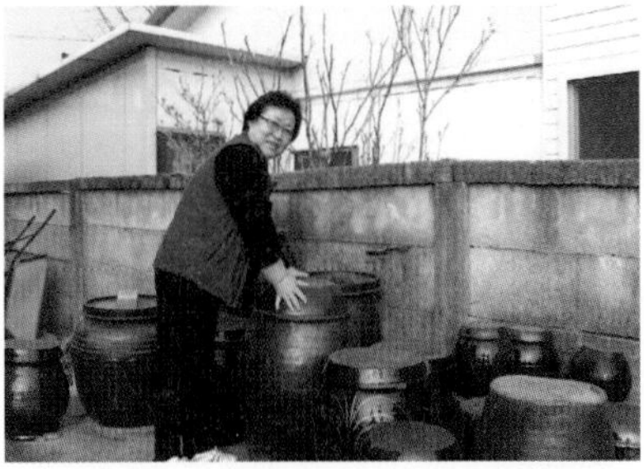

| 장독대로 가는 김복순 씨

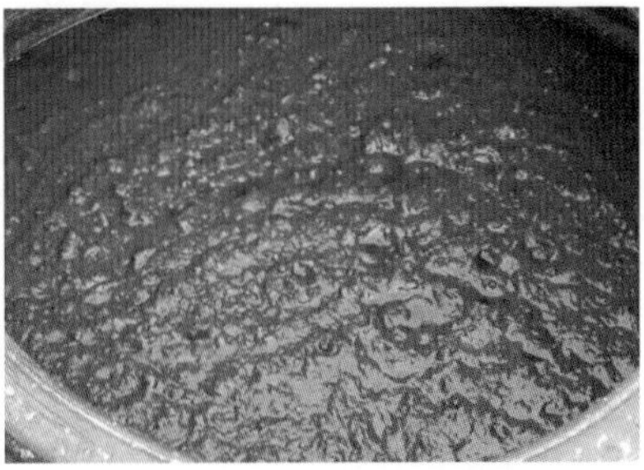

| 장독 안의 된장

"이 안에 비법이 있어요. 제가 유방암 수술을 한 뒤 저를 살려준, 제가 제일 좋아하고 제일 사랑하고 잘 먹는, 즐기는 그런 것이 이 안에 있어요."

암 환자였던 김복순 씨에게 삶의 희망을 가져다준 건강식품은 대체 무엇일까? 뚜껑을 열어보니 장독 안에 들어 있는 것은 다름 아닌, 누구나 흔히 먹는 된장이었다!

"암 수술을 하고 나면은 늘 내 곁에 있으니까 언제라도 해 먹고 싶으면 해 먹었죠. 내 몸이 발효식품으로 인해서 다 완치된 것 같아요."

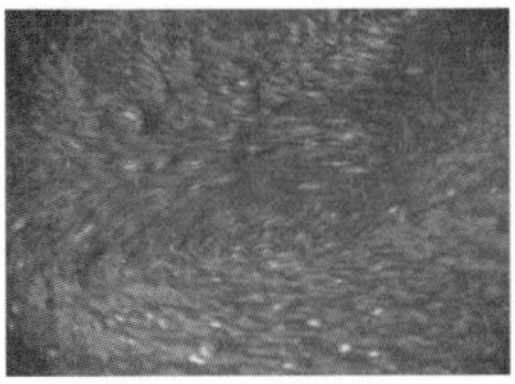

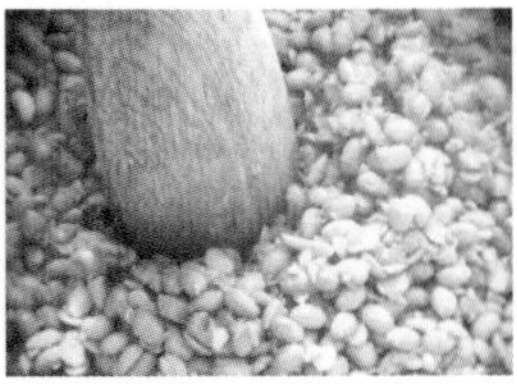

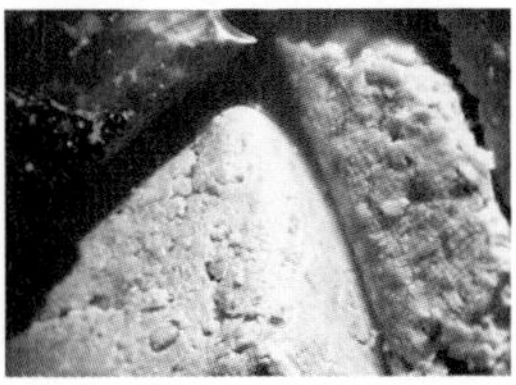

| 다양한 발효식품, 장류

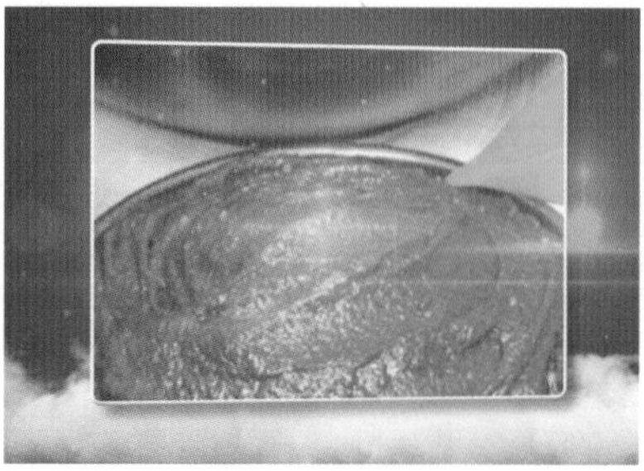
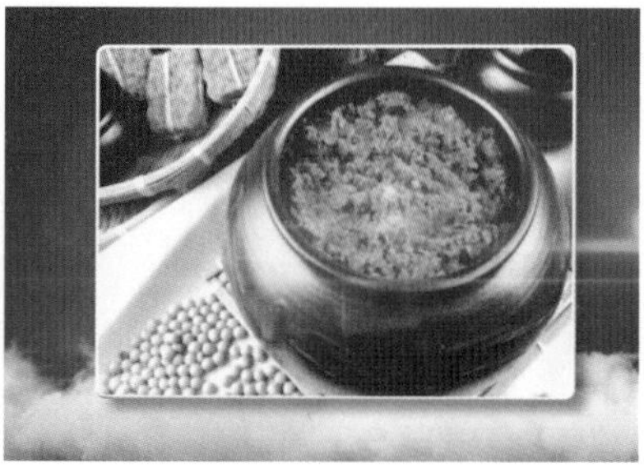

| 10대 건강식품 1위인 발효식품

된장과 같은 발효식품이 그녀의 질병을 치유했다?

100인의 전문가가 선정한 10대 건강식품, 1위는 발효식품!

총 100명의 전문가 중 절반에 가까운 전문가들이 된장, 고추장, 청국장 등 장류를 대표로 하는 발효식품을 이 시대 최고의 건강식품으로 선정했다.

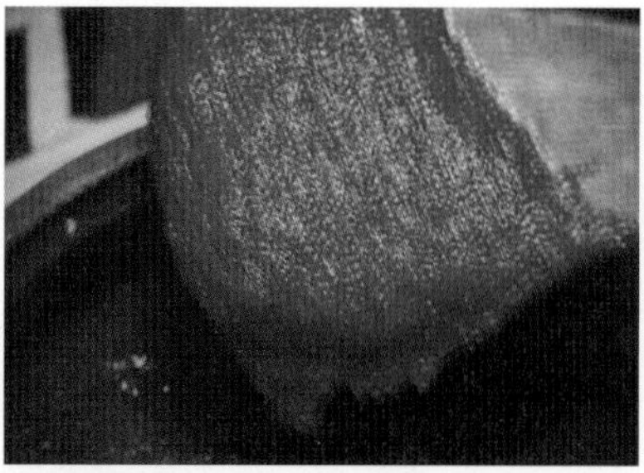
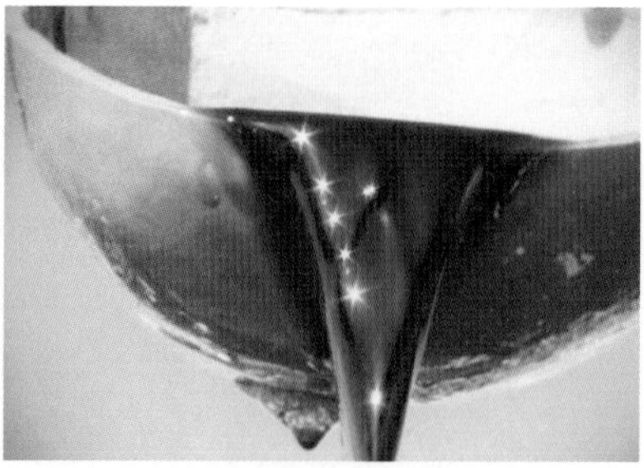

| 지난 방송에 나온 발효식품들

우리나라 고유의 전통 식품인 발효식품은 음식의 원재료가 발효과정을 거치면서 놀라운 효능들이 생성된다. 그 효능들과 기적적인 사례는 〈천기누설〉을 통해서도 여러 차례 소개되었다. 그렇다면 전문가들은 어떤 이유로 발효식품을 건강식품 1위로 선정하였을까?

"발효라는 과정은 미생물이나 효소작용에 의해서 본래 농산물이 갖고 있는 그 물질을 변형시킵니다. 변형을 시켜서 우리 몸에 유익한 형태로 만들어주는 게 발효입니다. 그 유익한 형태로 만들어준 것 중의 한 물질이 유산균입니다. 그리고 김복순 씨가 먹는 된장 역시 좋은 균들을 가지고 있기 때문에 이런 것들이 우리 몸에 들어가서 면역작용과 항암작용, 그리고 정장작용을 합니다. 이렇게 우리 건강에 좋은 식품들이기 때문에 저는 발효식품을 꼽았습니다."

강순아 / 호서대학교 식품영양학과 교수

"발효식품에는 최근에 관심을 모으고 있는 효소라든지 여러 가지 유익한 미생물이 많이 들어 있는데요, 우리 몸속은 항상 이런 유익균과

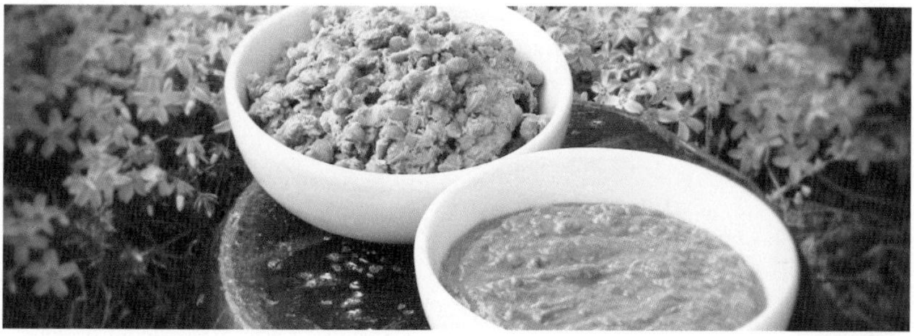

| 된장

유해균이 싸우는 상태라고 보시면 될 것 같습니다. 이 상태에서 유익균을 더 늘리고 유해균을 줄일 수 있다면 면역력을 높여서 여러 가지 질병이라든지, 더 나아가서는 노화나 암과 같은 질병 예방에도 어느 정도 효과가 있을 수 있습니다. 그렇기 때문에 발효식품을 오래, 꾸준히 먹다 보면 이렇게 면역력이라든지 노화 방지에 효과가 있을 것으로 생각합니다."

심경원 / 가정의학과 전문의

한 대학의 연구에 따르면 전국의 100세 이상 장수 노인 1천 명을 대상으로 식습관 실태를 조사한 결과, 무려 94.9%가 하루에 한 끼 이상 발효식품을 먹는 것으로 발표되었다.

김복순 씨의 특별한 발효식품 조리법

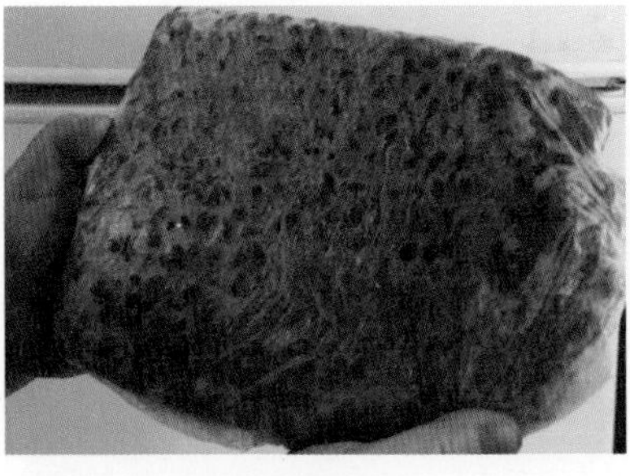

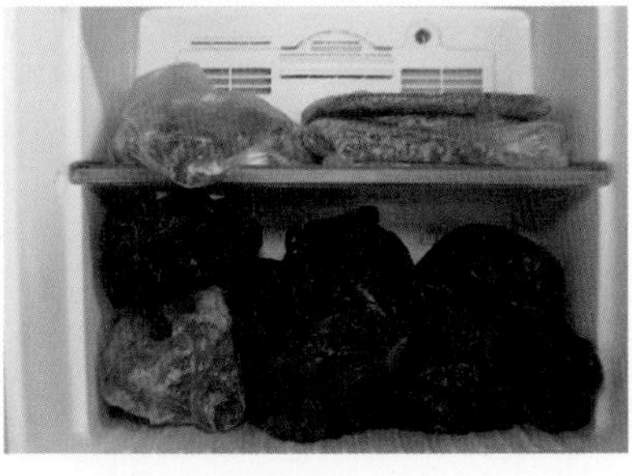

| 냉동실에 보관된 청국장

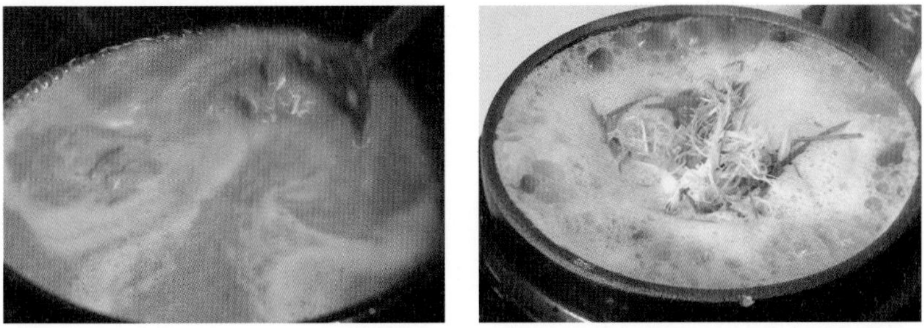

| 된장과 청국장을 섞어 끓인다

〈천기누설〉 100대 건강식품 1위로 선정된 발효식품. 그 효험을 14년째 꾸준히 이어가고 있다는 발효식품 애호가 김복순 씨. 그녀에게는 남다른 발효식품 조리법이 있다.

"된장찌개를 맛있게 하는 비결이 또 하나 있어요."

된장찌개를 더 특별하게 즐긴다는 그녀만의 비법은 과연 무엇일까. 그녀가 공개한 것은 또 다른 발효식품인 청국장! 김복순 씨는 청국장 또한 3일에 한 번씩 직접 만들어서 냉동실에 보관한다.

청국장을 된장과는 다르게 장독이 아닌 냉동실에 보관하는 데는 이유가 있다.

"된장은 짠데 이것은 싱겁기 때문에 냉장고에다 이렇게 보관을 해야 돼요. 냉동보관을 했다가 먹을 때마다 조금씩 꺼내놓고 먹어요."

대한암예방협회에서는 암 예방을 위한 15개의 수칙 중 된장, 청국장과 같은 발효식품을 매일 섭취하라고 권고하고 있다.

이 사실을 알고부터 날마다 발효식품을 챙긴다는 김복순 씨. 다른 양념을 넣지 않고 오직 된장으로 간을 맞추고, 된장보다 콩이 많은 청국장, 그리고 직접 캔 산나물을 함께 넣어 먹는 것이 그녀의 비법이다.

발효식품을 질리지 않게 먹는 법

"두부도 콩 종류잖아요. 그러니까 청국장과 두부를 같이 해가지고 전을 부쳐 먹을 수 있어요."

청국장에 두부를 으깬 다음, 별다른 양념 없이 달래와 달걀을 넣어 섞어주면 훌륭한 전 재료가 된다. 이 두부청국장 전은 육류를 먹지 못하는 김복순 씨에게 고기를 대체할 수 있는 별미 식품이다.

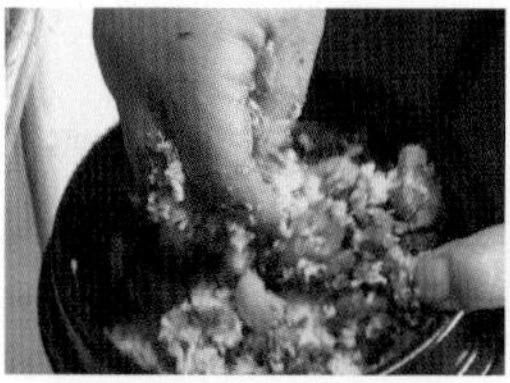

| ① 청국장, 두부를 버무린다

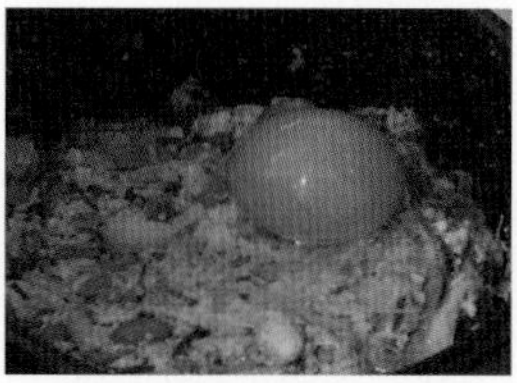

| ② 달래와 달걀을 넣는다

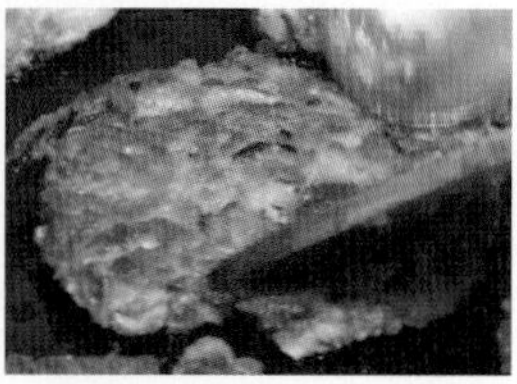

| ③ 전을 부친다

또 다른 비법으로는 청국장에 고추장을 2:1로 섞은 다음 마늘 등 갖은 양념을 넣고 버무려 만드는 청국장 비빔장. 이 비빔장으로 만든 비빔밥은 김복순 씨가 항암치료를 받을 당시, 많은 도움을 준 음식이다.

"첫째는 발효식품이라 정신이 맑아지는 거 같아요. 항암치료 받을 때 속이 울렁거리고 메스껍고 그랬는데 이 음식 먹을 때는 안 그랬어요."

암 환자에게 도움이 된다는 발효식품. 하지만 매일 많은 양을 먹게 되면 염분을 과다섭취 하게 되지 않을까?

"발효식품 안에는 나트륨을 중화시킬 수 있는 칼륨 성분도 같이 들어 있고 여러 가지 이로운 물질이 면역력이나 수분대사 조절에 도움이 되기 때문에 건강을 위협하지 않습니다. 특히 암 환자의 경우 면역력과 식욕이 많이 떨어져서 암과 싸우는 데 문제가 될 수 있는데, 이런 경우 발효식품의 면역력에 도움이 되는 적절한 성분을 섭취하는

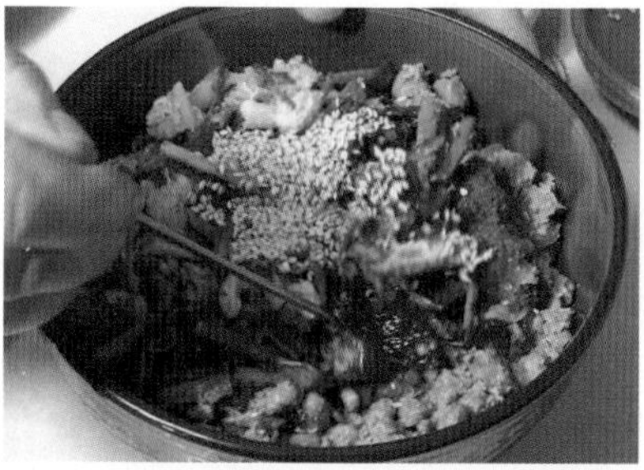

| 청국장 비빔장으로 만든 비빔밥

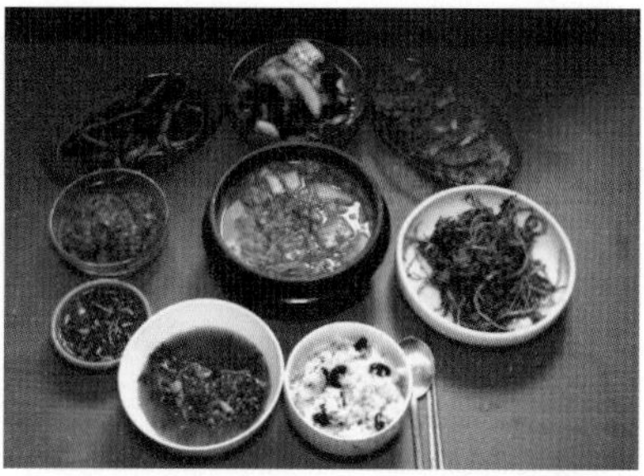

| 김복순 씨의 밥상

게 건강에 도움이 될 수 있습니다."

심경원 / 가정의학과 전문의

울금 청국장을 아시나요?

최근 들어서 더욱 부각되고 있는 우리의 전통 발효식품. 이 발효식품을 현대인들의 입맛에 맞게 변신에 변신을 거듭하며 다양한 연구를 해오고 있는 한 마을이 있다.

이곳에서 콩을 이용해 청국장을 만들고 있는 최금복 씨를 만날 수 있었다. 그런데 청국장을 담그는 시기가 따로 정해져 있지는 않을까?

"원래는 가을에 햇콩에 해 먹으면 좋은데요, 지금은 몸에 좋다 보니까 아무때나 해도 좋아요. 시일이 많이 안 걸리니까요. 3~4일이면 돼요."

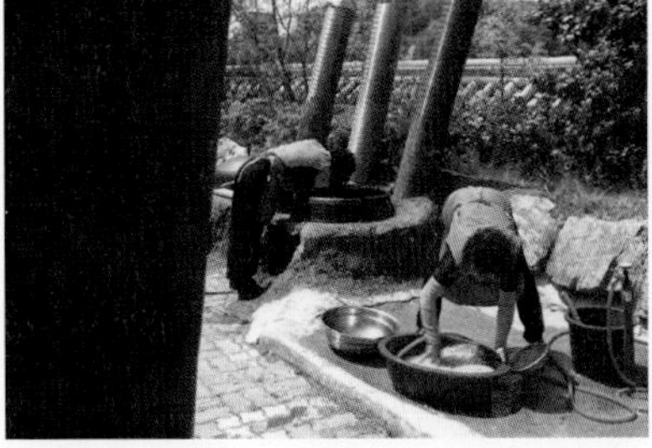
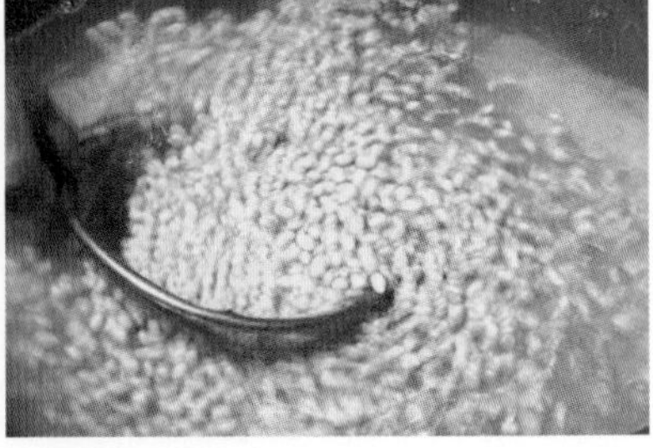

| 콩을 씻고 있는 최금복 씨

된장이나 고추장에 비해 만드는 과정도 간단하다는 청국장. 만드는 법을 살펴보자.

먼저 콩을 2시간 정도 푹 삶아준다. 이때 콩은 일반적인 대두 콩을 사

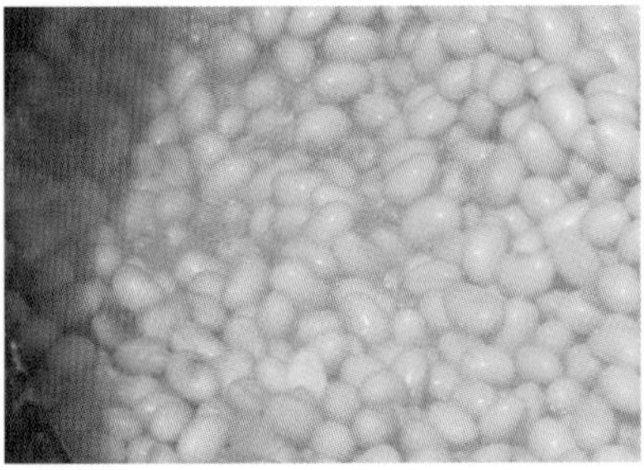

| ① 콩을 삶는다

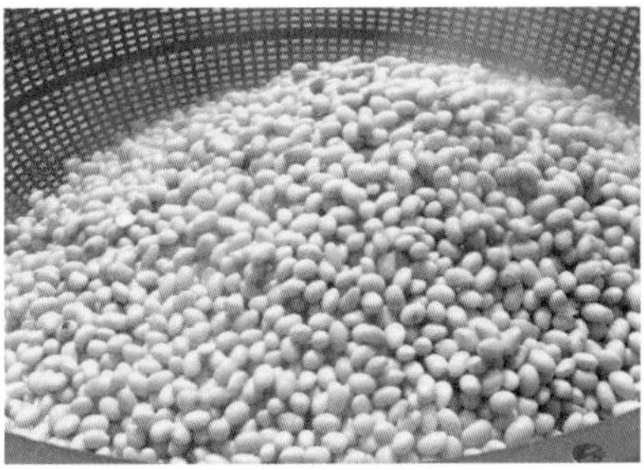

| ② 식힌다

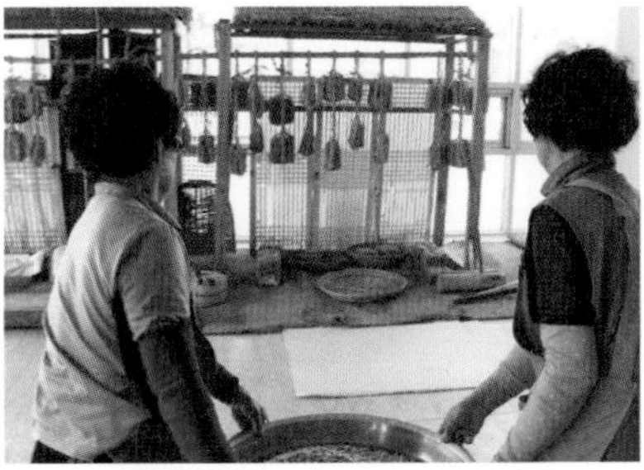

| ③ 숙성실로 옮긴다

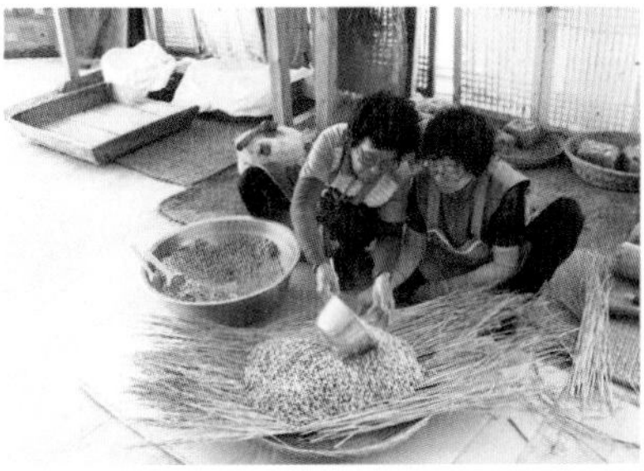

| ④ 짚 위에 콩을 얹는다

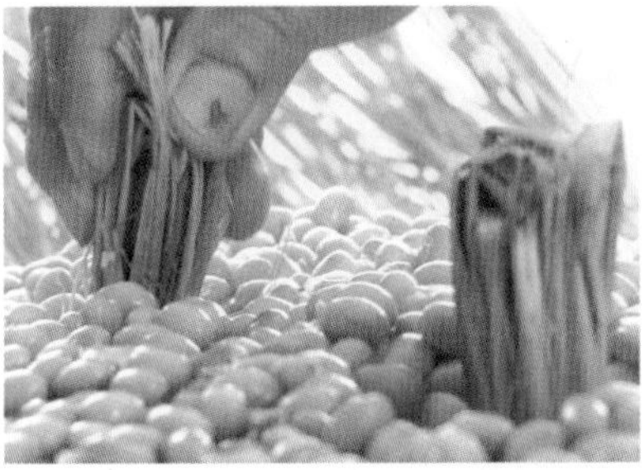

| 짚 위에 콩을 얹은 모습

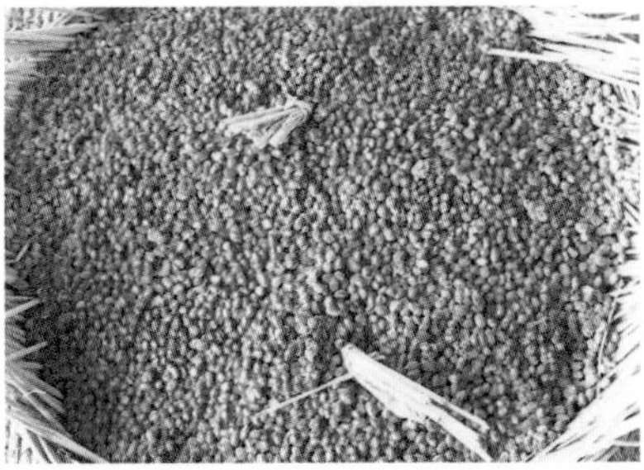

| ⑤ 발효 완성

용해도 좋고, 쥐눈이콩이나 검정콩을 사용해도 맛에는 큰 차이가 없다고 한다.

삶은 콩을 찬물에 식히면 청국장 재료 준비는 끝! 어떤 재료도 첨가하지 않고 이 상태 그대로 발효에 들어간다.

"여기 따뜻한 곳이 숙성실이에요. 청국장 띄우는데 딱 알맞아요. 40~45도를 맞추는데, 그래서 실내가 따뜻해요."

일반 가정집에서는 흰 천에 청국장을 깔아서 발효하지만, 짚 위에 깔아주게 되면 짚에 있는 항균 성분이 곰팡이가 생기는 것을 방지한다고 한다.

이 상태 그대로 3일 동안을 방치하게 되면 콩이 발효하면서 바실러스균이 생성돼 콩의 효능을 극대화한다고 한다.

그런데 이 집에는 이 집만의 또 다른 청국장 비결이 한 가지 더 있다고 한다. 바로 청국장에 울금가루와 고추씨가루를 섞어주는 것이다.

"청국장만 해서 먹어도 좋지만 이 울금가루를 넣으면 당에도 좋고 혈압에도 좋고, 이걸 먹으면 다 좋아지더라고요. 저도 예전에 혈압 있고 당뇨가 있었거든요. 그런데 이것을 먹으니까 많이 좋아져서 지금은 병원에 가면 약을 먹을 정도는 아니라고 그래요."

노봉실 / 79세

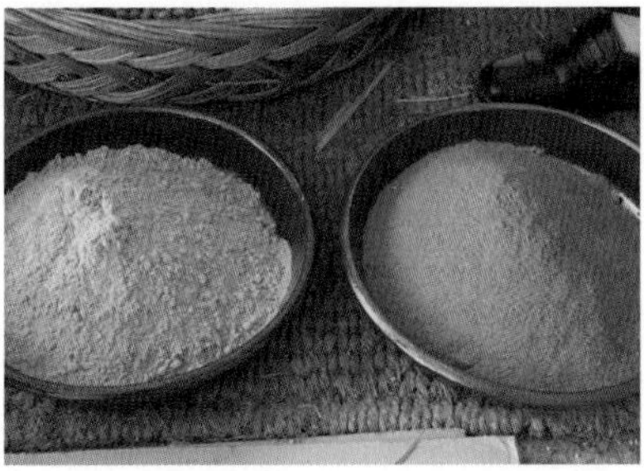 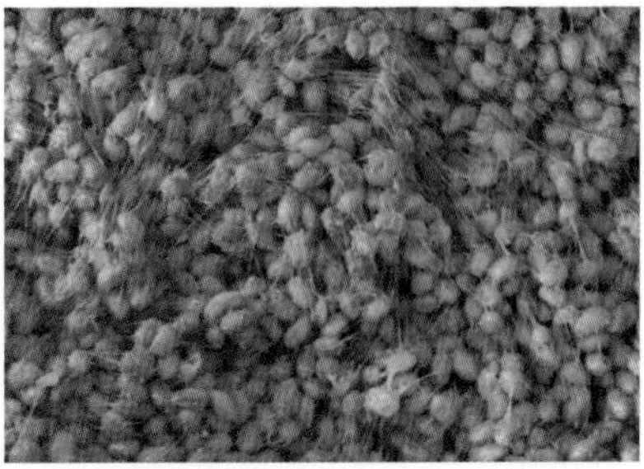

| 다양한 가루와 섞을 수 있는 청국장

울금가루와 고추씨가루는 청국장이 다 발효된 다음에 1:1 비율로 섞어 준다. 이곳 주민들은 입맛대로 취향대로 손쉽게 만들 수 있다는 게 바로 청국장의 매력이라고 한다.

"된장이랑 다른 것은, 된장은 1년이 걸리지만 청국장은 숙성이 빨리 되잖아요. 3~4일이면 띄워가지고 먹을 수 있잖아요. 내가 뽕잎가루를 넣고 싶으면 넣고, 솔잎가루를 넣고 싶으면 넣고, 고구마가루도 넣으려면 넣고, 감자가루도 넣어서 먹으려면 해서 넣어 먹고 내 입맛대로 해 먹는 거예요."

최금복 / 68세

〈천기누설〉에서도 콩 대신 보리등겨가루를 발효해서 만든 시금장, 성게알을 넣은 성게알 된장 등 새로운 발효식품이 소개되면서 발효식품의 기능성을 재조명하는 계기가 됐었다.

최근 이런 식품들이 유명세를 타면서 발효식품에 대한 관심이 더욱 뜨

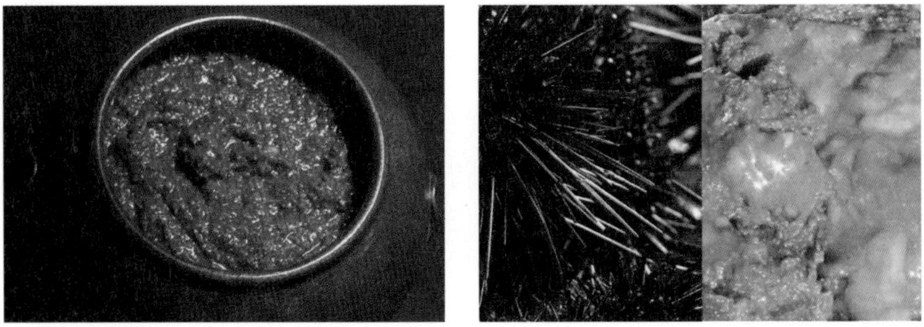

| 개발한 장들

거워지고 있다.

그렇다면 청국장과 울금가루, 고추씨가루가 만나면 어떤 효과가 더해질까.

"청국장이라는 것은 콩으로 만들죠. 콩으로 만들면 발효하는 과정 중에 2가지 대표적인 물질이 생기게 되는데, 제니스테인이라는 물질과 바실러스라는 균이 증식을 하게 됩니다. 이 2가지가 한꺼번에 작용

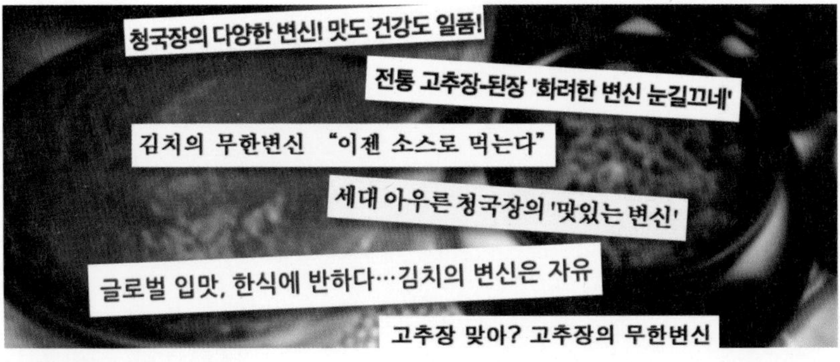

| 발효식품에 대한 기사들

을 해서 잠재적으로 암을 일으킬 수 있는 발암물질을 몸 밖으로 배출시키는 부가적인 효과를 기대할 수 있겠고요. 또한 이런 좋은 성분에다가 울금의 커큐민 성분과 고추의 매운맛을 내는 주성분인 캡사이신의 효능을 기대할 수 있습니다. 캡사이신 역시 어느 정도의 암 진행 예방 효과가 있을 것으로 추정되고 있는 성분이거든요. 그 2가지를 합쳐서 만든다면 아마도 부가적인 이점이 있지 않을까 생각합니다."

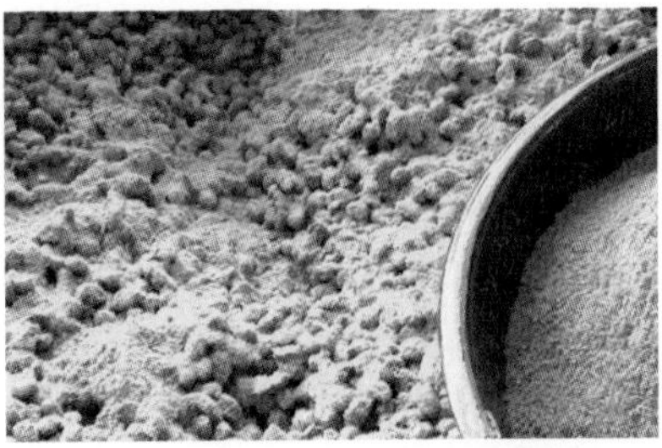

| 울금 청국장

김종우 / 가정의학과 전문의

박경숙 한의사의 발효식품 효과적으로 먹는 법

현대인의 입맛에 맞게, 또 효능에 맞게 변신을 거듭하는 발효식품. 그렇다면 발효식품을 좀 더 효과적으로 먹는 방법은 없을까?

우리는 그 비법을 알아내기 위해 인천에 위치한 한 한의원을 찾았다. 이곳에서 침과 뜸 같은 한의학 치료 외에도 남다른 처방으로 소문난 박경

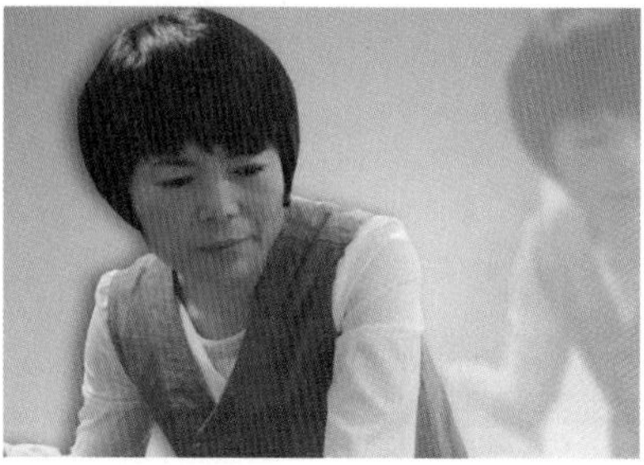

| 박경숙 한의사

숙 한의사를 만났다.

박경숙 한의사는 주로 당뇨병이나 아토피와 같은 만성질환 환자들을 그녀만의 철학으로 관리하고 있었다.

"물은 혹시 하루에 얼마 정도 드세요? 음식 드시는 건 어때요? 육수 만드실 때 양배추를 하나만 더 추가해주세요."

박경숙 / 한의사

환자의 상태와 체질에 따라 물과 채소 먹는 방법을 알려주며 식단을 꼼꼼하게 챙겨준다는 박경숙 한의사.

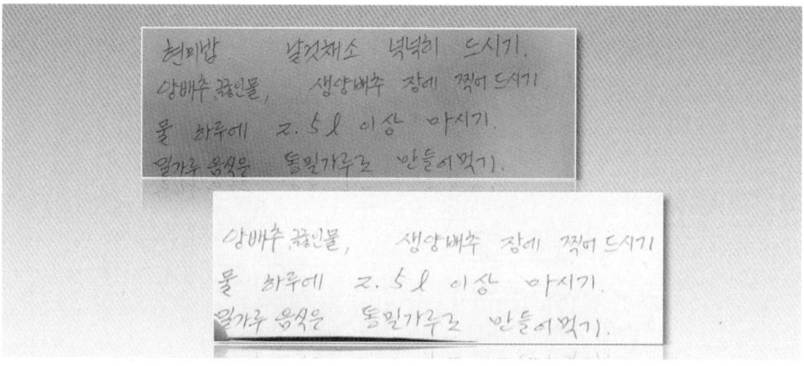

| 박경숙 한의사의 식단 처방전

"진정한 치료라는 것은 약을 끊고 내 몸이 유지가 될 수 있어야 하는데, 그러기 위해서는 평소에 식습관이 바뀌지 않고서는 불가능하다는 거예요. 이것만 가지고도 당뇨병, 고혈압 그다음에 지방간, 고지혈증, 만성피로, 이런 대사성 질환들은 충분히 치료될 수 있다는 게 저의 음식 처방의 시작이라고 할 수 있습니다."

박경숙 / 한의사

그렇다면 그녀의 식습관은 어떨지, 그녀의 일상을 살펴보기로 했다. 30살이 넘어 늦깎이 한의사가 되기까지 우여곡절이 많았다는 그녀. 그것은 다름 아닌 본인의 건강상태 때문이었다고 한다.

"온몸이 안 아픈 데가 없는 거예요. 두통부터 시작해서 어떤 날은 진통제를 10개씩도 먹고, 허리가 너무 아파서 학교에서 시험을 보는데도 그냥 바닥에 엎드려서 누워서 시험을 본 적도 있었어요. 사람들한테 업혀서 집에 가는 날들이 많아지기 시작했고, 그것이 대학교 4학년 때까지 반복됐던 거 같아요."

박경숙 / 한의사

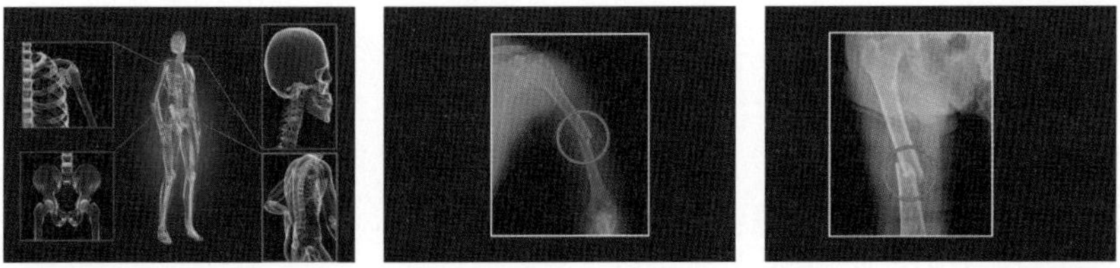

| 골다공증

몸 상태가 나빠져서 결국, 다니던 사범대학교를 포기할 수밖에 없었다. 그녀를 괴롭혔던 또 하나의 질병, 골다공증이 악화돼 골밀도 수치가 심각한 상황에 이르렀다.

골다공증을
극복했다?

"저 같은 경우는 일단 30대 초반에 골밀도를 쟀을 때 120살, 150살 되신 할머니들처럼 완전 바닥에 있는 걸 발견하고 많이 놀랐죠. 어떻게 보면 골밀도가 높아졌다가 떨어진 게 아니라 저는 애초부터 골밀도가 채워지지 못한 게 아닐까, 그런 생각을 해요."

박경숙 / 한의사

뼈의 양이 감소하는 골다공증은 골절이 일어날 가능성이 크고, 빈혈과 만성피로, 뼈의 기형을 유발할 수 있는 무서운 질환이다. 어린 나이에 찾아온 골다공증으로 일상생활도 불가능했던 박경숙 한의사.

하지만 10여 년이 지난 지금, 그녀는 남들처럼 평범하게 네 아이의 엄마로 행복하고 건강한 삶을 살고 있었다. 그녀에게 지금의 건강을 찾게 해준 비법은 과연 무엇일까?

"애네들입니다. 애네들이 우리 집에서 없어서는 안 되는, 그리고 우

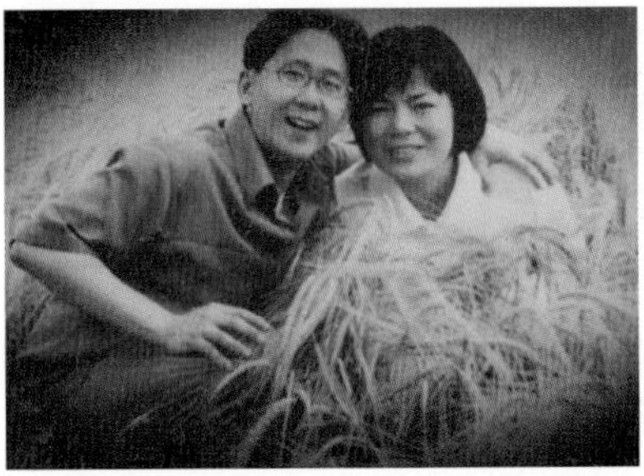

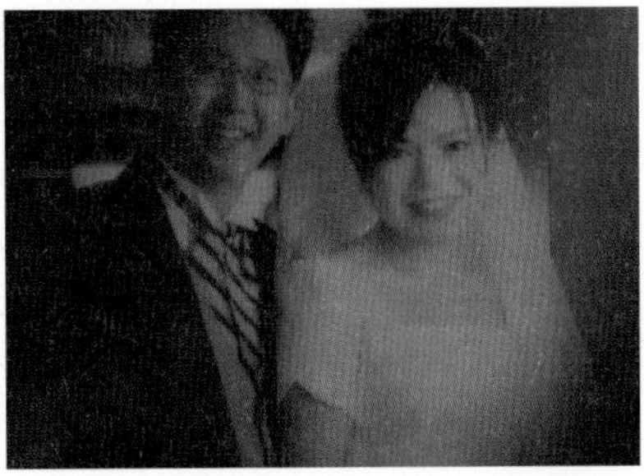

| 결혼사진

리의 건강을 지켜주는 가장 소중한 아이들입니다."

박경숙 / 한의사

베란다 항아리 속에 들어 있다는 보물의 정체는?

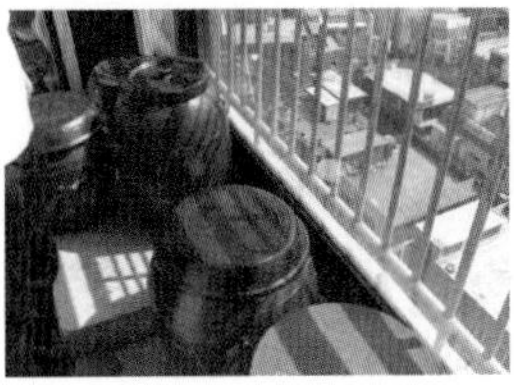

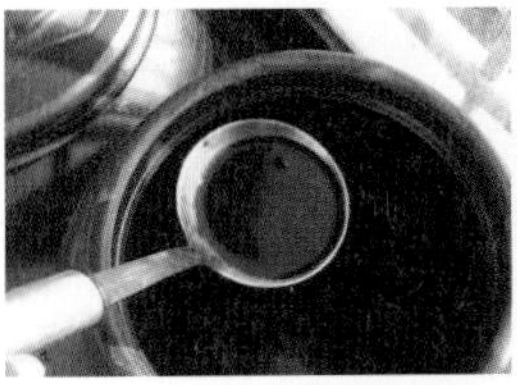

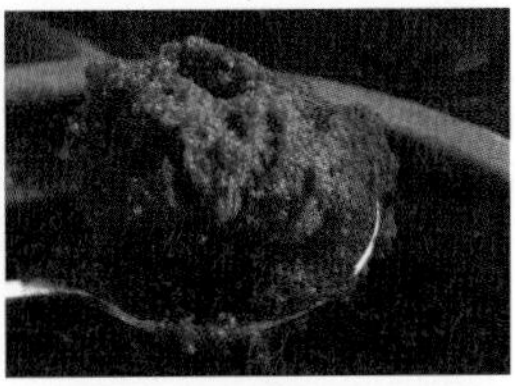

| 베란다 항아리 속 장류들

그 안에는 지난해에 유황오리와 유근피, 헛개나무 등 여러 가지 재료로 직접 만들었다는 간장이 들어 있었다. 간장뿐 아니라 다양한 발효식품을 만들어 먹는다는 박경숙 한의사. 한의사답게 일반 재료와 함께 특별한 재료들이 들어갔다는데, 그녀의 고추장은 일반 고추장과 어떤 차이가 있을까.

"그냥 고춧가루하고 메주하고 찹쌀가루만 어우러진 게 아니라 그 외에도 여러 가지가 들어갔어요. 같이 넣어서 발효시키다 보면 걔네들이 발효가 되면서 단맛이 우러나거든요."

박경숙 / 한의사

깊은 단맛을 내기 위해 그녀만의 특별한 재료가 들어간다는 것이다. 과연 그것은 무엇일까?

그 비결은 다름 아닌, 형형색색의 가루였다. 박경숙 한의사가 고추장을 만들 때 반드시 넣는다는 이 가루의 재료는 무엇일까?

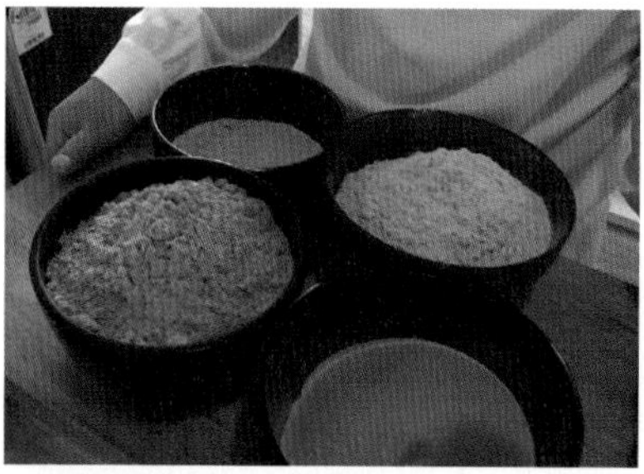

| 다양한 가루

"브로콜리가루, 표고버섯가루, 표고버섯을 넣어서 발효시킨 청국장가루, 밤가루 되겠는데요, 경우에 따라서는 도라지가루를 넣기도 하고 율무가루를 넣기도 합니다."

박경숙 / 한의사

귀찮고 번거로운 일이지만, 발효식품의 효능을 극대화시키기 위해 그녀가 빼놓지 않고 사용한다는 채소와 곡물 가루가 그 비법 중 하나였다. 그런데 여기에 또 하나의 비법이 들어간다.

찹쌀 대신 현미와 엿기름, 메주가루를 사용하는 것이다. 앞의 4가지 가

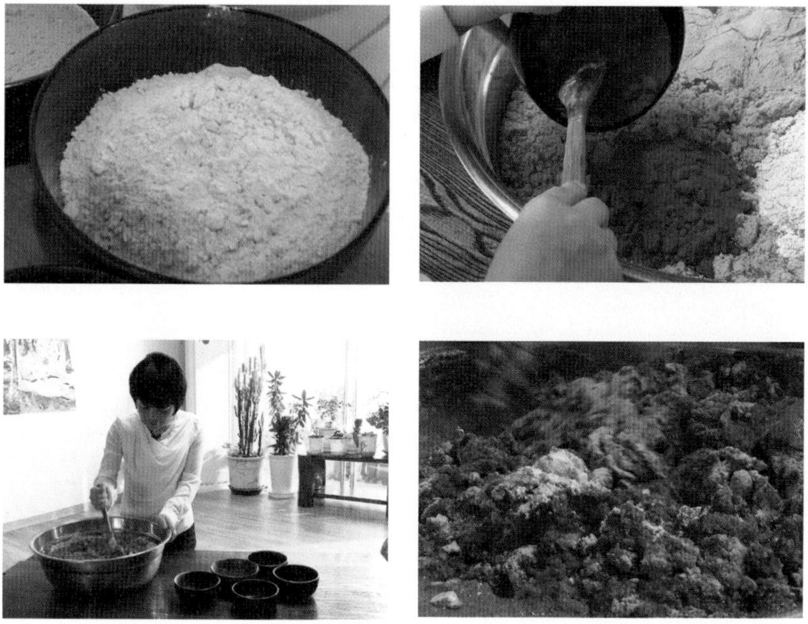

| 준비한 가루들을 고춧가루와 섞는다

루를 고춧가루와 함께 각각 1:1 비율로 섞으면 고추장의 비법 재료가 완성된다. 이렇게 채소 가루들을 넣어주는 것은 발효과정을 거치면서 몸에 좋은 미생물들이 더 많이 생겨나기 때문이라고 한다.

"발효과정에 있어서 더 많은 효소들이 만들어지게 하고 효소의 작용을 도와줄 수 있는 미네랄들이 더 풍성해지게 만들고, 그래서 우리 몸이 대사활동을 더 원활하게 하도록 하는 그런 일면들이 있습니다. 그래서 단순히 메주가루 하나 넣는 것보다는 여러 가지 식재료들이 같이 들어가면서 좀 더 효소가 풍성한 발효 고추장을 만들 수 있는 거죠."

박경숙 / 한의사

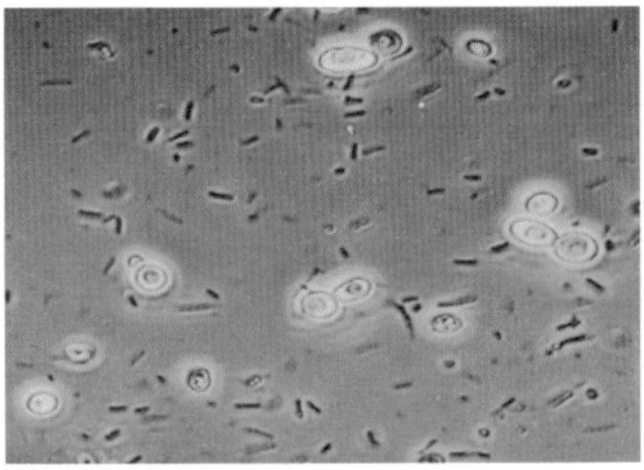

고추장을 비롯한 발효식품에는 효모균, 바실러스균, 유산균 등 수억 마리의 미생물이 가득하다. 이때, 채소 가루는 발효과정에서 미생물들의 좋은 먹이가 된다고 한다.

| 미생물

음식을 만들 때도 무, 양파, 다시마, 북어대가리로 육수를 내서 활용한다는 박경숙 한의사. 채소에 있던 미네랄 성분이 육수에 녹아나오기 때문에 밥물이나 반찬 만들 때 사용하면 유용하다는 것이다.

"이렇게 미네랄이 풍부한 육수를 통해서 김치라든지 찌개라든지 밑반찬이라든지 이런 여러 가지 음식들에 활용을 하는 것입니다."

박경숙 / 한의사

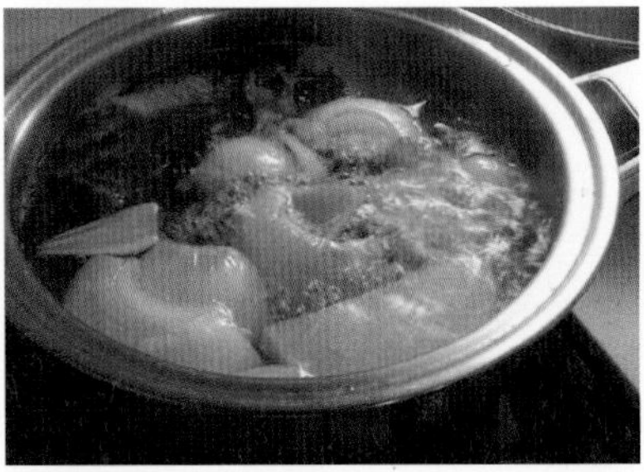

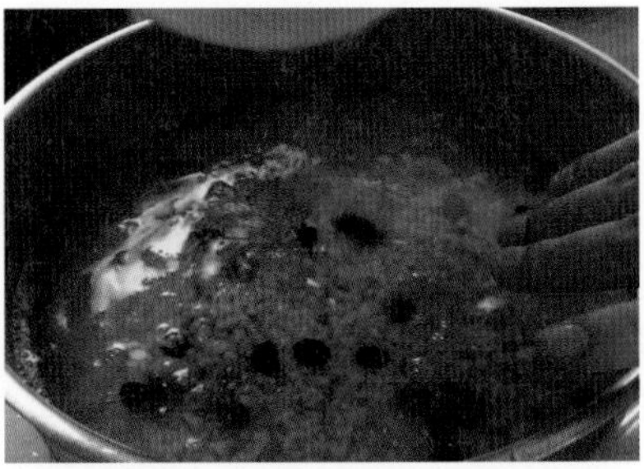

| 육수를 밥물로 사용한다

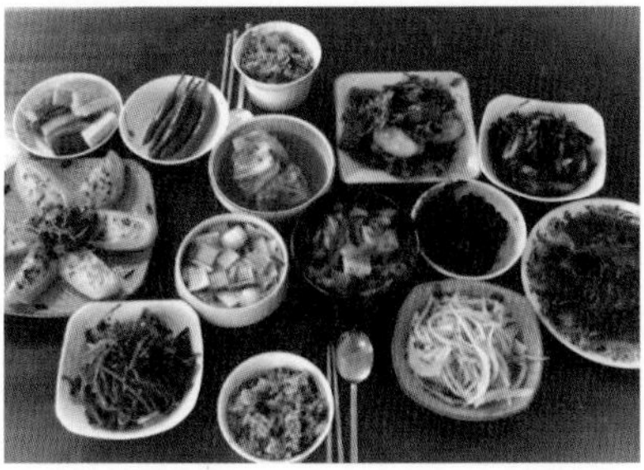 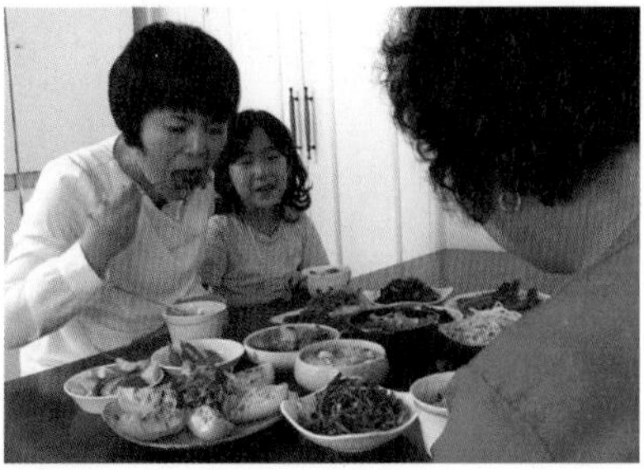

| 박경숙 한의사의 밥상

인스턴트나 밀가루 같은 탄수화물 식품은 그 열량이 지방에만 쌓여 성인병의 원인이 되지만, 미생물과 미네랄이 풍부한 발효식품과 채소 등의 식단은 아무리 많이 먹어도 우리 몸에서 정화 · 해독 작용을 한다는 것이다. 이렇게 식단을 바꾼 뒤로 그녀의 가족들도 몸의 변화를 느낄 수 있었다는데.

"예전에는 제가 살이 많이 쪘었어요. 지금보다 훨씬 살이 많이 쪄가지고 옷을 입을 때 88에서 99, 큰 사이즈를 입었거든요. 우연히 동생 집에 와서 식단을 바꾸는 것을 보고 저도 식단을 바꿔서 따라서 하다 보니까 높았던 콜레스테롤 수치가 정상이 됐어요. 또 각종 성인병도 위험 수치였는데 그것도 정상이 됐고요. 그다음에 살이 많이 빠졌어요."

박순옥 / 언니

그렇다면 한때 심각한 골다공증 환자였던 박경숙 한의사의 현재 건강

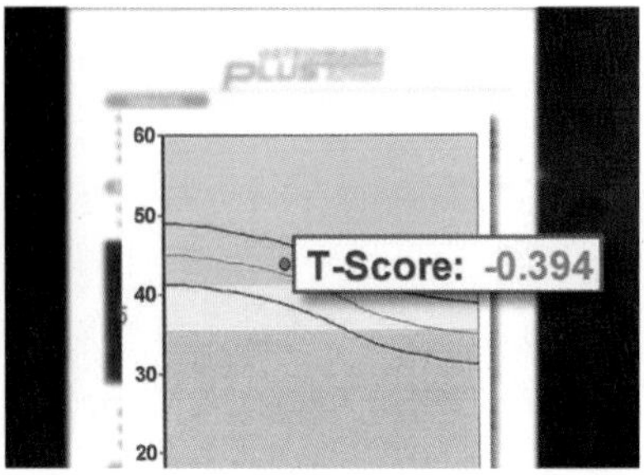

상태는 어떨까? 골밀도를 측정해본 결과, 40대 나이의 평균 골밀도보다 높은 수치를 유지하고 있었다.

| 골밀도 수치

그렇다면 그녀가 꾸준히 섭취해온 발효식품이 골밀도에 어떤 긍정적 영향을 미친 것일까.

"뼈의 강도를 유지하기 위해서는 우리 몸의 성호르몬, 특히 여성과 같은 경우에는 에스트로겐이라는 성호르몬이 굉장히 중요한 역할을 하게 되는데요, 연세가 드셔서 폐경이 되면 체내의 성호르몬 수치가 굉장히 낮아지게 됩니다. 그런데 이제 콩, 콩에는 사실 여성호르몬과 같은 역할을 해줄 수 있는 생체활성물질이 들어 있거든요. 그래서 콩과 관련된 음식을 많이 섭취한다면 골다공증 예방에 도움이 됩니다."

김재훈 / 정형외과 전문의

그녀는 자신이 건강을 되찾은 비결이 한의학과 제철에 나는 채소 위주의 식단, 그리고 발효식품의 조화가 있었기에 가능한 일이라고 했다.

"현대인들은 열량은 넘쳐나되 비타민, 미네랄이 부족하고 효소활동이 원활하게 이루어지지 않는 그런 몸 상태가 되는데요. 그런 몸에 가장 큰 변화를 가져올 수 있는, 즉 환경을 변화시켜줄 수 있는 그런 음식이 발효식품이라고 생각하기 때문에 발효식품은 아무리 강조해도 부족하지 않을 것 같습니다."

박경숙 / 한의사

내 몸에 맞는 음식이 최고의 보약!

지금까지 100인의 전문가가 선정한 〈천기누설〉 10대 건강식품과 그 사례들을 소개하였다. 이 10가지 음식들을 모두 섭취하면 좋겠지만 내 몸이 필요로 하고, 내 몸 상태에 맞고, 내가 먹기 좋은 음식들을 몇 가지, 아니 한 가지라도 선정해서 꾸준히, 다양하게 먹는다면 우리 몸에도 기적이 찾아올 수 있다.

현재 특별한 병을 앓고 있지 않더라도 건강한 삶을 유지하기 위해 10대 건강식품을 즐겨보는 것은 어떨까? 이 식품들은 구하기 쉽고 먹기 쉬울 뿐 아니라 경제적으로도 부담이 되지 않는 것들이다. 이런 음식들을 날마다 가까이 두고 즐겨 섭취한다면 우리는 건강한 삶을 살아갈 수 있을 것이다.

부록

주요 전문가가 선정한 건강식품

전문가	선정 식품
이광연 한의사	검은깨, 녹차, 커피, 매실, 장어
김달래 한의사	흑염소, 쇠비름, 어성초, 개똥쑥, 옻순
강순아 식품영양학과 교수	김치, 된장, 마늘, 고추장, 식초
박용우 원장	소식, 마늘, 돼지감자, 아사이베리, 아마씨
이승남 원장	마늘, 블루베리, 달걀, 견과류, 등푸른생선
김진목 원장	현미채식, 해독주스, 채소수프, 소식, 청국장
이왕림 원장	채소수프, 다시마, 식초, 동치미, 베리류
심경원 가정의학과 전문의	마늘, 양파, 청국장, 새싹보리, 버섯류, 홍삼
김현경 한의사	물, 채소수프, 소식, 발아현미, 발효식품, 삽주

이선영 가정의학과 전문의	인삼, 블루베리, 올리브유, 전복, 마늘
이영석 원장	밀싹, 채소수프, 소식, 겨우살이, 생강
김소형 한의사	양파, 마늘, 물, 하수오, 홍화씨
임이석 원장	블루베리, 마늘, 알로에, 석류, 토마토
신용주 원장	소식, 옻, 황칠, 아사이베리, 녹차
조성연 원장	토마토, 황태, 청국장, 물, 표고버섯, 양파, 다시마, 녹차
박현아 교수	토마토, 견과류, 통곡물, 발효식품, 올리브유
김문호 한의사	백수오, 물, 양파, 마늘, 생강
김영성 교수	모시잎, 칠곡주스, 효소 발효액, 오리푸딩, 아사이베리
이병삼 원장	잣, 양파, 연근, 청국장, 굼벵이
성기호 한의사	발효식품, 전복, 다시마, 표고버섯, 쥐눈이콩, 양파, 은행

이종임 교수	흑마늘, 생 들기름, 발아현미, 울금, 해독주스
박민선 원장	마크로비오틱, 채소수프, 현미채식, 해독주스, 통곡물
임경숙 교수	현미(쌀눈, 가바쌀 포함), 발효식품, 마늘, 인삼
한동하 한의사	식초, 양파, 발아현미, 함초, 밀싹, 새싹땅콩, 해독주스
염창환 원장	울금, 양파, 마늘, 홍삼, 적포도주
남재현 원장	흰 민들레, 흑마늘, 흑염소, 발효식품, 견과류
배한호 한의사	마크로비오틱, 현미채식, 발효식품, 현미식초, 시래기

주요 전문가가 말하는 건강식품 선정 이유

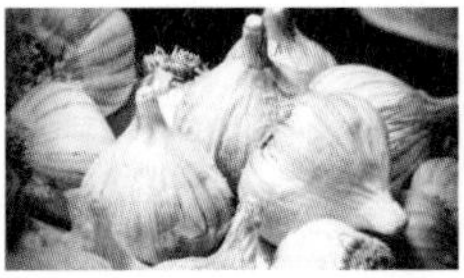
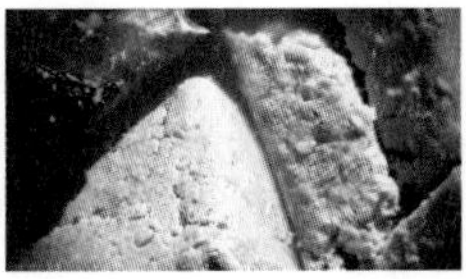
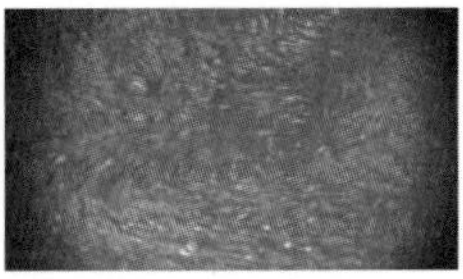

1. 강순아 식품영양학과 교수: 김치, 된장, 마늘, 고추장, 식초

"10대 건강식품을 선정하기란 여간 힘든 일이 아닙니다. 하나하나의 식품들이 모두 훌륭하지만 그중에서도 10대 건강식품을 굳이 뽑으라고 한다면 우리의 전통 발효식품을 추천하고 싶습니다. 세계에서도 인식하고 있는 5대 건강식품에 들어가는 김치, 항암 식품의 1위에 자리한 된장과 마늘, 전통성과 국제성을 두루 갖춘 소스로 발전하고 있는 고추장, 건강에 직접적인 도움을 주면서도 소스로의 활용도도 높은 식초 등이 참으로 중요한 식품이라고 봅니다. 이번 10대 건강식품 선정이 우리의 전통 발효식품의 우수성을 재인식하는 기회가 되었으면 합니다."

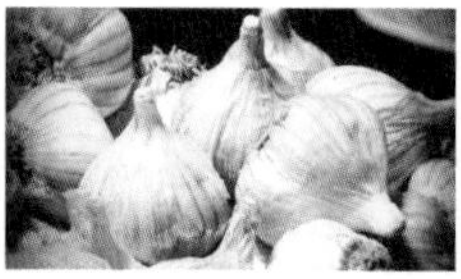
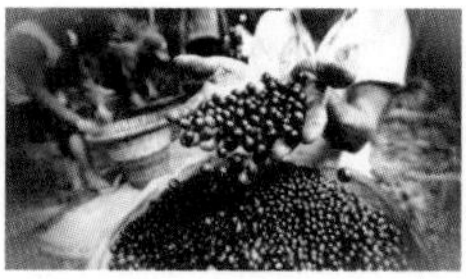
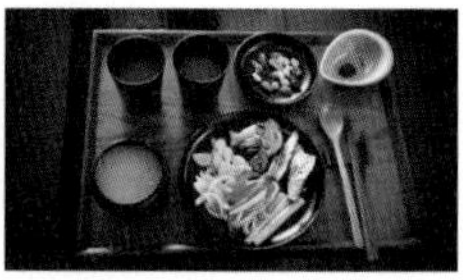

2. 박용우 원장: 소식, 마늘, 돼지감자, 아사이베리, 아마씨

"현대인들은 과거에 비해 신체활동량이 많이 떨어져 있기 때문에 소식, 특히 탄수화물 섭취량을 줄여야 합니다. 이건 아주 중요합니다. 우리는 평소에 소식하는 습관을 들여야 합니다. 마늘은 항암, 항염증에 탁월한 효과가 있습니다. 돼지감자의 이눌린은 혈당을 개선하고, 아사이베리는 항산화 효과가 가장 큰 과일입니다. 또한 아마씨에는 오메가 3 지방산, 리그난 등이 풍부합니다."

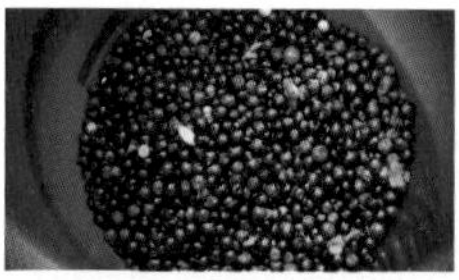
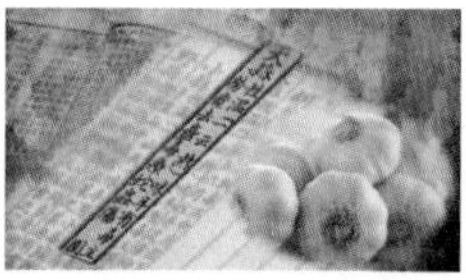
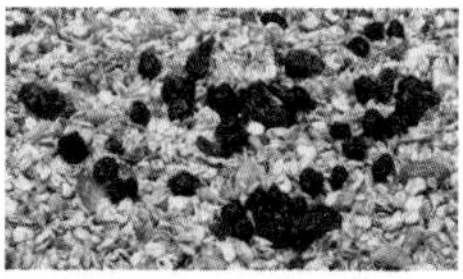

3. 이승남 원장: 마늘, 블루베리, 달걀, 견과류, 등푸른생선

"마늘은 미국 국립암협회에서 최고의 항암 식품 중 하나로, 특히 대장암과 위암에 좋다고 선정된 바 있습니다. 블루베리에 있는 안토시아닌 성분은 망막을 보호하고 시력보호와 항산화 기능을 합니다. 달걀은 거의 완전식품이라고 할 수 있습니다. 비타민 C와 식이섬유만 없습니다. 최근 연구 결과, 달걀 속의 레시틴 성분이 나쁜 콜레스테롤을 감소시키

고 좋은 콜레스테롤을 증가시킨다고 합니다. 또, 루테인과 제어잔틴이 안구 질환 예방에 특효입니다. 견과류에는 불포화지방산인 오메가 6 · 9이 풍부합니다. 견과류를 잘 섭취하면 혈관 질환 예방에 도움이 됩니다. 등푸른생선에 다량 함유되어 있는 오메가 3인 EPA와 DHA는 혈관 질환 개선과 두뇌 발달에 도움이 됩니다."

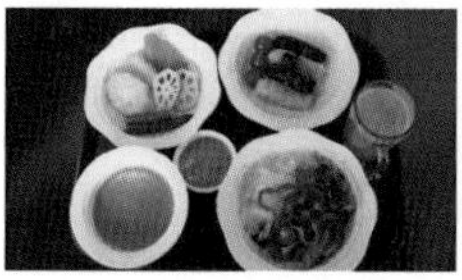
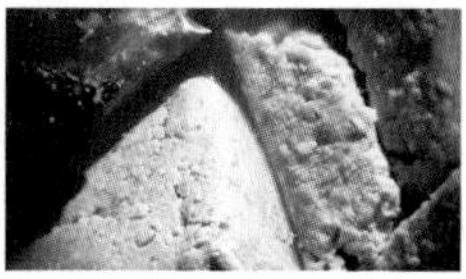
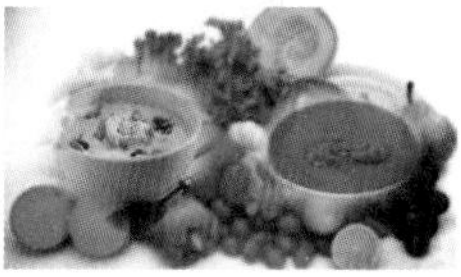

4. 김진목 원장: 현미채식, 해독주스, 채소수프, 소식, 청국장

"제가 추천하는 5가지는 현미채식, 해독주스, 채소수프, 소식, 청국장입니다. 그리고 따로 추천 드리고 싶은 것이 하나 있는데, 그것은 바로 미강가루입니다. 건강에 관심 있는 사람이라면 누구나 현미밥을 선호하지만, 대부분의 현대인들이 현미밥을 꺼립니다. 그래서 대안으로 제시할 수 있는 것이 흰쌀밥에 미강가루를 뿌려서 비벼 먹거나, 반찬이나 국에 미강가루를 뿌리거나 타 먹는 방법입니다. 특히 미강가루는 생으로 하는 것보다 발효현미를 도정하든지, 미강가루를 별도로 발효시킨 것을 사용하면 금상첨화입니다."

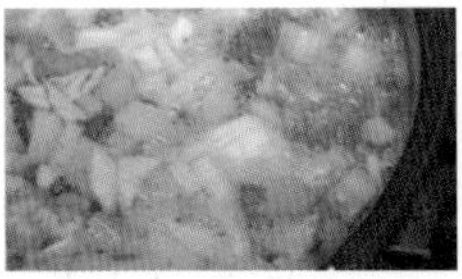
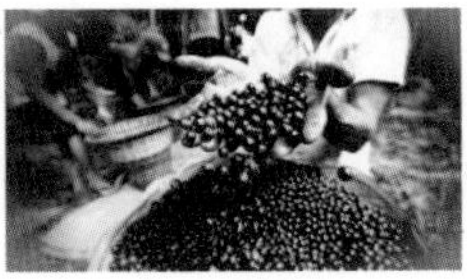
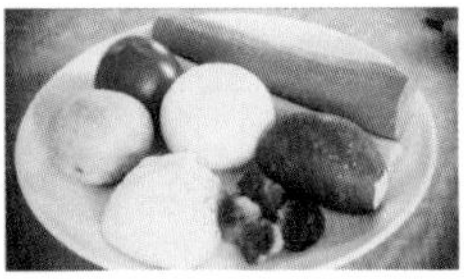

5. 이왕림 원장: 채소수프, 다시마, 식초, 동치미, 베리류

"채소수프에는 다량의 면역물질과 비타민, 식물성 섬유질이 들어 있어 장 점막을 회복시키고 장의 기능을 활성화시킵니다. 다시마는 수용성 섬유질 및 다종 · 다량의 무기질을 함유하고 있습니다. 식초는 에너지 생성의 구연산입니다. 동치미는 대량의 유산균과 미네랄, 무기질이 내포되어 있는 발효식품으로 장내 미생물을 활성화시켜줍니다. 각종 베리류는 항산화력이 우수합니다."

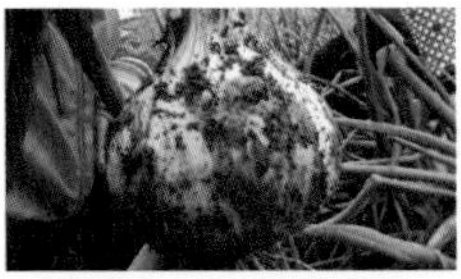
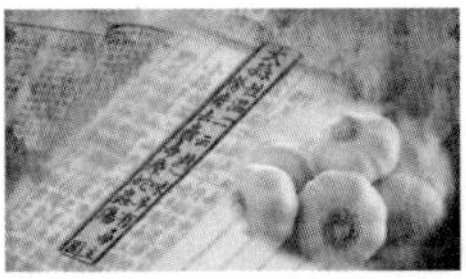
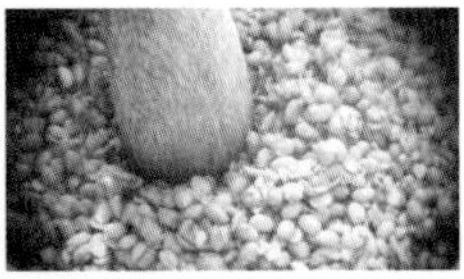

6. 심경원 가정의학과 전문의: 마늘, 양파, 청국장, 새싹보리, 버섯류, 홍삼

"최근에는 식품에서도 과학적인 근거나 실제 임상적인 효과를 보기 위한 연구가 많이 있고, 참여도 많습니다. 우선 제가 직접 연구한 것은 아니지만 마늘이나 흑마늘, 양파는 대표적인 항암 식품으로 비타민과 무기질이 풍부하고 면역력에 도움이 되므로 추천합니다. 새싹보리는 고지혈증 등의 성인병에 효과가 있다는 것을 확인한 바 있어 추천합니다.

이외에 청국장(발효식품)과 버섯류, 홍삼 등이 유효 성분이 많아 도움이 될 것으로 추천합니다."

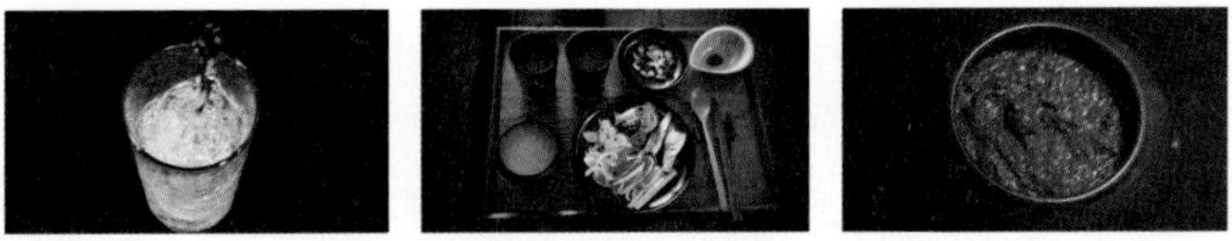

7. 김현경 한의사: 물, 채소수프, 소식, 발아현미, 발효식품, 삽주

"건강식품 5개를 선정하는 건 매우 어려운 일입니다. 그래서 신중하게 고르고 골라, 결국 채소수프, 소식, 발아현미, 발효식품, 삽주 6가지를 최종으로 추렸습니다. 현대의 질환은 못 먹어서 발생하기보다는 너무 지나치게 먹고 빼내지 못해 발생한다고 보기 때문에 무엇을 특별히 보(補)하는 음식보다는 몸의 노폐물들을 빼주는 역할을 하는 것들을 선정했습니다. 또 하나, 특별한 유명 음식이 아니라 우리 주변에서 흔히 만나고 자주 대하는 음식이 몸을 보하는 보약이 될 수도 있고 몸을 해치는 독약이 될 수도 있다고 생각합니다. 특히 물은 일상적으로 마시고 있기 때문에 그 중요성을 모르고 있지만 얼마나 마시느냐 어떻게 마시느냐도 중요하고, 어떤 물을 마시느냐가 건강에 가장 중요한 역할을 한다고 생각합니다. 우즈베키스탄과 같이 물에 석회가 섞여 있는 경우, 사람들 몸속 근육과 장기에 석회조각들이 생기는 것을 볼 때 물이 얼마나 중요한지 알 수 있습니다. 옛날처럼 센물을 마시던 시기와 요즘처럼 소독된 수돗물을 마시는 것이 어떤 영향을 줄 것인지 개인적으로 많은 고민을 하고 있습니다. 나머지 건강식품들도 모두 몸의 숙변과 노폐물을 제거하는 기능을 위주로 하고 있습니다."

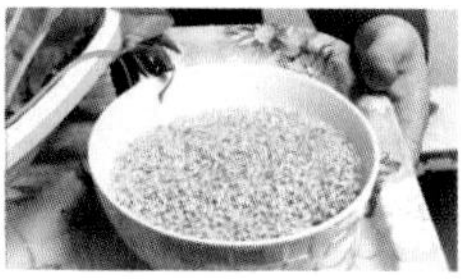
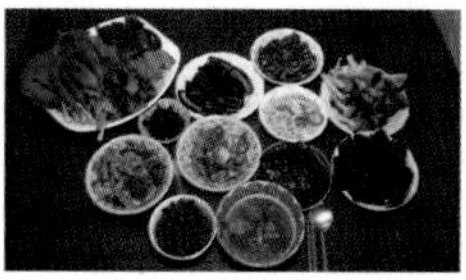
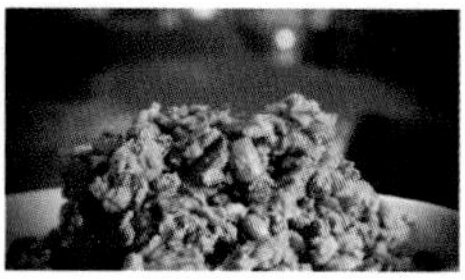

8. 배한호 한의사: 마크로비오틱, 현미채식, 발효식품, 현미식초, 시래기

"동양인의 식이는 기본적으로 마크로비오틱입니다(마크로비오틱은 동양의 자연사상과 음양 원리에 뿌리를 두고 있는 식생활법. 신토불이(身土不二), 일물전체(一物全体), 음양조화(陰陽調和)라는 3가지 원칙을 지키며 유기농 곡류와 채식을 중심으로 식사할 것을 권한다). 이것의 핵심은 현미채식입니다. 또한 과식보다는 소식입니다. 그리고 주식과 부식을 골고루 먹는 식이입니다. 주식은 주로 곡류이며 부식은 찬거리입니다. 주식과 부식을 골고루 먹어야 산알칼리 평형이 맞게 됩니다. 또한 최근에 들어온 외래식품은 한국인의 체질과 개체의 특이성에 맞는지 확인된 것이 아니므로 많이 드시는 것은 좋지 않습니다. 또한 사시사철에 맞게 봄에는 쑥 같은 나물류의 쓴맛, 여름에는 채소류에 더하는 식초의 신맛, 가을에는 곡류나 과일류의 단맛과 고추 같은 매운맛, 겨울에는 염장식품이나 발효식품의 짠맛이 골고루 어우러져야 건강할 수 있습니다. 이와

같이 많은 좋은 식품들 중에 굳이 5가지를 고르라면 마크로비오틱, 현미채식, 발효식품, 현미식초, 시래기를 추천합니다."

천기
누설